신정순 평전

김애리

신정순 교수의 무남독녀다. 어머니를 닮은 의사가 되고자 의학을 전공했다. 고려대학교 의과대학을 졸업하고 동 대학 부속병원에서 병리학 수련을 받았다. 미국 오클라호마 대학에서 유방암 연구를 했고, 샌프란시스코 대학에서 피부병리에 관해 연수했다. 현재 고려대학교 의과대학 병리학교실 주임교수이다.

윤정환

역사학자이다. 연세대학교 대학원 사학과에서 일본 근현대사를 전공하였다. 의사학 관련 프로젝트를 다수 진행하였으며 한남대학교, 서울예술대학교 등에서 역사 과목을 가르쳤다. 현재 국립 한밭대학교에서 강의하고 있다.

∽

감사의 글

영문 요약 검토에 힘써주신
오랜 친구이자 영어 강사인 Hannah Yoo에게
감사드립니다.

첫 여성 마취과 의사의
잠들지 않는 삶

김애리 · 윤정환 지음

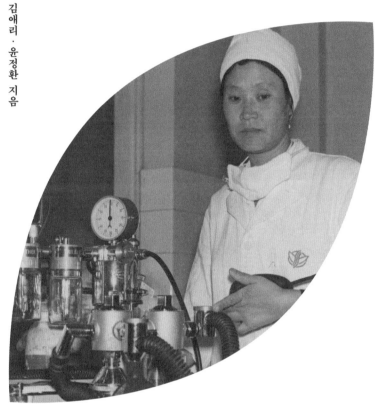

신정순 평전

辛正順 評傳

청년의사

신정순 교수님을
회고하면서

　이 책의 저자인 김애리 교수는 신정순 교수님의 따님으로 저와 같은 고려대학교 의과대학 1981학년 입학 동기입니다. 졸업 후 병원과 소속은 다르지만 같은 고려대 의료원에서 근무하는 40년 지기 친구입니다. 학부 때 신정순 교수님께 마취과학 강의를 들었으며, 1991년 안암병원 마취과학교실에 전공의로 들어가 신 교수님 지도하에 수련을 받았으니, 저와 두 교수님과의 인연이 참으로 각별합니다. 이렇게 친구인 김애리 교수가 저술한 『신정순 평전』에 대한 소개의 글을 쓰게 되어 개인적으로는 커다란 영광이며, 또한 기쁘기가 한량없습니다.

　고려대 의대의 전신인 경성여의전을 졸업한 신 교수님은 한국전쟁이 막 끝난 1954년 스웨덴의 적십자병원이 부산상고 교사에서 대민 진료를 할 때, 마취를 담당하던 닥터 노던(Ingrid Norden)에게 마취

교육을 받아 한국에서 처음으로 마취만 전문으로 하는 의사로 알려져 있습니다. 이에 더하여 신 교수님은 1961년 한 해 동안 세계보건기구의 장학생으로 덴마크의 코펜하겐 마취학 교육센터에서 교육을 받았으며, 한국에 전문의 제도가 도입된 후 우리나라 최초로 마취과 전문의 자격을 취득하였습니다. 현재 우리나라의 마취과학이 한국전쟁을 계기로 시작되었으니 신 교수님은 당시 생소했던 불모지를 묵묵히 개척해 나갔음을 알 수 있습니다. 해방 후 한국전쟁 시기의 혼란과 여성들의 권리가 미약했던 당시 상황에서 신 교수님께서 걸어갔던 마취과 여의사의 길이 얼마나 어렵고 힘들었을지 저는 짐작조차 하기 어렵습니다.

한국전쟁이 끝난 후 1958년, 당시 동양 최고 수준의 장비와 시설로 설립된 국립의료원에서 신 교수님은 외과에서 처음으로 독립된 마취과에서 전문의로 활동하였습니다. 이후 신 교수님은 1968년 고려대 의대의 전신인 우석대 마취과교실에 조교수로 부임하면서 교실 발전의 초석을 다지게 됩니다. 1969년부터 마취과 전공의 교육이 시작되고, 1970년 대학원에 마취과학 과정이 개설되어 진료와 교육에 있어 교실 발전의 형태가 갖추어져 나간 것은 잘 알려진 바와 같습니다. 1983년 구로병원, 1984년 여주병원, 1985년 안산병원이 개원하면서 고려대학교는 의료원 체제를 갖추게 되었고, 1991년 혜화병원이 안암병원으로 증축·이전하면서 고려대학교 마취과학교실도 의료원과 함께 비약적인 발전을 거듭하였습니다. 이러한 발전의 중심에 항상 신 교수님이 있었습니다.

신 교수님과의 직접적인 인연은 1991년 제가 1년차 전공의로 혜화병원에서 수련을 받게 되면서 시작되었습니다. 신 교수님은 아침 일찍 시작되는 교실 컨퍼런스에 항상 미리 자리를 잡고 다른 사람들의 참석을 기다리고 있었으며, 가끔이라도 늦는 분이 있으면 야단을 치기도 하셨습니다. 제가 신 교수님의 따님인 김애리 교수와 동기이고 또 고향이 진주로 신 교수님 시댁인 삼천포에 가깝다며 많이 반가워하셨습니다. 그렇지만 환자 마취에 있어서는 무척 엄격하셨습니다. 1년차 초기의 미숙한 저의 조그마한 실수에도 많이 혼을 내셨고, 환자를 마취에서 깨울 때 외과의사가 서두르면 무척 싫어하셨습니다. 당시에는 '그렇게까지 엄격할 필요가 있을까?'라는 생각도 많이 들었지만 지금 제가 나이가 들어 돌이켜 생각해 보면, 변변한 환자 감시장치 하나 없던 시절에 수술 환자의 목숨을 책임지는 마취과 의사의 역할을 개척하면서 본인 스스로 엄격함이 습관화되었고 또 그런 엄격함을 다른 의사들에게도 요구하셨다고 생각됩니다. 당시 신 교수님의 엄격하던 모습이 요즘 환자들이 진정으로 원하는 의사의 모습이 아닐까 생각해 봅니다.

저의 1년 차 중반에는 혜화동에서 안암동으로 병원이 이전하면서 교실 살림을 정리하던 기억에 더하여 새로운 안암병원에서 시설과 장비 세팅에 여념이 없었던 상황이 기억에 생생합니다. 당시 신 교수님은 교실의 최고 원로교수로서 모든 일들을 묵묵히 지켜보면서 차질 없이 진행되도록 지켜주셨습니다. 제가 3년 차이던 1993년 여름 신 교수님께서 정년퇴직을 하면서 더 이상 병원에서는 모습을 볼 수 없었으나 학술대회와 교실 행사에서는 계속 교수님을 볼 수 있어 좋았습니다. 그러던 중 어느 날 갑자기 신 교수님께 뇌졸중이 발생했으며, 두 번째 뇌졸중이 발생하면서 상태가 점점 악화되어 끝내 세상을 떠나게 되었습니다. 2010년 신 교수님 교실장을 치르면서 교실원

대표로 제가 추도사를 낭독하던 게 엊그제처럼 기억에 생생합니다. 비록 제가 신 교수님과 같이 근무했던 기간은 2년 6개월 남짓하지만 그때의 가르침이 제 지식의 큰 뿌리로 굳건히 자리 잡고 있습니다.

평소 의과대학에 발전기금 등을 많이 기부하시던 신 교수님의 유지를 받들어 김애리 교수가 2011년 마취과학교실에 발전기금으로 거금인 1억 2천만 원을 기부하여 교실에서 '신정순 장학회'를 운영할 수 있게 되었습니다. 교실의 초대 주임교수였던 신 교수님 이후 제가 11대 주임교수가 되어 2017년부터 4년 임기 동안 신 교수님의 뒤를 이어 교실 행정의 책임을 맡았습니다. 충분하지는 않았지만 저의 주임 교수 기간 동안 한 해도 거르지 않고 매년 신임 교수를 초빙하였으며, 교실의 진료 역량과 연구 업적을 향상시키고자 많은 노력을 하였습니다. 장학회의 효율을 높이고 교실에 대한 신 교수님의 사랑을 전공의들에게 더욱 잘 전달하고자 기존의 지원에 더불어 교실의 대학원 학생들에게 한 학기 등록금을 '신정순 장학회'에서 지원하도록 하였습니다. 이러한 지원을 가능하게 해준 신 교수님과 김애리 교수, 두 교수님께 깊이 감사드립니다.

신 교수님께서 홀로 발전의 토대를 세운 고려대학교 마취과학교실은 이후 여러 교수님들의 노력에 더하여 교실 동문으로 전공의 수련을 받았던 250여 명에 이르는 많은 선생님들의 성실함과 학문에 대한 열정으로 많은 업적을 이루어 내었습니다. 통증의학과 중환자의학 분야의 새로운 지식과 학문에 대한 열정, 환자 안전을 위해 밤낮을 가리지 않고 몰두하며 수술실을 지키는 열정, 끊임없이 연구하고 학문에 정진하는 노력, 이러한 모든 노력과 열정들이 모여 오늘날 고려대학교 마취통증의학 교실의 뼈대를 만들고 후진을 양성하는 힘이 되었습니다. 이러한 교실 내부의 노력과 그 뛰어난 업적은 교실 밖으로 단위병원을 넘어 우리 학회뿐만 아니라 많은 전문학회에도 널리 알려지게 되었으며, 이를 토대로 부족한 제가 제22대 대한마취통증의학회 이사장에 선출될 수 있었습니다. 신 교수님께서 이 소식을 들었다면 얼마나 좋아하셨을까 생각해 봅니다.

1956년 약 30여 명으로 창립된 '대한마취과학회'는 학문의 발전과 세계적인 추세에 발맞춰 '대한마취통증의학회'로 그 명칭을 변경하였으며 현재 마취, 통증, 중환자 분야 진료에 있어 최고의 전문가 단체로 회원 수가 6,000여 명, 전공의가 800여 명에 이르는 큰 단체로 성장하였습니다. 학회의 학문 분야도 매우 다양하게 세분되어 세부 전문학회로 대한중환자의학회, 대한통증학회를 비롯하여 총 17개가 결성되어 활발히 활동하고 있습니다. 이러한 발전을 바탕으로 학회에서는 미국, 유럽연합, 일본, 중국 등 세계 주요 12개국 학회와 국제적인 상호 협력과 교류에 관한 MOU를 맺어 활동하고 있으며, 2021년에는 학회지인 《KJS》가 SCIE에 등재되어 우리 학회 학문의 세계적인 수준을 인정받고 있습니다. 대한마취통증의학회의 이러한 발전에 신 교수님께서 선대 회장으로서 큰 기여를 하였으며, 이에 더하여 12대 장성호 이사장님, 20대 이일옥 이사장님으로 연결되는 교실의 맥을 제가 22대 이사장으로 잇게 되어 큰 영광으로 생각하고 있습니다.

오늘날 환경오염에 따른 기후변화가 세계적인 큰 문제로 대두되고 있습니다. 또한 계속되는 코로나19 감염병으로 수많은 고통과 함께 환자 진료에 많은 어려움을 겪고 있습니다. 이럴 때일수록 예전에 신 교수님께서 일상적으로 행했던 물품을 절약하고 아껴 쓰는 노력이 결국에는 환경을 보전하는 길임을 다시 깨닫게 되고, 신 교수님께서 일상적으로 행했던 환자 보는 정성과 엄격함이 코로나19 감염병 시대를 뛰어넘어 의사에게 요구되는 기본적인 덕목임을 새삼 깨닫게 됩니다. 아무것 없던 시절 신 교수님이 '마취과 의사'란 새로운 길을 온갖 어려움 속에서도 흔들림 없이 개척해 나간 것처럼, 제자인 저희들도 신 교수님의 유지를 받들어 그 어떤 혼란과 어려움의 와중에도 중심을 잃지 않고 마취통증의학과 의사로서의 책무를 다할 것을 다짐합니다. 친구인 김애리 교수의 저술 노력에 고생했다는 격려의 말을 전합니다.

2022년 4월 고려대학교 안산병원에서
대한마취통증의학회 이사장
김재환

대한마취과학회 첫 여성 회장에서
대한마취통증의학회 첫 여자 이사장까지

나는 1986년 3월부터 고려대학교 의과대학 부속 구로병원 마취과(현 마취통증의학과)에서 전공의 수련을 시작하였다. 1989년 3월 마취과 전문의 취득과 함께 동 병원 마취과 펠로우(현 전임의)로 근무한 후 1993년 3월 전임교수로 임명받아 모교 소속 안산병원에서 6년, 그 이후 오늘에 이르기까지 구로병원에 재직 중이다. 전공의 수련기간 동안, 1년에 몇 개월씩 순환 근무를 하는 동안 신정순 교수님을 가까이에서 뵐 수 있었고, 전문의가 된 이후로는 의과대학 부속 산하 병원 소속 교실원들이 모이는 자리에서나 뵐 수 있었다. 이렇듯 내가 신정순 교수님과 보낸 시간은 물리적으로 그리 길지 않았기 때문에 본 저서의 일부에 해당하는 제자로서의 단상에 대한 글을 의뢰받았을 때, 응할 수 없다고 하면서 많이 주저했고 또한 그만큼의 무게로 영광스러웠음을 밝히고 싶다.

전공의 1년 차 시절, 처음으로 혜화병원(현 안암병원) 여자 전공의 당직실에서 마취과 주말 당직을 하고 있을 때 마취과 당직을 찾는 전화가 왔다. 대부분 자신이 무슨 무슨 과라고 밝히면서 응급수술이 있는데 언제쯤 가능한가를 묻는 내용이려니 짐작하면서 수화기를 넘겨받았다. 들려오는 소리는 "나, 닥터 신인데 오전에 끝난 응급 어린애 괜찮아요?"였다. 그때까지만 해도 구로병원에서는 대부분 호칭을 ○○선생님으로 해오던 터라 나는 '닥터 신'이라는 호칭이 낯설었고, 과도 안 밝히면서 대뜸 남의 과 환자 상태부터 물어오길래, "그런데, 무슨 과 누구시라고요?"라고 물었다. 아주 잠시 정적이 흐르다가 "나, 마취과 닥터 신인데"라는 답이 오고 2~3초쯤 내 쪽도 정적이 흐르다 "아 네 과장님, 별일 없습니다"라고 답했다. 그다음 대화는 뭘 대답했는지 기억도 나지 않았던 아찔한 주말 오후였다. 시간이 흘러 내가 과장이 된 후 생각해 보니, 그날 '닥터 신'의 당직실 전화는 구로병원에서 파견 온 '전공의 1년 차의 첫 주말 당직이 얼마나 걱정스러우셨으면 그러셨을까'하는 생각이 들었고, 나는 왜 그분처럼 면밀하게 제자들을 굽이굽이 가르치지 못할까 하는 자괴감이 밀려왔던 기억이 난다.

2015년 11월 나는 제20대 대한마취통증의학회 이사장 경선에서 당선되었다. 학회 경선에 의한 첫 여자 이사장의 선출이었다. 회의장이 정리되면서 평의원들뿐만 아니라, 선거를 도와준 많은 회원, 동문들이 축하해주러 주위에 오셨었다. 그때, 타 대학 원로 교수 한 분이 "신 교수님께서 살아계셨더라면 지금 엄청 기뻐하셨을 거예요."라고 축하해주셨다. 이 말씀을 듣는 순간 나는 나도 모르게 45도 허공 어딘가를 응시하면서 "감사합니다. 잘 하겠습니다."라고 가슴에 손을 없고 뭉클한 감사의 다짐을 드렸던 기억이 난다. 1980년 신 교수님이 여성으로서는 처음으로 대한마취과학회 회장을 지낸 것처럼 그 제자가 첫 여자 이사장으로 선출된 순간이었다. 그 이후 학회 대표로서의 나의 궤적은 언제나 모교와 제자 양성을 위한 신 교수님의 열정의 수호 아래 진행되었으리라 믿어 의심치 않는다. 이번 기회를 통해 보잘 것 없는 글이지만 짧게나마 감사의 글을 드릴 수 있게 되어 개인적으로 무한한 영광이고 다시 한번 교수님의 평전 출간을 축하드리는 바이다.

2022년 7월
전 마취통증의학회 이사장
이일옥

辛正順 評傳

••• 차례

발간사를 대신해서 • 4
축하의 글 • 10

1장. 가족과 유년시절 1928. 05~1946. 06

가족과 성장배경 • 22
이화고등여학교 진학 • 28

2장. 힘들었던 의대 진학과 대학생활 1946. 09~1951. 10

여성으로서는 힘들었던 의대 진학 • 36
쉽지 않았던 의사의 길 • 41
한국전쟁 포로 생활과 생사를 건 탈출 • 44
전시연합대학에서의 교육과 졸업 • 54

3장. 마취과 전문의로의 길 1951. 11~1958. 08

의사생활의 시작 – 거제도 포로수용소 내 미군병원 • 68
짧은 방황 – 고아 구제사업에 헌신 • 78
마취과의(麻醉科醫)로의 길 – 스웨덴 적십자병원 마취과 • 83
마취과 전문의로서의 선택 – 부산대학교 의과대학 병원 • 96

4장. 국립의료원 초대 개원 멤버 1958. 09~1960. 12

국립의료원 탄생과 마취과 초대 의료진으로서의 역할 • 117

국립의료원 초기 운영상황 • 126

국립의료원 최초의 한국인 마취과 의사 • 135

삶의 동반자와의 만남 • 145

5장. 덴마크 유학 1961. 01~1961. 12 / 1968. 05~06

코펜하겐으로의 유학길 • 161

코펜하겐 도착 • 169

코펜하겐 마취학 교육센터 • 173

전반기 교육 프로그램 • 179

후반기 교육 프로그램 • 184

덴마크에서의 생활상 • 193

한국에 왔던 동료들과의 재회 • 202

유학의 성과 • 207

보수교육(1968.05~06) • 215

6장. 국립의료원 마취과 최초의 한국인 과장 1962. 01~1968.02

1960년대 여성 전문의로서의 삶 • 231

마취과전문의 자격 취득 및 마취과학회 활동 • 235

국립의료원 한국인 최초의 마취과 과장 • 256

국립의료원 사직과 가톨릭병원 마취과에서의 근무 • 260

7장. 모교에서의 새출발과 헌신 1968. 02~1993. 08

모교에서의 새 출발 • 275

의료원 및 3개 병원의 마취과·수술실 기획 • 290

전문의 양성의 기틀 마련 • 295

전공의 수련환경 개선을 위한 노력 • 305

마취과학교실의 미래를 위한 헌신 • 309

8장. 은퇴 후의 일상 1993. 09~2010. 08

정든 모교를 떠나며 • 320

은퇴 후의 삶 그리고 영면 • 323

9장. 가족이야기: 부모를 따라 의사가 된 딸의 회고 | 김애리

한 집안의 장녀였던 어머니 • 341

아버지 – 방사선 전문의 김기정 교수 • 344

아버지와 어머니, 그리고 우리 가족 • 356

엄마로서의 삶 – 어머니와 나 • 364

한 집안의 며느리로서의 어머니 • 388

어머니의 유지(遺志) • 396

부록1 • 401

국립의료원 수련의 커리큘럼 팸플릿

부록2 • 435

지난 날을 回顧하며

Copenhagen의 Anesthesia Institution

추모사 • 448

신정순 연표 • 454

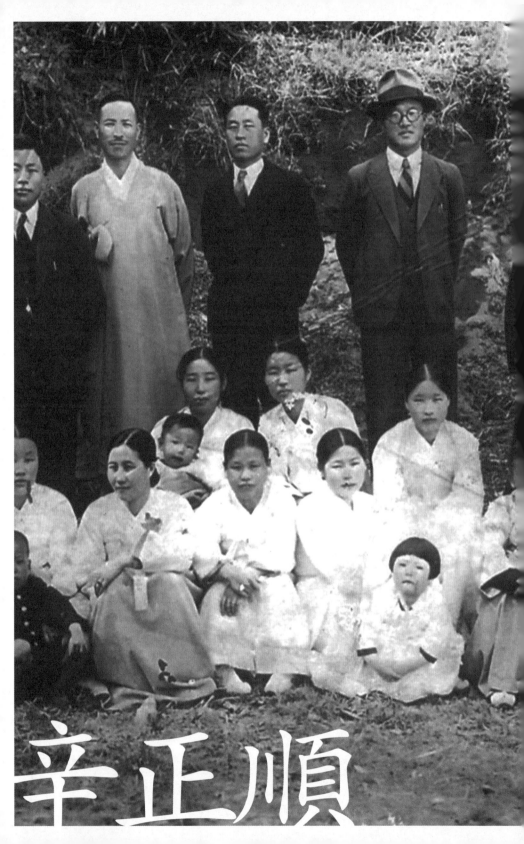

辛正順

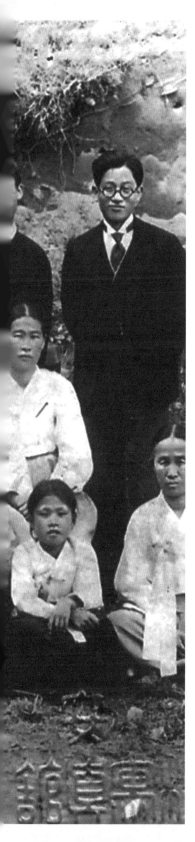

1

가족과
유년시절

The Beginning

• • •

1928. 05~1946. 06

評傳

Shin Jung-Soon was born in South Korea, on May 2, 1928, during Japanese occupation. She was the eldest of five sons and three daughters. Her father, Shin Young-Sang, was very loving, but also very upright, and her mother, Kwak Seong-Nyeo, was a gentle woman and a devout Christian. When her father attended Jeonju High School, he was caught and imprisoned by a Japanese police officer for protesting the discrimination he saw by Japanese teachers against Korean students in the school. This experience changed his life forever and had a lasting impact on how he viewed the world. He taught the young Jung-Soon to be upright and moral even if it was difficult or came at a great cost. Her father knew what it meant to pay a penalty for his beliefs, for after his release, he was expelled from his prestigious high school, and despite his academic achievements, was blocked from pursuing further studies. Therefore, his parents decided that it would be best for him to marry. Jung-Soon's mother, Kwak Seong-Nyeo, was raised in a devout Christian family, and after her marriage, introduced her new husband to God. From her mother, Jung-Soon learned the two great pillars of Christian faith: to love your neighbors, to always show mercy and charity. Therefore, it was natural for Jung-Soon to decide to attend Ewha Girls' High School, Korea's first Christian school for girls.

Growing up in a devout Christian family, Jung-Soon adopted and tried to live with the integrity taught to her by her father and at the same was raised to love the church and the teachings of Christianity, respect others, and live by the philanthropic spirit passed down to her from her mother.

Since Jung-Soon was six years old, she had been raised in her paternal uncle's home. This was because there was no suitable school in Buan, the town of her birth. Also, her uncle had always doted on her, and cared for her like a daughter. This uncle would play an important role later in her life when Jung-Soon decided to pursue medicine. When she was twelve, her uncle's family moved to Seoul because of the education of his son and Jung-Soon was invited to join them. She transferred to Dongdaemun Public Sim-Sang Elementary School in Seoul, and entered Ewha Girls' High School in 1943.

가족과
성장배경

　　신정순은 일제강점기였던 1928년 부친 신영상(辛泳庠)과 모친 곽
성녀(郭姓女) 사이에서 5월 2일(무진년〔戊辰年〕 3월 13일 축시〔丑時〕) 5남
3녀 중 첫째로 태어났다. 독실한 기독교 집안이자 일제에 저항하여
순탄치 않은 청년시절을 보낸 부친 밑에서 장녀로 컸던 그는 자연스
럽게 이화고등여학교(이화고녀〔梨花高女〕, 현 이화여고)에 진학하게 되었
고, 훗날 경성여자의학전문학교(경성여의전〔京城女醫專〕: 서울여자의학전
문학교, 현 고려대학교 의과대학)에 입학하여 여성 의사의 길을 걷게 된
다. 여기에는 부모님 못지않게 끊임없는 애정과 관심을 주었던 큰아
버지(伯父: 신영은〔辛泳殷〕)와 큰어머니(伯母: 송수철〔宋洙喆〕)의 지원도
큰 몫을 했다.

　　그의 부친 신영상(1910년 출생)은 호남의 지주 가문에서 차남으로
태어났으나 매우 강직하고 올곧은 성품을 가진 인물이었는데, 전주
고보(全州高普: 전주고등보통학교〔全州高等普通學校〕) 재학 당시 일본 순
사에게 붙잡혀 옥고를 치루고 학교에서 퇴학당하는 일이 있었다. 학
교에서 일본인 선생들이 한국인 학생과 일본인 학생을 차별하는 것
에 항의하던 중, 의기를 참지 못하고 뜻을 같이했던 동급생 4명과 함

께 일본인 교장을 붙잡아 정문에 매달았기 때문이다.

SUPPLEMENT

고등보통학교(高等普通學校)는 일제강점기의 대표적인 중등교육 기관이다. 당시 식민지 조선에서 고등교육을 최대한 억제하는 상황이었기 때문에 1910년대 초반에는 고등보통학교의 설립이 극히 제한적이었다가 1910년대 후반부터 그 숫자가 점차 늘기 시작했고, 전주에 관립 전주고등보통학교가 설립된 것은 1919년의 일이었다. 이후 1925년 전주공립고등보통학교로 개편되었으며, 현재 전주고등학교로 운영 중이다.

출처: 주상훈, '일제시기 건축도면을 통해 살펴본 전주고등보통학교와 전주사범학교의 계획적 특징', 《한국교육시설학회지》(제83호), 2011, 27쪽.

결국 이 사건으로 인해 신영상은 징역 10개월을 선고받고 투옥되었다. 그리고 10개월 감옥살이 끝에 석방되었지만 이미 학교에서도 퇴학을 당한 상태였다. 이후 신영상의 삶은 순탄치 못했다. 출옥 후에는 미곡사업을 크게 했던 형(신정순의 큰아버지)의 후원으로 일본으로 유학을 떠날 계획도 세웠지만 징역을 받은 경력 때문에 허가가 나지 않았고, 몰래 도일(渡日)하려고도 했지만 이 또한 발각되어 유학계획은 좌절되고 말았다.

이후 집안에서 정해놓은 상대였던 곽성녀와 1927년 혼례를 올렸고, 주로 형의 일을 도우며 생활했다. 형은 일본으로 쌀을 수출하는 사업가였는데 큰 농장을 운영하면서 정미사업도 하였다. 여기서 신

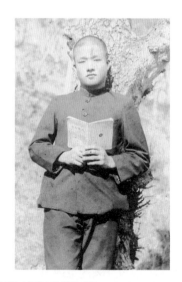

신정순 부친 신영상의 학창시절(19세, 서림공원〔西林公園〕에서)

정순의 부친은 주로 도정공장을 맡아서 운영했다.

지주의 아들로 형의 공장 일을 도와 생계에는 큰 어려움이 없었으나, 그는 식민지 하에서의 억압된 분위기 속에서 학업의 뜻이 좌절되었을 뿐 아니라 형의 사업을 돕는 일 이외의 어떤 것도 할 수 없었기 때문에 끊임없이 좌절할 수밖에 없었다. 자신이 꿈꿨던 미래에 대한 포부를 실현할 수 없었던 현실은 그를 매우 힘들게 했다. 이 무렵 (24세 경) 부인의 권유로 교회를 다니기 시작했고 독실한 크리스천이 되었다.

신정순은 이렇듯 일본 제국주의에 맞서 분개했던 강직한 아버지와 독실한 기독교인이셨던 어머니 밑에서 태어나 성장했다. 독실한 기독교 집안에서 태어나 자란 그는 아버지의 강직함을 배우며, 동시에 어린 시절부터 어머니가 베푼 기독교의 사랑, 인간 존중, 박애 정

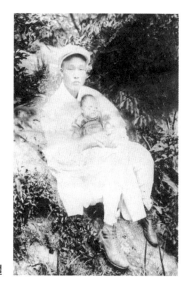

부친 신영상과 신정순의 갓난아이 시절

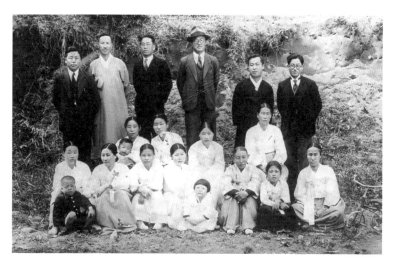

산에서 야외예배를 드리고 있는 가족

사진에는 안상수, 안상용 의사, 송화수 권사(상해 임시정부 의무실 근무, 아들도 가업을 이어 의사로 활약) 등이 있으며, 부친 신영상(당시 27~28세로 추정)은 맨 뒷줄 오른쪽에서 세 번째, 모친 곽성녀는 가장 앞줄 왼쪽 끝 여성, 그 앞 소년이 남동생 신건철(3~4세로 추정), 맨 앞줄 오른쪽 두 번째가 신정순(6~7세 추정)이다.

신을 마음 속의 자양분으로 삼아 자라났다. 그리고 신정순 또한 주일마다 예배를 드리는 부모님 밑에서 독실한 기독교 신자가 되었다.

이후 신영상은 형의 사업만을 돕는 것에서 벗어나 독자적인 일을 모색하다가 줄포(茁浦)의 삼수사(현재 삼양사)에서 운영하는 미곡공장에서 공장장으로 근무하였다. 하지만 1940년대가 되면서 일제의 탄압은 점차 심해져 갔다. 1942년 일본의 '진주만 공습'으로 아시아·태평양전쟁(제2차 세계대전)이 격화되었고, 창씨개명까지 강요당했다. 가족이 다니던 교회도 강제로 폐쇄되는 등 종교활동에 대한 탄압도 강화되었다. 예배를 볼 수 없게 된 상황에서 경제적인 부분에서도 어려움을 겪게 되자 가족을 남겨둔 채 만주로 떠나게 된 것이다. ㈜만주비도조(萬州飛島組)라는 제철소에 약 2년간 사무직으로 근무하게 되는데, 당시 전쟁이 격화되어 제철소가 폭격을 맞거나 마적단의 공격을 받기도 했다. 결국 1944년 고향으로 돌아와 당시 군산의 적산가옥을 정리하는 일을 하던 중 해방을 맞이하게 되었다.

가족 구성원

부친 신영상(辛泳庠, 1910)과 모친 곽성녀(郭姓女, 1908) 사이에 5남 3녀를 두었다.

첫째이자 장녀, 신정순(辛正順) 1928생

둘째이자 장남, 신건철(辛健哲) 1932생

셋째, 신○○ 1935생(전쟁 중에 사망한 것으로 추정)

넷째, 신춘근(辛瑃根) 1937생

다섯째, 신정관(辛正觀) 1942생

여섯째, 신건(辛建) 1946생

일곱째, 신단려(辛端麗) 1948생

여덟째, 신경덕(辛慶德) 1953생

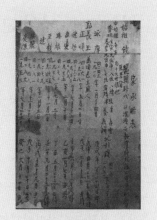

가족관계도

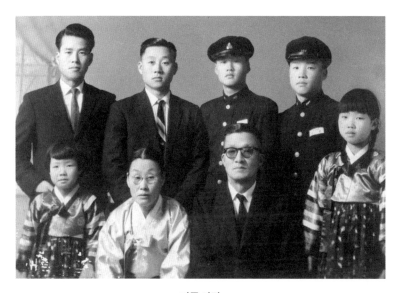

가족 사진

뒷줄 왼쪽부터 둘째이자 장남 신건철, 넷째 신춘근, 다섯째 신정관(1960년대 병사), 여섯째 신건(셈 또는 사무엘)이며, 앞줄 왼쪽부터 여덟째 신경덕, 모친 곽성녀, 부친 신영상, 일곱째 신단려

이화고등여학교
진학

한편 신정순의 큰아버지와 큰어머니에게는 슬하에 외아들(신정순의 사촌오빠)밖에 없어서 그를 딸처럼 여겼다고 한다. 쌀 수출사업 때문에 고향 부안의 본가보다 주로 군산에서 생활했는데, 신정순은 큰아버지 집에 자주 방문하였고 이것이 계기가 되어 어린 시절 군산 큰집에서 자라면서 유치원을 다니고 소학교에 진학하게 되었다.

신정순이 소학교를 마칠 무렵 사촌오빠(큰아버지 외아들)는 현(現) 경기고등학교(경성제일고등보통학교, 1938~1951년 당시에는 경기공립중학교)에 입학하게 되면서, 아들의 서울 유학을 위해 큰아버지의 가족 모두 서울로 상경하게 된다. 큰아버지(백부)는 서울 명륜동(현재 성균관대학교 근처)에 집을 마련했는데, 이때 큰아버지의 가족(큰어머니와 사촌오빠)과 함께 신정순도 서울로 올라오게 된다. 딸처럼 그를 아꼈던 큰아버지 가족의 배려였던 것이다.

그의 서울 유학생활은 이렇게 시작되었다. 당시 경성 동대문 공립심상소학교(현재 충무로 극동빌딩, 남산스퀘어 위치)에서 1년 정도 공부하다가 1943년 이화고등여학교(이화고녀〔(梨花高女); 현 이화여자고등학교, 이하 '이화여고')에 입학하게 된다. 일제에 저항했던 부친을 두었고

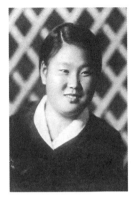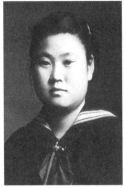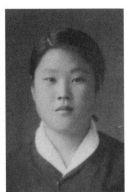

신정순의 학창시절

기독교 집안에서 성장한 신정순에게 이화여고 입학은 너무도 당연한 일이기도 했다.

SUPPLEMENT

현 이화여자고등학교(梨花女子高等學校) 및 이화여자대학교(梨花女子大學校)는 1886년 북감리교 선교사 메리 스크랜턴(M. F. Scranton) 여사가 처음 설립하였다. 스크랜턴은 기독교 교육을 통하여 당시 힘들었던 조선 여성들 삶을 더 나아지게 하고자, 한성에 가옥 몇 채를 사들여 학교를 열었다. 하지만 여성교육을 기피하는 당시의 사회적 분위기와 낯선 서양인에 대한 경계심 때문에 학생을 모으기 쉽지 않았다. 개교 당시에는 단 한 명의 여학생에게 영어를 가르쳤을 뿐이었다.

그러나 1887년 조선의 국왕, 고종으로부터 이화(梨花)라는 교명을 하사받음으로써 이화학당은 우리의 최초 근대 여자교육기관으로 승인을 받게 된다. 이화(梨花)는 '배꽃같이 순결하고 아름다우며 향기로운 열매를 맺으라'는 뜻을 담고 있다. 이후 '한국인이 한국적인 것에 대한 긍지를 가질 수 있기를 바라며, 그리스도와 그의 가르침을 따르는 것이 완전한 한국인이 되는 것'이라는 설립자의 정신이 지금까지 학교의 교육목표로 유지되고 있다. 학생들은 이러한 학교의 가르침을 받아, 1905년 을사조약 때 일제히 수업을 중단하고 국권 회복을 기원하는 기도회를 가졌으며, 그 뒤에도 3·1운동과 각종 항일운동을 주도했고, 유관순(柳寬順) 열사를 배출하기도 하였다.

이화학당은 1904년 4년제 중등과를 설치하였고, 1908년 보통과와 고등과를 신설했다. 1910년에는 4년 과정의 대학과를 신설함으로써 초등·중등·고등교육을 모두 실시하게 되었다. 1914년 김앨리스·신마실라·이화숙(李華淑) 등 3명의 대학과 졸업생을 배출함으로써 이들은 우리나라 최초의 여성 대학졸업생이 되었다.

1917년 중등과를 대학예과로 개편하였고, 1918년 고등과와 보통과가 이화학당에서 분리되어 이화여자고등보통학교와 이화여자보통학교로 교명을 변경했다. 그리고 1938년 이화고등여학교로 교명을 개칭하였다. 해방 이후인 1946년 학제 개정에 따라 6년제 이화여자중학교로 개편되었으며, 1950년 6월 이화여자중학교와 분리되어 이화여자고등학교로 개편되었다.

출처: 한국민족문화대백과사전 (http://encykorea.aks.ac.kr/Contents/Item/E0046600)

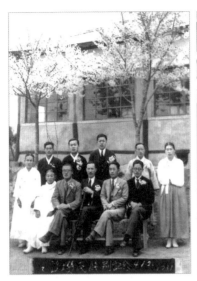

1937년 부안예수교 예배당 기념 사진

앞줄 왼쪽에서 두 번째가 부친 신영상

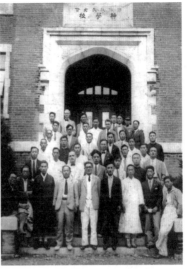

**1935년경 평양야수교 장로회 신학교
단기교육 수료식**

아래에서 두번째 줄 가장 오른쪽이 부친 신영상

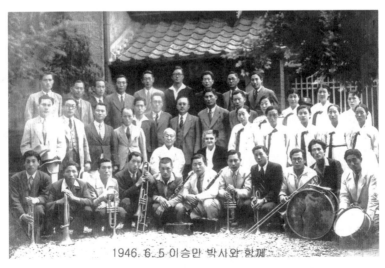

1946년 전주에서 애국청년회 이승만 박사 귀국 기념

맨 뒷줄 오른쪽에서 네 번째가 부친 신영상

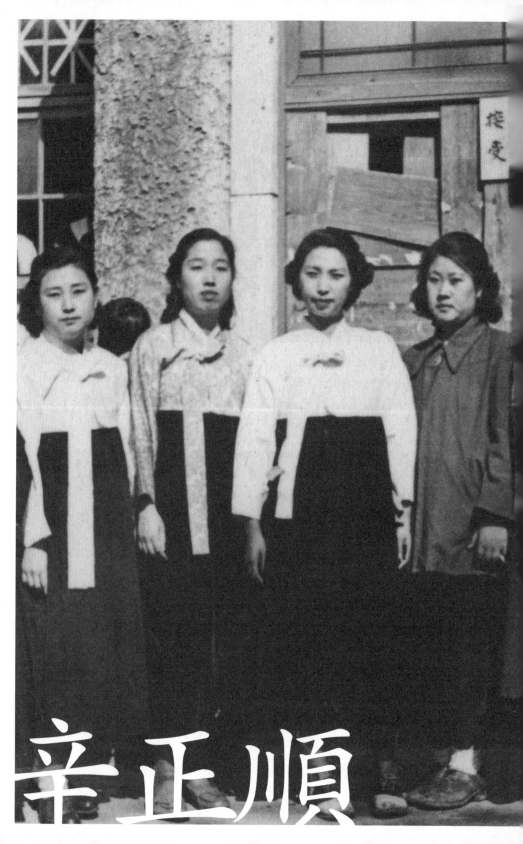

辛正順

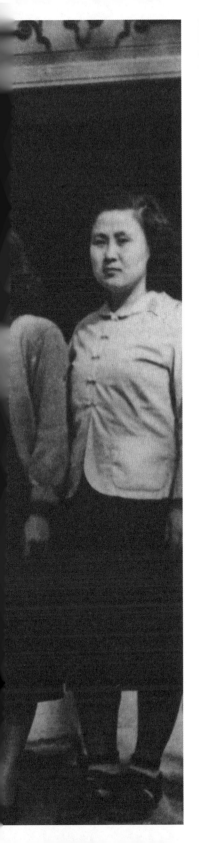

2

힘들었던 의대 진학과
대학생활

Recalling Challenging Medical School Days

● ● ●

1946. 09~1951. 10

"42 years ago, I decided to become a doctor, only made possible by the encouragement of my eldest uncle and aunt. My uncle, who was my father's oder brother, loved me very much. When I was about ten years old, he said, "I will send Jung-Soon to the women's medical school." Gyeongseong Women's College of Medicine was near my uncle's house in Hyehwa-dong. My uncle was a man of great ambition who believed in maximizing one's potential to the fullest, and by extension, he also believed in the power of education to support one's talent and gifts. After completing Ewha Girls' High School, I was encouraged by my uncle to apply to Gyeongseong Women's College of Medicine. Since I was very young, he had always encouraged me to pursue my dreams of becoming a doctor. The desire to serve and help others, which had been planted early on by my parents, was encouraged and nurtured in me by my loving uncle and aunt. Though medical school was difficult, my only regret when I graduated was that my aunt had passed away without seeing me become a doctor. There were times when I wanted to give up, but then I thought of my uncle and aunt who had sacrificed so much to support me in pursuing my dreams, and this helped me to strengthen my resolve and stick it out."

Jeong-soon Shin entered Gyeongseong Women's College of Medicine in 1946. However, the Korean War broke out in 1950, so schools were closed and the space was occupied by North Korean soldiers. Though many students had left school to go further south to avoid the encroaching North Korean forces, some students had left it to late and were unable to escape once all three bridges crossing the Han river were destroyed by South Korean soldiers. The remaining medical students and professors were forced to help treat injured soldiers from the North Korean army who now controlled Seoul. After General MacArthur landed in Incheon, the North Korean People's Army retreated. Most of the professors and students at the school were kidnapped forcibly by the People's Army to continue medical aid on their wounded soldiers. Jung-Soon and two of her fellow classmates succeeded in escaping before they reached Pyongyang, North Korea. After returning to Seoul, the University was relocated, and all the medical schools of South Korea merged and reopened as one school in Busan. Jung-Soon graduated from medical school in October 1951 while serving as a volunteer in an American prison camp. Despite all the challenges she had faced, she was now a doctor.

혼란과 고통 속에서 피어난 새싹

42年 전 나는 自意가 아닌 他意에 의해서 醫師가 되었다. 그것은 무엇보다도 伯母님의 뜻이었다. 나를 무척 사랑하셨고 明倫洞에 사셨으며 내가 열 살 남짓할 때 "우리 정순이 女醫專에 보내겠다"라고 말씀하셨다. 아마도 惠化洞 전차종점 옆에 세워진 京城女子醫學專門學校를 오가며 보셨을 것이다. 그 어른은 育英 욕심이 대단하신 분이었다. 나는 꼭 여의전에 보내주시리라 믿었다. 당시 第一高普(現 京畿高等學校)에 다니던 從兄의 뜻에 따라 梨花女高에 進學할 目的으로 서울 東大門女子小學校에 다녔으며 이해에 入學이 허락되었다. 이때 女醫專이 어떠한 學校임을 알았다. 그러나 伯母님은 내가 醫師가 되는 것을 보지 못하시고 別世하셨다. 나는 착한 여학생이 되고자 마음을 다지고 熱心히 따랐다.

신정순, '지난 날을 回顧하며', 「신정순 교수 정년퇴임 논문집」(고려대학교 의과대학 마취과학교실, 1993)에서 발췌

여성으로서는 힘들었던
의대 진학

　19세기 말 조선에 근대적 신문물과 교육제도가 도입된 이후, 여성도 교육받을 수 있는 길이 열렸다. 하지만 제도상 남녀교육의 기회가 평등하게 제공되었다 해도 당시 여성들이 자유롭게 교육받을 수 있는 분위기는 아니었다. 또한 어렵게 학업을 마쳤다고 해도 그 능력을 마음껏 발휘할 수 있는 세상도 아니었다. 아직 유교적 사상과 전통이 강하게 자리 잡고 있었고, 서구식 교육제도를 바탕으로 한 새로운 시스템이 본격적으로 시행된 지 채 50여 년밖에 흐르지 않았던 시절이었다. 가족의 반대(특히 부모의 반대)는 일반적이었고, 교육받은 여성을 곱지 않은 시선으로 바라보던 사회적 편견이 만연해 있던 상황에서 어린 여성이 자신의 의지만을 가지고 학업을 유지하고 고등교육을 받는다는 것은 사실상 불가능한 일이었다.

　다행히 신정순에게는 어린 시절부터 여의전(女醫專)에 보내주겠다는 든든한 큰어머니가 계셨고, 부모님 또한 그를 믿고 지지와 지원을 아끼지 않으셨다. 이것을 밑거름 삼아 그가 의사의 길에 들어설 수 있는 단초가 마련되었다. 신정순 본인도 "나는 자의(自意)가 아닌 타의(他意)에 의해서 의사(醫師)가 되었다"고 회고했던 것처럼, 당시에 여성이 대학에 진학하여 의사의 길을 가고 싶다고 하더라도 가족이나 주변의 지원은 필수적인 요소였고, 부모가 자식의 진로를 선택하는 것에 절대적인 영향을 미치던 시절이었다. 그의 기억으로는 큰어머니께서 어렸을 때부터 무척 아끼고 사랑해주셨는데, 10살 때쯤 "우리 정순이 여의전(女醫專)에 보내야겠다"라고 처음 말씀하셨다고 한다. 아마도 교육열이 높으셨던 큰아버지·큰어머니께서 친딸처럼 그를 아꼈던 것 같다. 그리고 경성으로 이사한 집이 명륜동(明倫洞)이 었는데, 근처 혜화동(惠化洞) 전차 종점 옆에 세워진 경성여자의학전 문학교(京城女子醫學專門學校)를 자주 보면서 이곳에 진학하도록 권유 한 것으로 보인다.

경성여자의학전문학교(이하 경성여의전)는 우리나라 최초로 여성을 위한 의학교육이 실시된 곳으로 미국인 선교사이자 의사였던 로제타 홀(R.S. Hall)이 세운 '조선여자의학강습소'에서 출발하여 '경성여자의학강습소' 시절을 거쳐 1938년 4년제 의료교육기관으로 재탄생된 곳이었다. 신정순이 재학 중이던 1948년 '서울여자의과대학'으로 개편되었고, 이후 '수도의과대학' 및 '우석대학교 의과대학'을 거쳐 현재 '고려대학교 의과대학'으로 발전하게 되었다.

SUPPLEMENT

"1900년대 초 미국인 여의사 홀(R.S. Hall)이 조선여자의학강습소를 설립하여 최초로 여성을 위한 의학교육을 실시하였는데 훗날 경성여자의학강습소로 개칭하였다. 1938년 재단법인 우석학원(友石學園)에 인수되어, 수업 연한 4년의 경성여자의학전문학교로 인가되었다. 1941년 부속병원이 준공되어 의료교육기관으로써 본격적인 활동이 전개되었으며, 1942년 9월에는 제1회 졸업생 47명을 배출하였다.

1948년 서울여자의과대학, 1957년 수도의과대학으로 개편되었다가, 1964년 종합대학인 우석대학교로 발전되었다. 현재 고려대학교 의과대학의 전신이다. 경성여자의학강습소는 근대적 의학교육기관으로써 여의사만을 양성하는 최초의 교육기관이었다."

출처: 한국민족문화대백과, 한국학중앙연구원

한편 그가 여의전이 어떤 학교인지 자세히 알게 된 것은 이화여고에 진학할 무렵이었다고 한다. 이때부터 의사가 무엇을 하는 직업인지 본인이 의사가 되기 위해서는 어떻게 살아야 하는지에 대한 꿈과 의무감을 키워갔고, 스스로를 채찍질하여 주변의 기대에 부응하는 성실한 학생이 되고자 하는 목표가 뚜렷해졌다. 그러나 이화여고 졸업반이었던 1945년 당시 대한민국이 일본 제국주의의 지배로부터 해방되고 혼란스러움이 계속된 해방 정국의 시기였다. 우리나라 전체가 여러모로 혼란스러운 시간이었고, 신정순과 그 가족들에게도 힘든 시기가 찾아 왔다. 이러한 분위기 속에서 여성의 대학교 진학이라는 고등교육의 기회, 그것도 의사가 되기 위한 대학교 교육을 지속한다는 것은 더욱더 힘들고 어려운 상황이 되어 버렸다.

아쉽게도 큰어머니는 그가 의사가 되는 것을 보지 못하고 별세하셨지만, 큰어머니의 배려와 관심 그리고 부모님의 헌신적인 사랑은 그가 착하고 성실한 학생이 되어 열심히 학업을 이어갈 동력과 평생의 다짐을 갖게 한 소중한 자산이었다.

이처럼 당시 몹시 어려운 환경 속에서도 경성여의전에 진학할 수 있었던 것은 질병이 많았으나 의사가 부족했던 당시 상황과 기독교 정신에 뿌리를 둔 환경에서 자라 '불쌍하고 어려운 사람들의 질병을 치료해 주어야 한다'는 박애정신을 지니고 있었고, 또한 "우리 정순이는 이화고녀를 나와서 경성여의전을 졸업하여 의사가 되어야 한다"는 큰아버지와 큰어머니의 정신적인 후원과 사랑이 영향을 주었다. 그리고 결정적으로 꿈을 펼치라는 아버지의 격려와 모든 지원을 아끼지 않았던 어머니의 희생이 의사로서도 남다른 사명감과 책임감을 갖게 했던 것 같다.

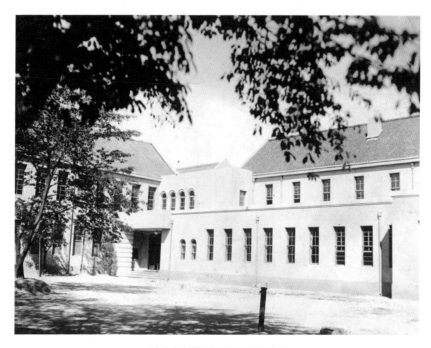

경성여자의학전문학교 당시 전경

출처: 고려대학교 의과대학 홈페이지

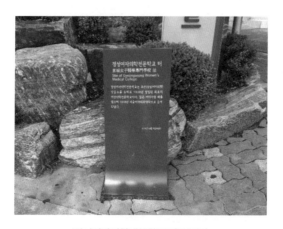

경성여자의학전문학교 터 표지판

현재 서울 종로구 명륜2가 창경궁 뜰 아남아파트 입구

쉽지 않았던
의사의 길

서울에서 생활하면서 "경성여의전에 들어가서 의사가 되라"는 소리를 자주 들었던 신정순에게 의사가 되는 것은 어쩌면 숙명처럼 느껴졌을지도 모르겠다. 하지만 정신적·물질적 후원을 아끼지 않으셨던 큰어머님께서 그가 이화여고에 재학한 지 2년쯤 되던 해에 돌아가시고 말았다. 사촌오빠는 경성제국대학에 입학하여 하숙을 하면서 독립을 하였고, 새 부인과 결혼을 한 큰아버지가 서울에서 부안으로 이사를 하게 되자 그도 이화여고 기숙사로 거처를 옮겨 2년 반 정도 지내면서 1946년에 졸업할 수 있었다.

하지만 큰아버지의 경제적인 지원이 끊기게 되면서, 의대에서 공부하는 것이 쉽지 않은 상황이 되었다. 이화여고 재학시절부터 만주에서 일하던 부친이 학교 등록금을 마련하여 보냈는데 당시 부친은 신정순을 통해 가족들에게도 소식을 전하곤 했다.

이화여고 졸업 당시 신정순은 경성여의전에 지원하여 시험에 합격한 상태였다. 그러나 많은 형제들(당시 4남 2녀, 의과대학 입학 후에 여동생 2명이 더 태어나서 4남 4녀)이 있었고, 부친이 만주에서 일하느라 가장도 부재했을 뿐 아니라, 사업이 기울어 가정 형편이 넉넉하지 않은

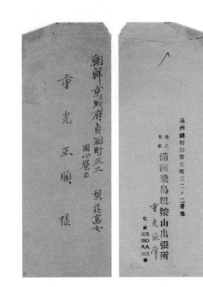
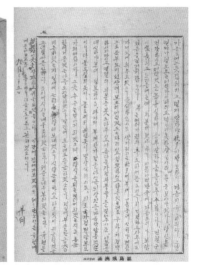

부친 신영상이 만주에서 보내온 편지

부친 발신: 滿州國 萬州飛島組 鞍山(市)出張所

신정순 수신: 정동쵸(貞洞町) 32 이화여고 명심료(明心寮: 명심기숙사)

상태였다. 때문에 그는 부친께서 만주에서 고생하시는 것을 생각해 장녀로서 책임도 있으니, 집안에 보탬이 될 수 있는 사범대학에 입학하고자 했다. 하지만 부친은 그에게 "한 번 꿈을 가졌으면 포기 말라"고 격려를 하고 진심으로 설득했다. 결국 신정순은 경성여의전에 입학하게 된다. 어머니는 학비를 대기 위해 금비녀, 비로도 치마, 뉴똥(비단) 치마 등 당시 돈이 될만한 것들은 모두 내다 팔아 등록금을 충당했다. 그만큼 딸의 여의전 학업을 적극 지원하였다.

  그럼에도 불구하고 경제적 어려움과 이에 따른 고달픔도 많았다. 하지만 자신을 믿고 끝까지 지원을 아끼지 않으셨던 어머니와 아버지를 의지하면서 의과대학 공부를 계속해 나갔다. 그는 자취를 하며 학업을 계속했는데, 큰아버지, 사촌오빠, 올케 등으로부터 어느 정도 경제적인 도움도 받았을 수 있었다. 특히 비슷한 또래였던 조카 신형애와 함께 여의전에 입학하게 되어 서로를 의지하며 의과대학 공부를 할 수 있었다. 신형애는 친구이자 조카, 동료로 대학시절에 경제적으로 어려운 생활 속에서도 많이 의지가 되었다고 한다. 신형애는 신설동(현재 창신동)에 산부인과를 개원하였으나 아쉽게도 1970년대 초 젊은 나이에 교통사고로 작고하였다.

한국전쟁 포로 생활과
생사를 건 탈출

1948년부터는 첫째 남동생(신건철(辛健哲))도 서울에 상경해 대광 고등학교에 입학하여 신문배달 등을 하며 고학을 시작하였다. 신정순은 대학에 입학한 후부터 명륜동에 여러 세대가 함께 모여사는 공동주택에 거주했는데, 지방에서 올라온 경성여의전 여학생들과 함께 생활했다고 한다(김순겸 교수 증언). 1948년 초겨울(11월 말)에는 등록금을 마련하러 부안 집에 내려갔다가 어머니가 여동생(신단려(辛端麗))을 출산하는 것을 돕기도 했다.

한편 신정순에게 의과대학 교육은 새로운 것으로 가득했는데, 해부학 공부를 위해서 학교에서 뼈를 집으로 가지고 와 구조 공부를 하는 등 그전까지 경험하지 못했던 많은 것들을 차근차근 배워가고 있었다. 그렇게 정신없이 학업에 열중하던 중, 서울여자의과대학(경성여의전에서 1948년 개편, 이하 서울여의대) 4학년 시절이던 1950년 뜻밖의 시련을 맞이하게 된다. 6월 25일 한국전쟁(6·25전쟁)이 터진 것이다.

안타깝게도 신정순은 1950년 5월 맹장 수술로 병원에 입원해 요양과 학업을 병행하고 있던 중 얼마 지나지 않아 한국전쟁이 터져 피난 길에 오르지 못했다. 그는 맹장 수술을 하여 걸어서 피난 갈 형편

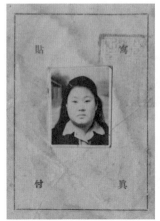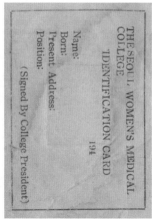

THE SEOUL, WOMEN'S MEDICAL
COLLEGE
IDENTIFICATION CARD
194

Name:
Born:
Present Address:
Position:

(Signed By College President)

서울여자의과대학 학생증

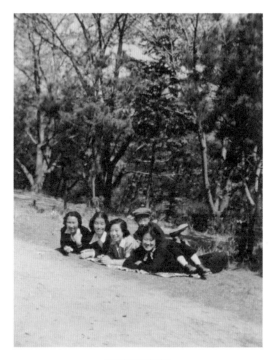

대학교 재학시절

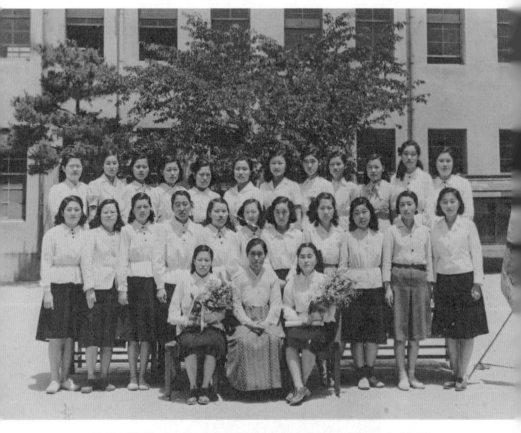

1950년 봄, 이화여고 교장 선생님이 서울여자의과대학을 방문하여 재학생들과 기념사진

첫째줄에 새로 입학한 두 후배와 이화여고 교장, 맨 뒷줄 가장 오른쪽은 신정순, 오른쪽 두 번째는 절친한
벗이었던 호기영

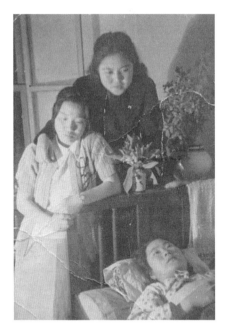

맹장수술로 입원한 병실

1950년 5월 친구들이 병문안을 와 누워있는 신정순을 위로하였다.

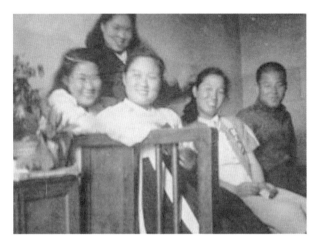

맹장수술 이후 퇴원하는 날

왼쪽 끝 신정순, 오른쪽 두 번째 호기영

이 되지 못했을 뿐 아니라, 인민군들이 부상병 치료를 위해 서울여의대를 점령한 상황이라 고향으로 피난을 떠날 수 없었다. 이 소식은 7월 초에 서울이 함락되자 걸어서 고향으로 피난을 갔던 첫째 남동생을 통해 겨우 가족들에게 알려졌다.

신정순은 살아생전에 가족들이나 친구들에게 한국전쟁 당시 겪었던 고초에 대해서는 거의 이야기하지 않았다. 아마도 북한과 관련해 엄격했던 사회 분위기 때문에 당시 있었던 일에 대해 언급 자체를 하지 않았던 것으로 보인다. 하지만 서울여의대 동창이자 제일 친한 친구였던 호기영(扈基瑛)으로부터 당시의 에피소드를 들을 수 있었다.

EPILOGUE

딸 김애리도 어머니가 전쟁 중에 이북에 끌려갔다가 탈출한 사실을 전혀 몰랐는데, 2003년 미국 연수 중에 어머니의 절친한 벗이자 서울여자의과대학 동기였던 호기영 선생으로부터 한국동란 당시 납북되었다가 탈출한 이야기를 들었다고 한다. 아마도 '과거에 북한과 관련해서 엄중했던 사회적 분위기가 있었고 혹시나 연좌제로 가족 전체가 곤란에 처할까 두려워 전쟁 중에 납북되었다는 사실을 숨기셨던 것'으로 추측할 뿐이다. 이후에도 신정순은 딸에게 자세한 이야기를 끝까지 하지 않았고 곧이어 뇌출혈로 쓰러져 이야기를 끝내 들을 수 없었다고 한다.

갑자기 들이닥친 인민군들이 서울을 휘젓고 다니는 상황에서 한강 다리가 모두 끊어져 쉽게 피난을 갈 수 없는 상황이 되었는데, 피난을 떠나지 못한 신정순은 다른 학생들과 함께 학교에 기거하다 인민군들에게 붙잡히게 된다. 당시 서울여의대는 인민군들의 치료를 위한 병원으로 활용되었는데, 확실한 숫자는 잘 모르지만 수십 명의 여학생들이 있었고 붙잡힌 교수들과 함께 인민군 치료에 동원되었다. 신정순과 호기영은 피난을 떠나지 못하고 그곳에 붙잡혀 부상병 치료 등에 동원되었는데, 신정순이 당시 식사 관리책임을 맡게 되었고 덕분에 호기영과 그 동생은 굶주리지 않을 수 있었다고 한다.

8월이 되자 미군의 공격이 본격화되어, 한참 전투가 치열해지면서 인민군들은 학교에 있던 여학생들과 교수들의 외출을 금지시켰다. 몇몇 동료들은 도망치다 잘못되기도 했다. 북으로 끌려가기 전날 밤 한 교수는 창문에서 뛰어내려 나무 밑에 숨었다가 도망에 성공하기도 했지만 대부분은 어쩔 수 없이 이북까지 강제로 끌려갈 수밖에 없었다. 8월 말에 인민군들은 서울을 떠나 후퇴를 시작했는데, 서울여의대에 남아있던 학생들과 교수들을 포로로 삼아 함께 북한으로 이동하기 시작했다. 당시 학교에 있었던 의료기구들도 모두 약탈해 챙겨갔다. 학교 정문 앞 혜화동에 전차를 세워놓고 교문 앞에서부터 전차까지 인민군들이 총으로 위협해 도망치지 못하도록 감시했다. 전차로 청량리역까지 이동한 다음에 기차로 연천까지 갔다. 연천에서부터 평양까지는 도보로 이동해야만 했다. 호기영은 "연천에 내리니 사방이 확 터진 들판이고 숨을 곳이 별로 없어 대열에서 이탈하기가 쉽지 않았기 때문에 도보로 이동한 듯하다"고 당시를 기억했다. 한 달 가까운 행군이 계속되었는데 주로 해가 진 밤에만 이동했다고 한다. 호기영은 당시 기억을 악몽과 공포 그 자체였다고 표현하였다.

당시 포로로 북으로 끌려가던 서울여의전 학생들과 교수들은 전쟁상황을 알 수 없었는데, 평양 근처에 도착했을 때 "미군이 따라오니 빨리 신의주로 떠나야 한다"는 이야기를 들을 수 있었다. 이때 국군과 UN군의 반격이 시작된 것을 눈치챌 수 있었고 결국 평양 순안 공항 부근에서 신정순과 호기영 그리고 다른 한 명의 친구가 목숨을 걸고 함께 탈출을 결행하게 된다. 만약 그때 탈출하지 않았더라면 신의주까지 끌려가야만 했을 것이고, 영영 돌아올 수 없었을 것이다.

호기영의 손녀인 도러시 김(Dorothy Kim)이 스워스모어 칼리지(Swarthmore college) 재학 중 학교 잡지(《페리파테오(Peripateo)》 Vol.3 Iss.2, 2015)에 투고한 에세이를 보면 당시 상황이 자세히 기록되어 있다. 탈출에 성공하여 피신하던 중 이북의 한 민가에 도움을 청하게 되었는데 다행히 기독교인 집이어서 끼니도 해결할 수 있었다. 하지만 그 집에서 하룻밤도 머물지 못하고 황급히 남하의 길을 재촉한 것을 보면 당시의 긴박함을 짐작할 수 있다. 자칫 잘못하면 모두에게 의심받을 수 있는 예측할 수 없는 진퇴양난의 상황에서 밤에는 걷고, 낮에는 민가에 머물면서 남으로 남으로 걸어 내려오던 중 이번에는 북진한 국군에게 잡혀서 인민군 간호사로 의심되어 총살당하기 직전까지 가는 상황에 처하게 된다. 다행히도 국군들이 몸을 수색하던 중에 한 친구가 지니고 있던 대한민국 화폐뭉치가 발견되었고, 납치된 어머니와 헤어진 오빠와 남동생을 걱정하는 모습을 보고 오해를 풀었다고 한다. 하지만 북으로 끌려가던 백여 명에 가까웠던 서울여의전 포로들(학생·교수를 포함)은 안타깝게도 계속 신의주로 끌려가야만 했다. 그중 운 좋게 탈출에 성공해 도망쳐 서울까지 내려온 사람들도 일부 있었지만, 여럿은 탈출하다 잘못되기도 했고, 끝까지 끌려간 사람들의 생사는 알 수가 없었다고 한다.

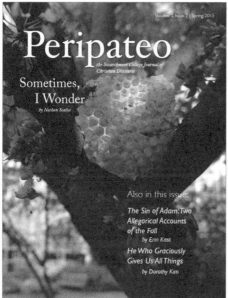

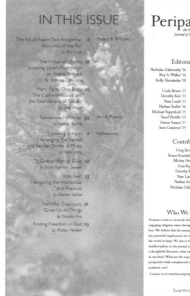

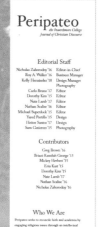

스워스모어 칼리지(Swarthmore college) 잡지 《페리파테오(Peripateo)》
(Vol.3 Iss.2, 2015)에 호기영 손녀 도러시 김(Dorothy Kim)이 투고한 에세이

신정순도 우여곡절 끝에 서울에 도착하였으나 수중에 돈이 한 푼도 없어서 고향으로 내려갈 수 없는 막막한 상황이었다. 그러던 중 양조장을 하던 친척 오빠(신형근)를 운 좋게 만나 1950년 11월쯤 함께 부안으로 내려갈 수 있었다. 이후 한 달 정도 고향에 머물면서 부친과 평소 친분이 있던 인톤(W.A. Lnton) 선교사의 소개로 전주 예수병원에서 의료봉사를 하였다. 12월에는 전시연합대학이 부산에서 열린다는 소식을 듣고 부산으로 떠나게 된다. 그리고 부산에서 먼저 자리를 잡고 있었던 친구 호기영과 함께 열악한 환경을 극복하고 1951년 10월 전시연합대학을 무사히 졸업할 수 있었다. 당시 절친한 벗 호기영과는 네것 내것을 가리지 않고 의지하며 함께 지내던 사이였고, 서로가 서로를 의지하면서 힘들었던 시절을 함께 헤쳐나갈 수 있었다.

EPISODE

1945년 해방 전후 홍일점 인기 아나운서 호기수(扈琪秀)

한국전쟁 당시 함께 북한군으로부터 탈출했던 경성여의전 동창인 호기영(현재 미국 거주)의 언니가 호기수이다. 그는 일제강점기 시절이었던 1944년 경성방송국의 홍일점 아나운서로 선발되었고, 당시 여성 아나운서로는 처음으로 스포츠 중계방송을 맡는 등 '여성 아나운서의 개척자 역할을 했다'는 평을 들었던 유명 아나운서였다.

그는 1947년 미국으로 유학을 떠나, 1948년부터 학생 신분으로 '미국의 소리(Voice of America)' 방송에서 아나운서로 활약하고 있었다. 한국전

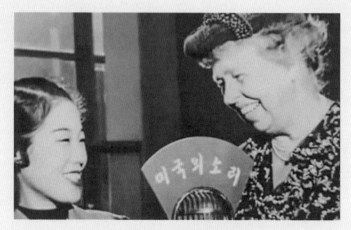

호기수 아나운서와 영부인 엘리너 루스벨트(Anna Eleanor Roosevelt) 여사

미국 32대 대통령 프랭클린 루스벨트의 부인으로 대표적인 여성 사회운동가이자 정치가였다. 여성문제·인권문제 등 많은 분야에서 활약한 것은 물론 UN 주재 미국 대표로 '세계인권선언'의 탄생에 큰 공헌을 한 인물이다.

쟁이 발발하자 '미국이 지원하여 한국은 절대 북한에 패배하지 않는다'는 방송내용을 전해주었다.

나중에 밝혀졌지만 호기수와 호기영 자매의 부친은 조선일보 편집국장 출신으로 한국전쟁 당시 북으로 납치되었고, 어머니 신경애(동경여대 출신의 바이올리니스트) 여사도 딸이 대북 선전방송을 한다는 이유로 종로 광화문 부근에서 총살당했다고 한다.

특히 신경애 여사가 딸인 호기영과 절친한 벗이었던 신정순이 모두 북한군 포로로 끌려가 생사를 알 수 없는 상황에서 둘의 걱정을 많이 했다고 전해져 더욱 안타깝다.

출처: https://blog.daum.net/jc21th/search/%ED%98%B8%EA%B8%B0%EC%88%98
     https://www.youtube.com/watch?v=cA9Tl0rqAdw&t=70s

전시연합대학에서의
교육과 졸업

앞에서 잠시 언급한 것처럼, 신정순은 피난을 내려와 한동안 고향에 머물면서 전주 예수병원에서 의료봉사를 하였다. 그리고 전시연합대학이 부산에서 열린다는 소식을 듣고 1950년 12월에 부산으로 향했다. 당시 부산에 아무런 연고가 없었던 그는 서면 포로수용소(부산진 서면 부산상업고등학교 자리)에서 일을 하면서 숙식을 해결했다(호기영 증언).

주로 포로수용소 의무실에서 봉사를 했는데, 여기에서 경동고 재학 중 학생의용군으로 자원해서 포로로 잡힌 고향 후배 김복균(당시 부안읍은 작은 마을로 집집마다 잘 아는 사이였고, 4살 아래 김복균은 사돈 벌쯤 되는 관계로 전쟁 전까지 서울의 교회에서 주일마다 만났던 사이였다)을 만나게 된다. 사실 포로들은 의무실에 올 일이 거의 없었으나 마침 김복균이 장염에 걸려 의무실에 오는 바람에 둘은 마주쳤다. 이것이 계기가 되어 김복균을 포로수용소 의무실에서 환자를 선별하는 부서에서 일하도록 미군 군의관에게 추천했고, 덕분에 그는 비교적 수월한 포로수용소 생활을 했다고 한다.

이처럼 당시 한국전쟁 동안 때로는 이웃을, 때로는 친척을, 때로는 친구를 적으로 만나 서로 죽고 죽이는 혼란스러운 상황이 계속되었다. 신정순 또한 그런 혼란과 고통을 최일선에서 직면했다.

그리고 사상적으로나 운명적으로 1950년은 신정순 인생에 큰 변곡점이 되었다. 경제적인 변동뿐만 아니라, 악몽 같았던 전쟁포로 경험과 어렵고 열악한 환경 속에서 전시연합대학 의과대학 졸업이라는 성과도 거두었기 때문이다. 그 와중에 함께 생사를 오가며 동고동락하고 함께 공부했던 절친한 벗 호기영은 학창시절 내내 큰 의지가 되어주었고 위로와 힘이 되었다. 그럼에도 불구하고 한국전쟁이란 혼란기에 처음 새내기 의사로서 발돋움하게 된 그의 미래에는 꿈과 희망보다 시련과 고난의 시간이 기다리고 있었다.

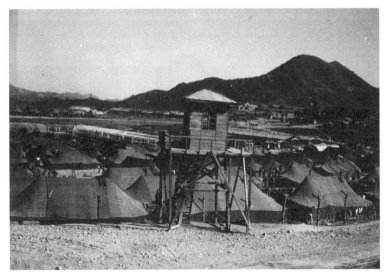

부산 거제리 미군 포로수용소 14야전병원(현 부산시청 자리)
출처: National Library of Medicine
https://collections.nlm.nih.gov/catalog/nlm:nlmuid-101400267-img

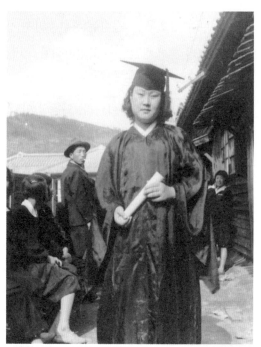

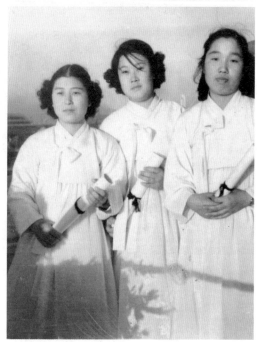

전시연합대학(서울여자의과대학) 졸업사진(해군본부 제1부두)

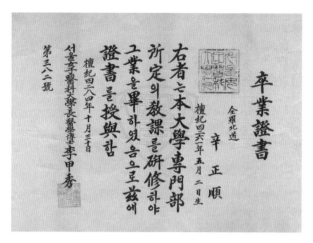

卒業證書

全羅北道

辛　正　順

檀紀四二六一年五月二日生

右者と本大學專門部所定의教課를研修하야工業을畢하였음으로茲에證書를授與함

檀紀四二八四年十月三十日

서울女子醫科大學長醫學博士李甲秀

第三八二號

서울여자의과대학 졸업장(1951년)

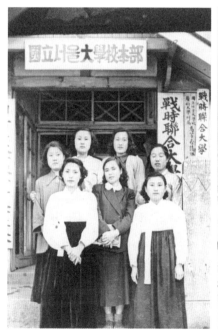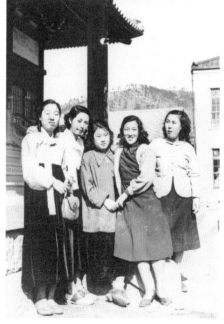

전시연합대학(당시 수업이 이루어지던 교실 건물)

참혹한 전쟁으로 인해 기존의 의과대학 시설이나 병원 시설들이 대부분 파괴되었고, 상당수의 의료인들이 납북되거나 사망하는 등 희생되었다.("당시 보건부 통계에 따르면 한국전쟁 중에 피살당한 의사는 58명, 납치된 의사는 17명, 피살 또는 실종된 간호사가 300명 이상으로 나와 있다. 의료기관은 관·공립종합병원은 54개 중 10개가 전파되었고, 36개가 반파되었다. 그리고 의과대학에서 사용하던 수백 개의 현미경을 북한군이 후퇴를 하면서 다 가져가는 등 대부분의 의학교육 자재를 탈취당해서 말 그대로 정상적인 의학교육을 하기는 곤란한 상황이었다." 최세창(1996), 「한미의학사」, 290쪽.) 그리고 전쟁 동안에는 전상자(戰傷者)의 치료를 목적으로 하는 군대 주도의 군진의학(軍陣醫學)이 의학계의 중심이 되었다. UN군의 주축을 이루었던 미군뿐만 아니라, 스웨덴·덴마크·노르웨이·이탈리아·인도 총 5개국이 의료지원단(비전투병력)을 파견하여 의료지원을 하였다. 당시에는 좀 더 생소했던 북유럽의 의료진들은 한국전쟁 동안 많은 활약을 펼쳤고, 이는 훗날 국립의료원이 탄생하는 계기가 된다.

정부에서는 한국전쟁 동안에 중단된 고등교육을 재개하기 위해서 1951년 5월 '대학교육에 관한 전시특별조치령(문교부령 제19호)'을 발표하고 5개 도시(부산·대구·광주·대전·청주)에 전시연합대학을 세웠다. 부산·대구·광주에 전시연합의과대학이 설치되었는데, 부산 전시연합의과대학에서는 5개 의과대학(서울의대·세브란스의대·서울여의대·대구의대·광주의대) 재학생들이 모여 강의를 들었다. 위치는 현재 부산광역시 광복동 동주여상 자리였으며, 설립 1년 후인 1952년 5월에 각 대학이 독자적인 운영

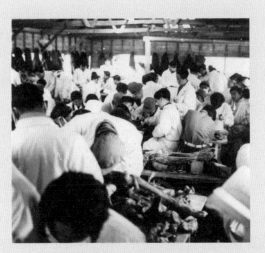

전시연합대학 해부학 실습 장면

남편 김기정 개인 소장 사진임

이 가능해졌다고 판단하여 해체하였다. 하지만 당시 교육환경은 매우 열악한 상태였다. 멍석을 깔고 엎드리거나 뒤쪽에 선 채로 강의를 들어야 했으며, 해부학실습이 이루어지기도 하였으나 주로 구술 수업 위주로만 강의가 진행되었다.

부속병원이 없어서 임상실습은 거의 부진하였고, 임상실습이 의무적인 것도 아니었다. 이때 피난이나 실종 또는 군의관으로 참전하여 절대적으로 부족해진 교수진을 대신하여 미군 의료진이 직접 강의를 맡기도 했으며, 의학 교재를 공급하는 등 의학교육을 지원했다.

출처: 박지욱(2010), '한국전쟁과 부산 스웨덴 적십자 야전병원의 의료구호활동', 《醫史學》(통권 제36호), 대한의사학회; 전종휘(2000), '전시연합대학에서의 활동', 《醫史學》(통권 제17호), 대한의사학회; 이왕준(2006), 「미네소타 프로젝트가 한국 의학교육에 미친 영향」 서울대학교 대학원 박사학위논문.

EPILOGUE

한국전쟁 초기 전북 부안에 거주 중이던 신정순의 가족들은 피난을 떠나지 못했는데, 전북 부안은 72일 동안 공산당의 통치하에 놓이게 되었다. 부친인 신영상은 우익인사로 분류되어 인민군에 잡혀 또 한 번 감옥에 수감되었는데, 인천상륙작전 이후 전세가 역전되고 9·28 서울 수복 소식이 들리자 간수가 감옥문을 열어주어 죄수들이 모두 풀려나면서 다행히 35일간의 감옥살이에서 벗어났다. 그동안 신정순의 모친은 어린 동생들을 업고 산과 콩밭 사이를 전전하며 숨어 지냈다고 한다.

이후 첫째 남동생은 해군본부 군목실에서 2년 정도 근무하였는데, 이화여고 교목으로 신정순과 인연이 있었던 정달빈 목사가 당시 해군본부 군목으로 있었기에, 정 목사의 소개로 근무할 수 있었다.

하지만 전쟁 후 신정순의 집안은 생활이 어려워졌고 1957년 남동생(신춘근)은 학업을 포기하고 군대에 자원하려 하였으나 장녀인 신정순이 공부를 해야 한다고 설득하여 전북대학교 수의대에 입학해 수의사의 길을 걷게 되었다. 후에 회고하기를 신춘근도 누나의 길을 쫓아 의사가 되고 싶었으나 가정 형편상 의대의 등록금을 지원받을 수 없어 본인도 선뜻 의사표현을 하지 못했다고 한다. 신정순도 본인이 동생에게 경제적 이유로 4년제 수의대를 권했지만 '인품이 뛰어나고 성실하며 신앙심이 깊어 좋은 의사가 되었을 것'이라며 의대 입학을 강하게 권유하지 못했던 것을 많이 후회했다고 한다.

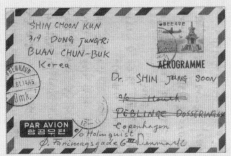

1961년 동생 신춘근과의 서신

EPISODE

신정순과 함께 부산 전시연합대학에서 예과를 공부했고 국립의료원에
서 함께 근무했던 후배 주갑순 교수의 회고에 따르면, 신정순 교수는

전쟁 중 부산에서 생활할 당시 자상하게 후배들에게 머리 손질하는 법을 가르쳐주거나 머리를 빗겨주는 등, 후배들을 무척 사랑하고 인정이 많았다고 한다.

그런데 모교에서 의사의 길을 밟고 있었던 김애리 교수(고려대학교 의과대학 병리학교실)는 어머니가 평소 학교에서 제자나 후배들에게 매우 엄격하고 항상 무섭게 대했던 모습만을 경험해서인지, 이러한 주갑순 교수의 예상치 못한 옛 추억을 전해 듣고 매우 놀랐다고 한다.

같은 인물이지만, 신정순을 힘든 시절 함께 견뎌낸 친구이자 후배로 기억하는 주갑순 교수의 추억과, 항상 엄격하고 무서운 선생님으로 기억하는 제자이자 딸인 김애리 교수의 기억이 같은 인물에 대한 상반된 추억으로 교차하는 부분에서 묘한 아이러니를 느낄 수 있다.

辛正順 評傳

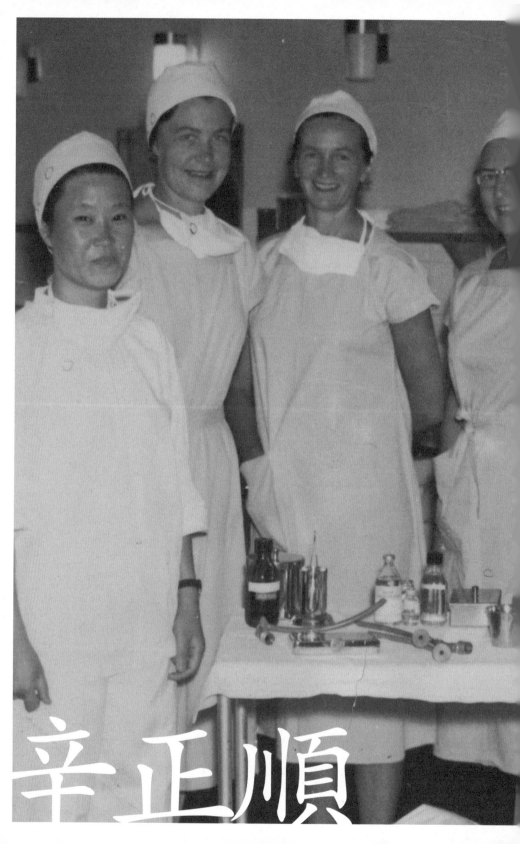

辛正順

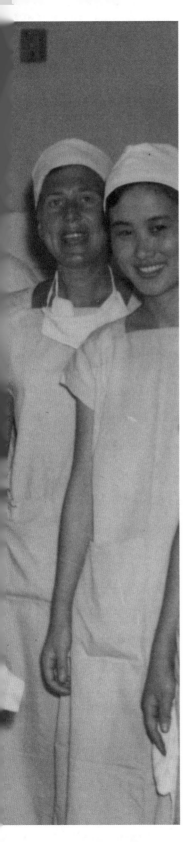

3

마취과
전문의로의 길

Realities of Being a Doctor During War
Time and Finding her Path

• • •

1951. 11 ~ 1958. 08

After graduating from medical school, Jeong-soon Shin started her career as a doctor at a prison camp in Busan, which later moved to Geoje Island when the number of prisoners outgrew the prison's capacity. As the prison camp hospital was funded and run by the U.S. army, it was the best equipped hospital in South Korea. Dr. Shin wished to develop her medical training at a hospital or clinic with a well-equipped laboratory and other facilities, so the prison camp was the best choice. Dr. Morani was a missionary who was working hard on improving career development for female medical students in South Korea. She wrote a letter of recommendation for Shin Jung-Soon to work at an American hospital with US. military doctors. During this time, Jung-Soon also volunteered at Isabelle Orphanage in Busan, and enjoyed her time working with war orphans. Unfortunately, in her time working at the prison camp hospital, Jung-Soon caught hepatitis, so was forced to take sick leave. Although she was initially upset by this temporary hitch, it turned out to be a turning point in her future and career. While she had been recovering from hepatitis, her university, since renamed Seoul Women's Medical School in Seoul, reopened their midwife center for expectant mothers and needed doctors desperately. Jung-soon decided to help out at the midwife center and worked side by side with her professors. It was around this time that she had an epiphany about her role as a doctor; while overseeing the care of her patients, she realized that she had the responsibility of two generations under her care, and as a woman, felt anguish when various emergencies arose during birth that sometimes led to the death of mother and child. Over time, it became increasingly difficult for Jung-Soon to handle the deaths of the mother and/or child and felt emotionally and mentally at the breaking point. The medical advances and supplies were so limited that there wasn't much a doctor could do at the time, and Jung-Soon was discouraged by how little she could do. Her experience made her eventually give up her path to pursue the field of OB and return to Isabelle Orphanage in Busan. However, at the orphanage, Jung-Soon realized that even here, death was unavoidable as war time had created vulnerable conditions for many expectant mothers and their babies. Though her path had taken her on many side roads, eventually, her journey gave her the strength to continue her quest as a doctor. Through the director of the orphanage, Jung-Soon heard that the Swedish Red Cross Hospital in Korea was looking for a doctor. While working as an outpatient doctor at the Swedish Red Cross, she had the opportunity to work with patients who needed medical as well as surgical management. Shin Jung-soon, who wanted to become a surgeon, mainly participated in general surgery, thoracic surgery, and orthopedic surgery with Scandinavian and Korean surgeons. Several surgeons, including Chief of Surgery Dr. Leif Buer, recommended Jung-Soon become an anesthesiologist. She accepted and began specializing in anesthesiology in 1954. At that time, Ingrid Norden, a Swedish anesthesiologist, taught anesthesia using ethyl chloride, ether, pentothal, and succinylcholine chloride. Decades later, Dr. Shin Jung-Soon would recall that when she chose anesthesiology, little did she know that that she would became a leading pioneer in this field of medicine in South Korea.

의사생활의 시작 –
거제도 포로수용소 내 미군병원

　신정순은 한국전쟁의 혼란한 상황 속에서 어려운 여건을 견디고 1951년 10월 전시연합대학(서울여자의과대학 소속)을 졸업하여 의사의 길에 들어서게 된다. 당시 의사가 매우 부족한 상황이었고 전쟁으로 더욱 심각한 상황이었다. 또한 여의사는 그 수가 절대적으로 적었다. 당시 여자 의학도들의 진로 개척에 힘을 쓰고 있었던 선교사이자 의사였던 모라니(Dr. Morani)가 부산에 있던 주한미군병원에 추천서를 써 주었다. 그에게는 잊지 못할 은인이었다. 당시 서울여자의과대학 졸업생들은 성실한 태도로 높은 평가를 받아 어느 곳에서나 환영받는 존재였다.

　그는 첫 의사생활을 거제도 포로수용소 내 미군병원(제64야전병원)에서 시작했다. 1951년 11월부터 근무하기 시작한 포로수용소 병원은 당시 검사실 등 설비가 매우 잘 갖춰져 있었고, 미군의관이 근무하는 곳으로 그는 미군속 신분으로 의무반에 배속되었다. 주로 미군병원 내 간질환병동(肝疾患病棟)에서 간염환자(肝炎患者)를 담당했는데, 당시 전쟁 포로들 중 드러나지 않은 간염환자들도 상당수 있었을 것으로 추정된다. 더구나 포로수용소 내에서는 매일 밤마다 포로들이 좌·우 진영으로 나뉘어 유혈 대립(폭력)이 벌어지곤 했는데, 신정순은 아침에 출근할 때마다 적지 않은 부상자와 사망자를 접했다.

생포되어 오는 포로 수가 급증하여 시설이 부족해지자, 원래 부산에 있던 포로수용소를 거제도로 확장 이전하였다. 당시 거제도 포로수용소에는 퇴로가 막혀 잡혀 온 소백산 빨치산 등 남한에서 징용당한 의용군들도 상당수 있었는데, 신정순은 동향 출신인 설위도(현재 생존하여 부안에 거주)를 만나 도움을 주기도 했다. 당시 POW(Prisoner Of War; 전쟁포로)의 수용소 생활은 초라하고 비위생적이었는데, 목욕·세탁은 말할 것도 없고 몸에 이도 기생하여 DDT를 사용하는 등 비참한 생활을 했다고 한다. 다행히 설위도는 신정순의 도움으로 포로를 관리하는 향도(포로 30명 정도 지휘)의 임무를 맡게 되어 비교적 수월한 포로수용소 생활을 했다고 한다. 신정순도 '수용소 내 포로들이 못 먹어서 생기는 질병이 많아 치료가 잘 되지 않거나, 이질과 같은 전염병이 자주 창궐하는 상황에 많은 연민과 안타까움을 느꼈다'고 한다.

1년여간 포로수용소에서 근무하던 중 신정순도 과로 등이 누적되어 간염에 걸려 후방조치 되었던 경험이 있다. 그러나 요양 중에도 틈이 날 때마다 이사벨 고아원(부산) 등에서 전쟁고아들을 위해 봉사활동에 매진했다. 둘째 남동생도 이 고아원에 몇 차례 방문하여 어린 아이들과 함께 시간을 보냈다. 말할 필요도 없이 고아들은 너무 불쌍하고 참혹한 상황이었고, 조금이나마 도움이 되고자 했던 것이다.

거제도 포로수용소는 부산 포로수용소가 포화상태가 되자, 1950년 11월부터 UN군에 의해 건설되기 시작했다. 1951년 2월 4일에 거제도 포로수용소가 채 완공되기도 전에 포로 3,015명을 이송하기 시작했다. 거제도 포로수용소는 한국전쟁 동안 북한군과 중공군 포로들을 수용하기 위해 UN군 관할 하에 설치된 것으로, 2월 말까지 53,839명이 이송되었고, 4월 중순에는 93,776명이 이송되었다. 포로수용소는 수용소 본부, 제8137헌병단, 제6, 7, 8, 9구역 및 특별 동으로 건설되었는데 각 구역은 60단위, 70단위, 80단위, 90단위로 불렸다. 60단위 수용소에는 남한 출신 의용군 포로들이 배치되었다. 또 이곳에는 3,000여 개의 침대를 보유한 제64야전병원과, 합계 2,500여 개의 침대를 가지고 있는 2개의 별관 부속병원(요양소)이 설치되었다.

1951년 6월에는 북한군 15만, 중공군 2만 명, 의용군 등 최대 17만 3천여 명의 포로가 수용되었다. 1952년에는 포로송환 심사에 불만을 품은 포로들에 의해 폭동이 일어나기도 했으며 1953년 6월 18일에 이승만 대통령이 반공포로 석방을 감행해 27,389명이 수용소를 탈출하기도 했다. 1953년 7월 27일 휴전협정이 조인되면서 수용소는 9월에 폐쇄되었다.

『새로운 도시와 시민들의 합창』으로 유명한 시인 김수영(金洙暎)이 서울 수복 후에 체포된 뒤 포로수용소에 2년 넘게 수용되었던 것은 잘 알려진 사실인데, 그가 수용되어 있던 곳이 바로 당시 부산 포로수용소(미14 야전병원)와 거제도 포로수용소였다.

출처: 조성훈, 『한국전쟁과 포로』 선인출판사, 2010, 80~82쪽.; 포로수용소 유적공원 홈페이지(https://www.gmdc.co.kr/_pow/_sub04/sub04_01_02.html); 정홍수, '(주간논평) 역사의 짐: 거제도 포로수용소와 한국문학',《창작과 비평》, 2016.

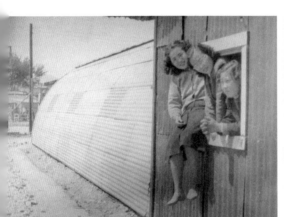
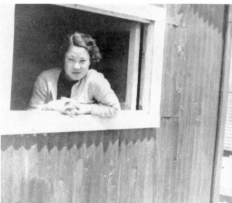
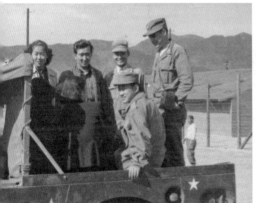
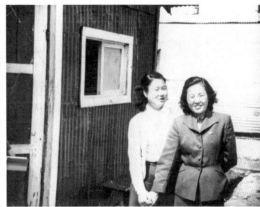

포로수용소 근무 당시 동료들과 함께

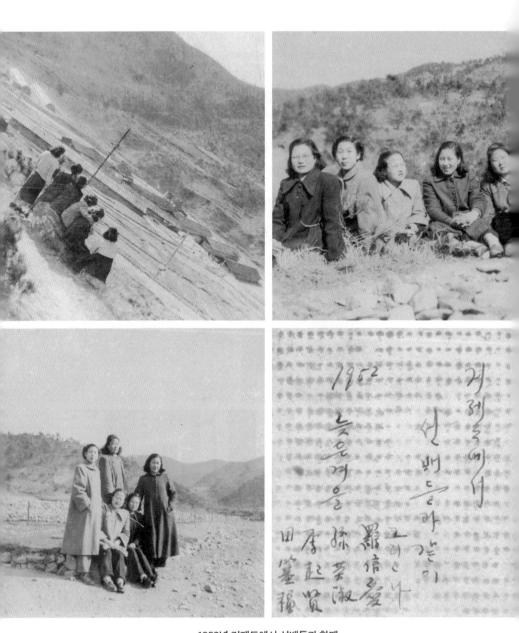

1952년 거제도에서 선배들과 함께

서울여의대 5회 손영숙, 6회 나신애, 7회 이기현 선배 등

EPILOGUE

1954년 오정희 교수가 미국에서 보낸 편지에 따르면, 손영숙 선배는 비교적 일찍 미국으로 떠났다는 사실을 알 수 있다. 거제도에서 함께 보낸 시절을 추억하는 사진을 통해 알 수 있듯, 거제도 포로수용소 내 미군병원에서 같이 근무했던 사실을 확인할 수 있다.

1953년 한국전쟁이 휴전되자 손영숙 선배가 도미하였고, 얼마 후에 미국으로 출국한 오정희 교수도 힘든 상황이었던 한국에 두고 온 후배 신정순을 걱정하는 모습을 확인할 수 있다. "일은 힘들지 않은지? 또 싫지는 않은지? 어떻게 지내는지? 결혼은 어떻게 하였는지? 세세하게 묻고, 궁금하고 그립다"고 적고 있다. 만약 그가 미국으로 올 생각이라면 동부 쪽으로 오는 것이 좋겠다고 조언까지 아끼지 않는다. 또 자신은 거제도 포로수용소 미군병원에서 함께 생활했던 손영숙 선배와 미국에서도 교류하고 있음을 알리기도 했다.

신정순과 편지를 통해 소식을 나누었던 인해(仁海) 오정희 교수는 우리나라 재활의학의 선구자로 손꼽히는 의사로, 2015년 대한의학회 명예의 전당에 헌정된 인물이기도 하다. 1926년 6월 1일 독실한 기독교 집안의 5남 3녀 중 셋째로 전라북도에서 출생하였고, 1943년 이화여고를 수석으로 졸업한 후 관립 고등여자사범학교에 진학해 교사 생활을 하던 중 해방을 맞이한 1945년에 다시 의학에 꿈을 두어 서울여자의과대학에 입학하여, 1951년에 졸업하였다(신정순과 같은 해 졸업).

오정희 교수는 1952년부터 국립재활원 의무과 과장으로 일하였고 전쟁으로 인해 발생한 수많은 절단 환자와 재활을 필요로 하는 환자들을

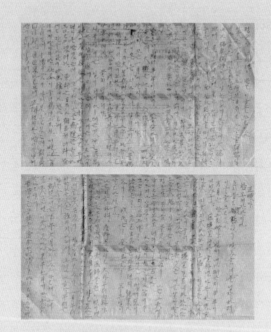

1954년 미국에서 온 오정희 교수 편지

보면서 미국으로 유학하여 당시 학문의 개념도 없었던 '재활의학'이라는 분야를 연구했다. 뉴욕대학교 의과대학 재활의학연구소에서 '재활의학'의 창시자이자 '세계 재활의학의 아버지'로 불리는 러스크(Howard A. Rusk) 박사의 사사를 받고 1957년 귀국하였다. 국립재활원 의무과 과장으로 재임하면서 1963년 9월부터 이듬해 8월까지 덴마크 코펜하겐 대학 재활학부에서도 유학하였다. 이후 국내에서는 처음으로 '재활의학'이란 용어를 사용하였고 이 용어의 공식 제정에 관여하기도 했다.

출처: 신정순 개인 보관 사진 및 서신
대한의학회 홈페이지(https://www.kams.or.kr)

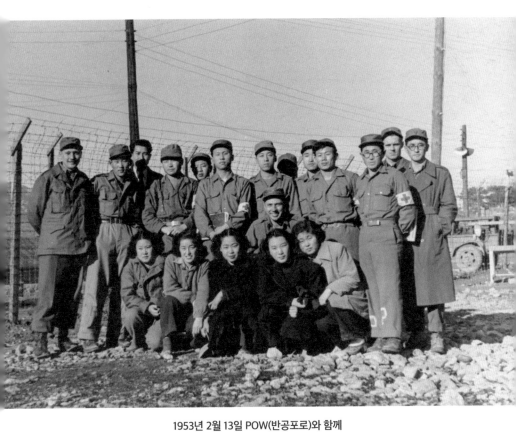

1953년 2월 13일 POW(반공포로)와 함께

1953년 6월 이후 이승만 대통령에 의해 대규모 반공포로 석방 사건이 일어났고, 휴전이 임박하자 해당 미군병원이 폐쇄되었다(거제도 포로수용소도 같은 해 9월 6일 최종 폐쇄됨). 이후 신정순은 잠시 동안 모교로 돌아오게 된다. 1953년 7월부터 서울여자의과대학 부속 구호병원 산원(産院)으로 자리를 옮기게 되면서 서울로 돌아가게 된 것이다. 당시 서울여의대 부속 구호병원은 서울시민을 위해 원남동에 새롭게 세워진 병원이었다. 산원은 산부인과 황정현(黃正鉉) 교수가 원장을 맡았고, 제9회 졸업생으로 당시 신참 의사였던 몇 명의 동료들이 이곳으로 자리를 옮겨왔다. 내과에 윤길영(尹吉瑛), 백문애(白文愛)와 산부인과에 고창균(高昌均)과 신정순이 근무했다. 신정순은 산부인과를 처음으로 전담하면서 조산원과 한팀을 이루어 진료했고, 밤에는 출산 왕진까지 다녔다. 아주 위독한 산모들은 심지어 의정부에서 리어카를 타고 내원하였으며 요단백(尿蛋白) 정도만을 검사하고 입원 가료 또는 수술을 시행하기도 했다.

하지만 그가 산부인과에 간 것은 산부인과 자체보다는 외과의(外科醫)가 되고 싶어서였다. 신정순은 직접 전쟁을 경험하고 많은 전쟁포로들을 치료하면서 수많은 외상환자 진료 및 응급수술을 경험했고 이를 통해 외과의사의 길을 걷고자 하는 꿈을 품었다. 하지만 당시 여성이 외과의사가 되는 것은 사실상 거의 불가능에 가까운 일이었다. 그렇지만 외과의(外科醫)가 되고 싶다는 일념으로 가까운 분야의 과(科)로 생각되었던 산부인과를 선택하여 최선을 다하고자 노력했던 것이다. 그러나 1년을 채 견디지 못했다. 산모와 태아라는 두 세대의 생명을 담당해야 한다는 부담감과 산모의 사망 후에 어렵게 태어난 신생아의 생존의 고비를 지켜봐야 하는 두 배의 고통이 있었기 때문이다. 특히 임신 7개월 된 임산부가 세쌍둥이를 조산한 후 다음날부터 한 명씩 모든 아이를 잃는 모습을 보고 충격이 컸다. 이러한 상황을 겪고 나니 담당 의사로서의 허무함은 이루 말할 수 없는 것이었다고 한다. 그는 의사가 당해야 하는 고통에 회의를 느꼈으며 산모가 혈압이 높아 위험한 상태로 그냥 퇴원할 수밖에 없는 모습을 지켜만 보면서 의사로서의 절망감과 안타까움에 사로잡혔다. 계속되는 젊은 산모들의 고통을 지켜보는 것은 쉬운 일이 아니었다. 7~8개월 동안 배 속의 아이를 품고 있었던 어린 산모의 고통은 헤아릴 수 없는 것이 분명하였다. 당시 결혼 전으로 출산 경험이 없었던 신정순에게 이러한 회의와 실망감은 평생 천직이라고 생각해온 의사라는 길을 포기하고 고아 구제사업을 하고자 하는 마음을 품게 했다.

짧은 방황 –
고아 구제사업에 헌신

    평소 고아원에서 꾸준히 봉사활동을 해왔던 그이기에 후회 없이 사직서를 내고 부산에 있는 이사벨 고아원을 찾았다. 그러나 고아원에서 5~6개월간의 경험은 오히려 영아 사망의 무서움을 깨닫는 계기가 되었다. 그야말로 피도 마르지 않은 신생아와 6개월 미만의 영아들이 기아로 사망하는 것을 보고, 모친 없이는 아이가 쉽게 자랄 수 없다는 소중한 사실을 다시금 깨닫게 된다. 또 그가 노력하여 해결할 수 있는 부분이 제한적이라는 한계를 뼈저리게 느끼며, 생명을 살리는 의사의 길로 다시 돌아오게 된다. 짧은 방황이었지만, 신정순으로 하여금 또 한 번 의사로서의 길을 굳건히 걸어갈 힘을 주는 시간이었다. 아이들의 생명에 대한 소중한 경험을 몸소 체험하면서, 생명을 살리는 의사라는 직업이 천직임을 더욱 확신할 수 있는 계기가 되었다.

    때마침 이사벨 고아원 원장을 통해 주한 스웨덴 적십자병원(일명 '서전병원')의 부탁이 전해졌다. 당시는 의사를 구하기 어려운 시기였기 때문에 소중한 기회가 찾아 왔고 그는 행운으로 생각하며 스웨덴 적십자병원에 출근하게 된다. 그곳에서는 외래의사의 자격으로 근

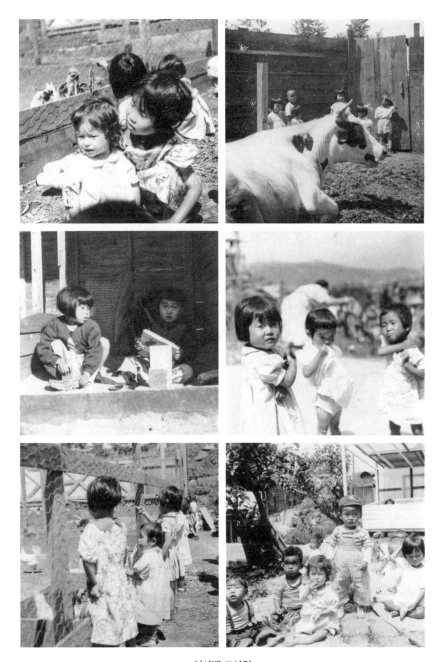

이사벨 고아원

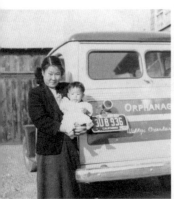
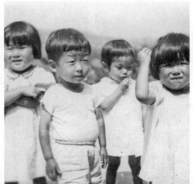
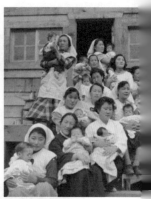
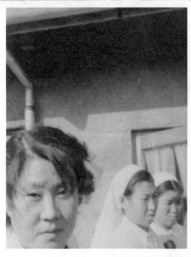
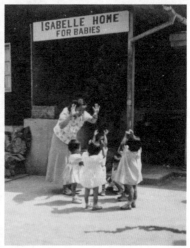

이사벨 고아원

무하면서 내과 및 외과 진료를 다 보았다. 당시 우리나라에는 결핵이 만연하였는데 스웨덴 병원에서 진료하는 많은 환자들이 결핵 환자였고 폐결핵뿐 아니라 척추결핵 환자도 상당수를 차지하고 있었다. 이들은 내과적인 치료단계를 지나 수술이 필요한 경우가 많았다.

그는 스웨덴 적십자병원에서 의사 인생의 결정적인 전환점을 맞게 되는데, 바로 마취과 의사의 길을 택하게 된 것이다. 당시 마취과는 독립된 분과도 아니었을 뿐만 아니라 학부시절 제대로 교육조차받지 못했던 분야였다.

SUPPLEMENT

한국전쟁이 발발하기 전까지 대한민국 의료계에는 마취과가 하나의 독립된 과(科)로 존재하지 않았다. 외과의사가 직접 프로카인(procaine, 국소마취제)을 사용하여 국소마취 또는 척추마취를 시행했다. 다이에틸에터(diethyl ether) 개방점적식 마취가 시행되었긴 하지만 클로로포름(chloroform)도 거의 사용되지 않았다. 기관내삽관마취도 도입되지 않았고 전신마취나 N_2O도 사용하지 않았다. 1948년에 정맥마취제인 티오펜탈나트륨(thiopental [pentothal])이 미국에서 도입되어 사용되기 시작했을 뿐이었다. 의과대학에서의 마취 교육도 '외과학 총론' 강의 중 1~2시간 포함되는 것이 전부였다.

하지만 한국전쟁을 계기로 상황이 급변하였다. 수많은 전쟁 외상환자를 수술하기 위해 다양한 마취법이 현장에서 활용되었다. 물론 대부분 유엔군 의료지원부대로 들어온 서양 의사들이 이를 주도했다. 이 시기가 대한민국 현대 마취과학의 시작이라고 볼 수 있다. 마취의학은 민간부문과 군(軍) 부분에서 모두에서 발전했는데, 민간 부문으로는 1950년부산항에 입항한 덴마크 병원선에서 닥터 세카(Ole Secher), 포천의 노르웨이 야전병원에서 닥터 헤거(Bjorn Heger)가 마취과 전문의로 근무하였다. 1952년부터 부산의 스웨덴 적십자병원이 민간인 진료를 본격화하였고, 닥터 노던(Ingrid Norden)이 마취를 담당하였다. 여기에서 신정순이 마취교육을 받아 대한민국 최초로 마취만을 전문으로 담당하는 의사가 되었다.

이후 1958년 스칸디나비아 3국의 지원으로 설립된 국립의료원에서 별도의 독립된 분과로써 마취과가 만들어졌는데, 당시 마취과 초대과장은 다시 한국을 찾은 세카(Ole Secher) 박사가 맡았고, 2대 과장은 헤거(Bjorn Heger)였다. 그 당시까지 마취과는 일반적으로 외과에 속해 있었는데 최초의 독립된 진료과로써 편제되었다. 1959년 세카 과장은 서울 시내 각 대학병원과 종합병원에 근무하는 마취과 의사들과 학술 집담회를 통해 마취학을 널리 알렸다. 각 병원에서 치료했던 환자를 중심으로 토론 및 자문이 이루어졌으며 여기에 외과 군의관들도 참석하였고, 이것이 월례집담회(月例集談會)의 출발점이 되었다.

출처: 대한마취통증의학회 홈페이지 (https://www.anesthesia.or.kr/about/history.php)

마취과의(麻醉科醫)로의 길-
스웨덴 적십자병원 마취과

　　한국전쟁 당시 UN군으로 의료부대(UN Medical Assistance)를 파견한 나라는 스웨덴, 노르웨이, 덴마크(스칸디나비아 3국), 인도, 이탈리아, 독일(서독) 등이 있었다. 가장 먼저 문을 연 것은 부산에 스웨덴 적십자 야전병원(포로수용소였던 부산상고 자리에 세워짐, 당시에는 주로 발음 나는 대로 '서전병원'이라고 불렸음)이었다.

　　1950년 9월 문을 연 이 병원은 1951년 여름부터 민간인을 대상으로 한 구호활동에도 나섰다. 1951년 7월부터 전선이 고착화되고 휴전협정이 본격화되자 후송되는 군인 전상자 숫자가 상당히 감소하여 병원에 부담이 줄어들었기 때문이었다. 스웨덴 야전병원에서는 약간의 여유가 생기자 부상병들의 치료 이외에 민간인을 대상으로 한 무료진료를 본격화하였다.

　　당시 부산지역의 민간병원들은 환자치료에 많은 어려움을 겪고 있었는데 의사 숫자는 물론 의료물자가 턱없이 부족했고, 문을 연 병원들도 시설과 장비가 열악했으며 의약품의 질도 낮은 상태였다. 반면 스웨덴 적십자 야전병원은 본국으로부터 의료 기자재나 수술 장비 등을 공급받아 월등한 수준의 시설과 장비를 유지하고 있었다. 의

약품의 품질도 좋았고 수혈 등에서도 여유가 있었다. 또 의료진도 본
국의 저명한 의사들이 포함되어 있었기 때문에 전반적으로 수준 높
은 의술을 펼쳤다.

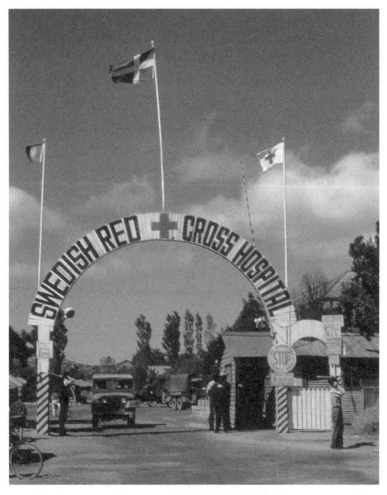

초창기 스웨덴 야전병원 입구

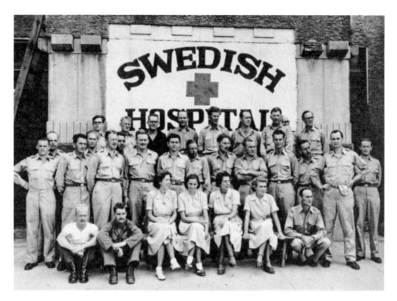

스웨덴 병원 의료진 기념사진

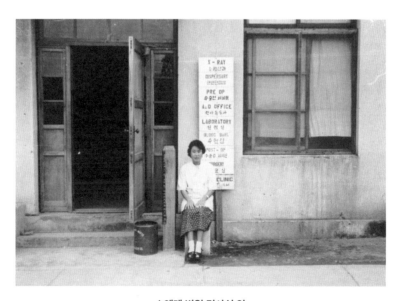

스웨덴 병원 검사실 앞

1953년 7월 27일에 정전협정이 체결되자 스웨덴 적십자병원은 '야전병원'이란 타이틀을 떼어내고 '부산 스웨덴 병원(Swedish Hospital in Pusan)'으로 개칭해 운영하기 시작했다. 1년 동안은 부상병의 치료도 병행하면서 전쟁 난민들과 극빈자들에게 무료진료를 제공하였다. 급증하는 한국인 환자들을 치료하기 위해 의사 11명과 간호사 35명으로 이루어진 스웨덴 의료진 이외에 의사 19명과 간호사 40명으로 이루어진 한국인 의료진도 함께 일했다.

신정순은 이 무렵인 1954년부터 스웨덴 병원에서 의사로 근무하게 된 것이다. 당시 환자들은 교통사고 부상자가 가장 많았고, 총기사고 환자, 만성골수염, 자궁 외 임신, 만성 부인과 질환과 당시 가장 무섭게 생각했던 폐결핵 환자가 많았다.

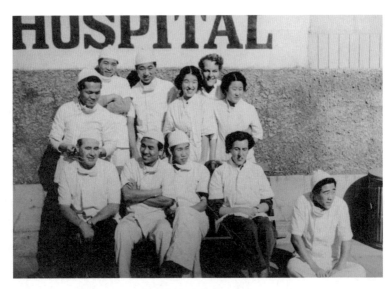

스웨덴 병원 한국인 의료진
두번째 줄 오른쪽 첫번째가 신정순, 왼쪽 첫번째는 정형외과 정세우

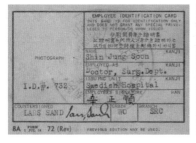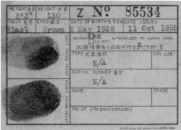

스웨덴 병원 신분증(1955년)

당시 신정순은 주로 한격부(韓格富) 교수와 서광윤(徐光倫) 교수를 돕고 있었는데 마취과의(麻醉科醫)가 되라는 권유를 받게 된다. 외과 부장인 닥터 부어(Leif Buer)까지 세 명이 권유하였던 셈이다. 그는 아무리 생각해도 외래만 보는 것보다 외과수술을 배우고 싶었기 때문에 이러한 권유를 받아들였다. 결국 외과의가 되겠다는 꿈은 외과의와 가장 밀접한 마취과의 길로 그를 들어서게 했다. 당시 스웨덴의 젊은 여성 마취과 의사인 노던(Ingrid Norden)과 일을 시작하였다. 사용하였던 마취약제는 에틸 클로라이드(ethyl chloride), 에터(ether), 펜토탈(pentothal), 석시닐콜린 클로라이드(succinylcholine chloride) 등이 주였다. 이때가 1954년이다.

신정순은 노던(Norden)을 통해 마취과 업무를 습득하였고, 1955년 노던이 스웨덴으로 귀국한 후부터는 한국인으로는 처음 독립적인 마취 전문 담당자로서 일하게 되었다. 1955~1956년에는 국소 및 척추마취, 상환신경총차단술(bracheal plexux block)뿐 아니라 에터(ether), 에틸 클로라이드(ethyl chloride), N_2O 등을 사용하여 기관 내 삽관을 이용한 전신마취를 매년 300 증례 가까이 시행했다. 당시 펜토탈

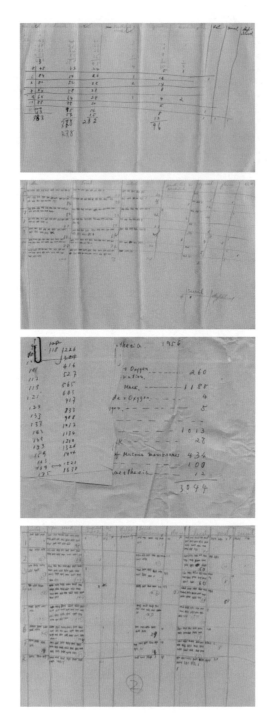

마취 증례 건수 자료

SWEDISH RED CROSS
FIELD HOSPITAL
KOREA

SUBJECT: LETTER OF RECOMMENDATION

TO: DR. SHIN YUNG SOON

1. The following named surgical personnel, Dr. Shin Yung Soon, was born 2 May 1928 and has been employed by the Swedish Red Cross Hospital, Pusan, Korea, from June 1954 until the present date. During the first two months of employment, Dr. Shin performed medical duties in our dispensary as an assistant doctor, and from September, 1954 she has been working in our department of surgery.

2. As of September, 1954, to November, 1955, she was working under the supervision of various Swedish anesthetists and acquired both theoretical and practical training in anesthesiology. From November, 1955, until the present date, Dr. Shin has performed her duties as the chief anesthetist of this hospital. In this most essential field of surgery, Dr. Shin has displayed great competency and she has studied extensively. Her skill in managing the various types of anesthesias has always been most commendable.

3. Dr. Shin has been personally performing and conducting intubation-narcoses including Carlen's tube, on thoracic, abdominal, and plastic surgical cases. In 1955 the total intubations amounted to 284, and in 1956, the sum of 260 intubations were accomplished. Every year Dr. Shin has administered 100 spinal and 20 brachial plexus anesthesias, and in addition, she has supervised approximately 1200 open mask narcoses. In the pre-operative and post-operative treatment of patients Dr. Shin has had an active role, and her great experience in intra-venous fluid therapy and blood transfusions is regarded most highly in this hospital.

4. During the entire employment of Dr. Shin, she has been most dependable, trustworthy, and meticulous, and has always displayed excellent cooperation towards the chief surgeon. Her theoretical knowledge increased and broadened whenever medical and surgical literature was made available to her. In addition to her duties as a specialist in anesthesiology, she has also participated in regular general surgical activities, including the receiving and examination of emergency cases, assisting in major surgery, and in many instances, performing minor surgery unassisted.

5. Dr. Shin has always displayed an attitude of humanity and kindness towards all her patients and has gained their admiration. Her capabilities, cooperation, and friendship towards her colleagues, has always been most exemplary. Dr. Shin Yung Soon would be an asset to any medical institution that could utilize her capabilities, and we strongly recommend her and wish her success in all future medical activities.

I agree with Dr Buer in all respects.

Pusan 5 April 1957

Arne Ekengren
Col   MC
Commanding

Leif Buer, Lt. Col., M.C.
Chief Surgeon, Swedish Red Cross Hosp.

닥터 부어(Buer)의 추천서

닥터 부어(Buer)의 추천서에 따르면, 신정순은 스웨덴병원에서 외과의사가 되기 위해 근무를 시작한 만큼 마취뿐만 아니라 간단한 충수돌기 절제나 탈장 수술은 직접 시행할 뿐 아니라 큰 수술을 시행할 때 외과 일손이 부족한 경우 집도의(main operator)를 보조(assist)하였으며 늘 환자를 우선으로 생각하는 의사로 기술하고 있다.

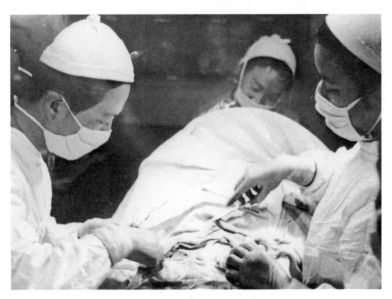

스웨덴 병원에서 박길용 선생과의 수술 장면

스웨덴 병원의 수술 모자가 NMC 것과 다르다.

(pentothal)을 사용하여 마취를 유도한 기록들이 남아있다(마취 증례 건수 자료 및 부어(Buer)의 추천서 등 다음 페이지 사진 자료 참고).

하지만 노던(Norden)이 한국을 떠나자 신정순 혼자 마취의 업무를 전담하는 것이 쉽지만은 않았던 것으로 보인다. 노던과의 서신을 살펴보면, 당시 여의사로서 느낀 한계와 장벽이 고스란히 드러난다. 스웨덴 적십자병원에서 1954년 9월 10일부터 마취과 근무를 하였지만, 충분한 기회를 보장받지 못하고 있는 상황에 대해 닥터 노던이 함께 분노하고 용기를 북돋아 주는 내용을 확인할 수 있다.

Mänäs 6 July -55

Dear Dr Shin!

Thank you very much for your letter. I have not been able to write to you during this last weeks. I have been so depressed & have had so much to think about. My sister — the one who had been sick for so long time in cancer — died 20 June. I still don't really understand that we will never see her again. She had been in bed since February, & the last two months she had very much pain due to metastasis almost everywhere. It is good that she didn't have to suffer so long time but we miss her terribly much. She was a wonder-

ful person. She was so good, she was the best one of all of us.

I am sorry to hear that you don't have work enough. It is a shame that the sister Margareta prevents you from performing narcosis & espec laryngoscopy. When I left the hospital I told sister Margareta to let you try laryngoscopy. She can get/training in that in Sweden. And I am angry at dr Buer because he promised me to take care of you & give you something to do. You must be brave & tell them that you can't stay at the hospital when they won't give you something to do. Then they will realise that they are going to lose you & then I am sure you will have work enough. Have you talked to dr Buer? He is very kind &

I am sure he will help you.

I do want to return to Korea but if it will be possible for me I don't know.

If you want some textbooks in english I will send them to you.

Now it is a wonderful time in Korea, is'nt it? It is time for planting the rice I think. It is funny that I have only one picture of rice-planting yet I have been in Korea during three planting seasons.

I hope you will stay at the Swedish hospital in case I return to Korea.

My very best regards
Your Ingrid Norden.

1955년 7월 6일 스웨덴으로 귀국한 닥터 노던(Ingrid Norden)과 신정순의 개인 서신

"네가 거기서 충분히 일을 하지 못한다고 들었다… 너를 잘 돌봐주겠다고 약속했던 닥터 부어(Buer)에게 화가 난다…… 용기를 갖고 너의 요구를 분명하게 말하는 게 좋다."

그리고 한국에서 여성 최초로 마취를 전담하는 마취의로 활약하는 것을 지속적으로 격려하는 내용을 확인할 수 있다. 닥터 노던(Ingrid Norden)은 편지 내용 끝에 "닥터 부어(Buer)가 너를 꼭 도와줄 것이며, 혹시 마취과 관련 교과서가 필요하면 보내주겠다"고 이야기하며, 한국의 아름다운 계절을 보러 다시 돌아오고 싶다는 바람을 비추기도 했다.

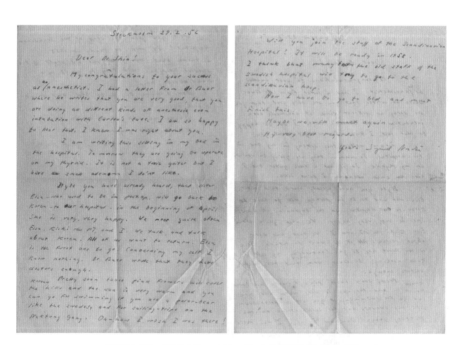

1956년 2월 29일 노던(Ingrid Norden)과 신정순의 개인 서신

이러한 편지 내용에서 확인할 수 있듯 신정순에게는 당시 한국에서 생소했던 마취과라는 전문과목에 여성 최초라는 타이틀을 가지고 남들이 가지 않은 새로운 길을 개척하는 프론티어가 겪을 수밖에 없는 고충이 뒤따랐고, 이것이 매우 어렵고 힘들었던 길이었음을 알 수 있다. 하지만 외과 의사라는 꿈을 가지고 현실적으로 안전한 외과수술을 위해 전문적인 마취 의사가 필요함을 깨닫고, 마취 전문의의 길을 택해 당시 불모지와 다름없던 수술현장에서 최선을 다하는 의사로 우뚝 서는 출발점이 되었던 시기였고, 그의 노력은 결코 헛된 것이 아니었음을 스스로 증명해냈다.

그럼에도 불구하고 한때 고아 구제사업을 하고자 했던 그에게 최고의 시설과 인력을 갖춘 스웨덴 병원은 마치 '천국(天國)'같았다고 한다. 당시 외과 팀에는 10명 정도의 스웨덴 의사와 같은 숫자의 한국인 의사가 있었는데 정세우, 박길용, 정병화 그리고 신정순이 외과에서 화목한 분위기 속에서 정성을 다해 일했다. 그들은 병원이 문을 닫게 된 1957년까지 함께 일하면서 수많은 일들을 해냈다. 그의 1957년 퇴직 당시 회고에 따르면, '현재는 의료사고라 할 수 있을 정도의 불가항력적인 환자들의 희생도 있었지만, 이때의 경험이 일생에 있어서 의사로서 나아갈 힘'이 되었다고 한다.

당시 스웨덴 의사들은 좀 더 체계적인 병원시스템이 존재했다면 발생하지 않았을 상상도 못 할 의료사고가 많았다고 한탄하였고, 이것이 계기가 되어 조직적인 지원으로 국립의료원 설립을 지지했던 것으로 보인다. 한국전쟁의 정전 이후 덴마크의 병원선과 노르웨이 야전병원, 스웨덴 적십자병원이 계속 운영될 명분을 잃고 철수할 움직임을 보이자 우리나라는 의료시스템 구축을 위해 철수하는 스칸디

나비아 국가들에게 협조를 구했고, 결국 스웨덴·덴마크·노르웨이 스
칸디나비아 3국이 공동으로 협력하여 병원설립 지원이 성사되었다.
신정순은 스웨덴 적십자병원이 문을 닫고 국립의료원이 개원하기까
지 1년여 동안 국립 부산대학교 의과대학 부속병원에서 마취 관련 업
무를 한 이후에 국립의료원으로 자리를 옮기게 된다.

SUPPLEMENT

1953년 정전협정으로 전쟁이 중단되자 스칸디나비아 측 의료지원팀
이 철수를 준비하게 되었다. 다급해진 우리 정부는 보건사회부를 중심
으로 국내의 열악한 의료환경을 재건한다는 이유를 내걸고 다시금 스

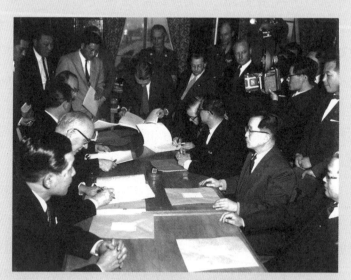

한국-스칸디나비아 3국-UNKRA, 국립의료원 건립 협정 조인

UNKRA 사진 자료, 1956년 3월 13일

칸디나비아 3국에 협조요청을 하였다. 우리 정부는 서울시립병원과 순화격리병원을 이용하여 메디컬센터를 설립하는 안을 제시했는데, 해당 메디컬센터가 의사 및 의과대학 상급학생, 간호사 및 의료기술자 등의 훈련 목적으로 사용될 것이라며 그 목표까지 구체적으로 제시했다. 이후 논의를 지속한 결과 '한국 국립의료원 설립에 관한 한국, UNKRA, 스칸디나비아 측 간 실무자 합의 공동성명서'를 1955년 11월에 발표함으로써 교섭이 사실상 완료되어 국립의료원 설립이 결정되었다. 당시 스칸디나비아 3개국 의료인들은 우리나라의 열악한 병원 상황 및 보건 상태에 많은 관심을 가지고 있었고, 이러한 관심이 결국 국립의료원 지원이라는 결실을 보게 해주었다.

출처: 외교통상부, 『대한민국 외교사료해제집(I) 1949~1959』 외교통상부, 2010, 171~174쪽. 李宗珍, 「國立中央醫療院 設置意義」, 1958: 황상익, 『국립의료원 보고서』 13~17쪽에서 재인용.

마취과 전문의로서의 선택-
부산대학교 의과대학 병원

스웨덴 적십자병원이 문을 닫고 국립의료원이 문을 열 때까지 1년이라는 시간이 필요했다. 이 기간 동안 신정순은 부산대학교 의과대학병원에 근무하면서 부산대 마취과학교실의 초석을 닦았다. 당시 의대생 신분으로 신정순 교수에게 마취학 강의를 들었던 부산대학교 마취과학교실 김해규 교수의 회고(『마취과학교실 50년사』, 대한마취과학회 김해규 회장 축사)에 따르면, 부산대학교에서 초창기에 마취과학 강의를 통해 신정순 교수가 마취학의 기초를 다졌던 상황을 확인할 수 있다.

그리고 이때 장기려 박사와도 인연을 맺게 된다. 훗날(1967년) 국립중앙의료원(NMC)을 사직하고 가톨릭 의과대학에서 근무했을 때에도 잠시나마 다시 함께 일했는데, 그 인연의 시작은 부산대학교 때부터였다. 신정순이 덴마크 유학을 떠났을 때에도 장기려 박사는 외롭고 고달픈 유학생활에 용기를 북돋는 안부와 자신이 최근에 집도한 수술 소식을 편지에 담아 보내기도 했다.

하지만 부산대병원에서 1년 동안 근무하면서 신정순을 난감하고 곤란하게 했던 것은 환자들에게 마취비(麻醉費)를 청구하는 일이었다

辛止順仁兄

주신 글월 받고 곧 회답 드리지 못하여 죄송합니다,
선진 국가에 가서 시설들을 열심히 열하는, 그 모습을 보고
나 등도를 생각하고 우선 믿음. 사랑으로 하셨을 믿고 감사합니다
한으로 축복 받은 사람들은 진실하고 열심히 일하는 사람인줄
믿습니다. 감사히 일하는 그들이 부럽습니다.

衣. 食. 住 의 念慮없이 사람으로서의 책임을 완수하는것으로
仕務를 삼는 나라 사람의 幸福함이여. 그분의 기족에서
自己仕務를 찾는, 삶의 幸福을, 아울러 祝賀합니다

이것은 如芳하리. 우리는 國土開發우무이 잘 成就
되기를 期待하면서. 祝賀하고 싶습니다. 우리國民이 이
國土開發우무에 自進參加하여, 그게 成정할것을 祈求
하고 있습니다. 저는 우리들의 子孫들에게, 개과선과 삶의 目的
과 標準을 가르치려고 있습니다. 첫재가, 사람답게 사는것
道義生活. 둘재가, 肉体完達, 셋재가, 世界平和에成就
하고 宣傳하고 實踐하려하는 것입니다,

우리教室은 今年에도 肝院分科에 對하여 Research를 進행
할것입니다, Clonorchis sinensis 의 肝臟에 對한 影響과
動向을 연구하려고합니다,

오늘은 Right hepatic Lobectomy를 實施했는데 Movie 와.
Color film 에 撮影 해 두었습니다. 후에 빛 나는 보고서들을 오시면
모여 드리려고. 합니다. 그 患者은 滿足에서 내일 퇴원할 것으며
血壓, 水準에서 차츰 반것 같이 느끼어, 기뻤습니다, 肝門處
밑에서 解剖學的으로. 먼 Thoracoabdominal appoad. 로. 들어가
Diaphregm을 V. Cava 까지 切斷하고 Right coronary Lig. et
lt. Triangular Lig. 을 divide 한후, 肝門에서 Rt. hepatic duct
Rt. hepatic artery. Rt Portal V. 을 double lig 로 divide 하고
Rt. post inf. hepatic V. Caudate hepatic V. et Rt. hepatic
V. 을 extrahepatic 에서 Ligature 하여 divide 하였어, Quadrate
lobe을 남긴 Rt. hepatic Lobectomy 를 無難히 成功 하였습니다,
        장기려 드림

장기려 박사의 편지

당시 시행하던 간 수술에 관하여 세밀하게 묘사하고 있다.

고 한다. 이전까지 무료로 지원하던 스웨덴 병원과 다르게 수술에 따른 마취비용을 청구해야 했는데, '마취'라는 개념조차 생소했던 당시 상황에서 환자들에게 마취비를 청구한다는 것은 여간 쉽지 않은 일이었다. 마취가 왜 필요한지 하나하나 설명하지 않으면 안 되었고 이해시키기도 쉽지 않았기 때문이다.

또 한편으로는 마취과 전문의로 한 단계 성장하는 경험을 하게 되는데, 수술실에서 마취의로서 '즐겁게 일하는 경험'을 하게 된 것이다. 이는 마취와 함께 근이완제(筋弛緩劑)를 사용하기 시작하면서부터였다. 당시 수술에 참여했던 외과의들이 매우 기뻐했고 마취의로서 뿌듯함까지 느꼈다고 한다. 아마도 마취기술이 아직 발전하지 못했던 당시에는 일반적으로 기본 마취만을 한 이후에 수술이 이루어졌는데, 환자들의 몸이 경직되어 수술에 어려움을 겪는 일이 다반사였다. 그런데 수술이 원활하게 진행될 수 있도록 환자들의 근육을 풀어주는 근이완제가 사용되기 시작했고, 이를 경험한 외과의들은 마취기술의 놀라움과 마취의에 대한 고마움을 갖기 시작했던 것으로 보인다. 신정순이 마취과 의사로서 자부심을 느끼기 시작한 순간이었다.

EPILOGUE

"인공호흡기(ventilator)조차 부족한 시절, 어머니는 손에 물을 묻혀가며 암부 백을 사용한 수동인공호흡(ambu bagging)을 하면서 환자의 호흡을 유지시키며 마취했다고 하였다. 그래서 그런지 어머니의 손은 늘 거칠고 두꺼웠다. 후에 어머니께서 돌아가시고 내 남편이 한 추모사에서 '어머니께서 쓰러져서 병석에 누우시고서야 비로소 어머님의 손이 부드러워지셨다'고 울먹이던 말에 평생 마취의사를 천직으로 아시고 '죽어서 다시 태어나 다시 의사가 되는 영광이 있다면 다시 마취의사를 하겠다'고 하신 말씀이 떠올라 그동안 참아왔던 눈물을 멈출 수가 없었다."

출처: 딸 김애리 회고 중에서

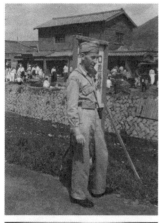
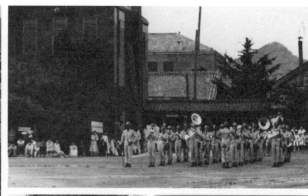
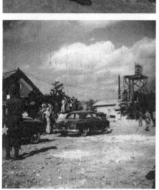
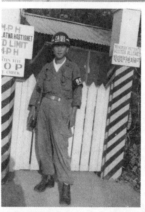
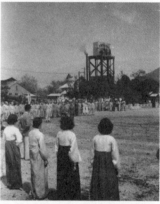
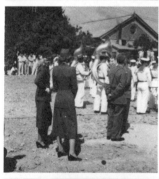
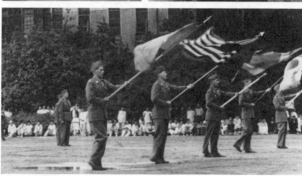
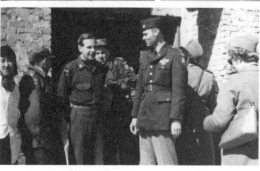
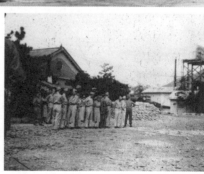

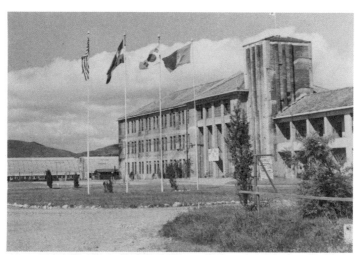

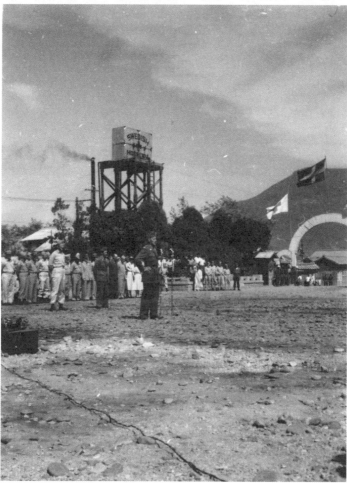

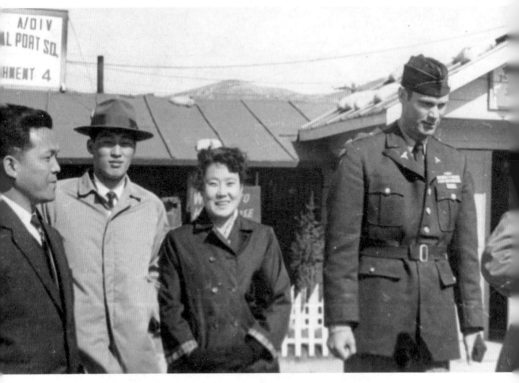

정형외과 정세우 선생과 신정순 박사 : 스웨덴 병원 행사 사진

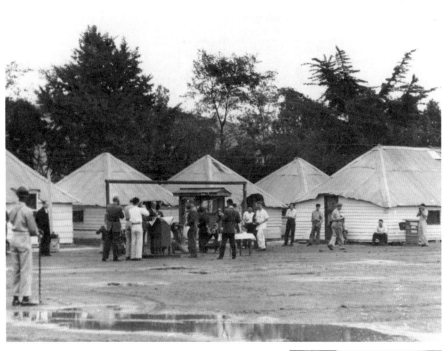

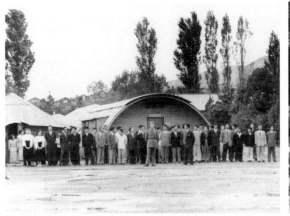

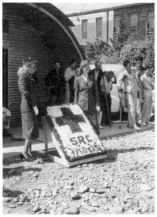

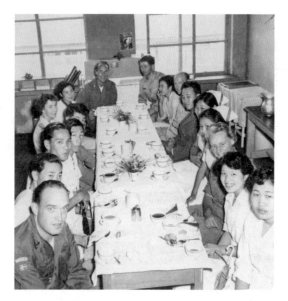

회식 자리(남편 김기정 교수 소장 사진)

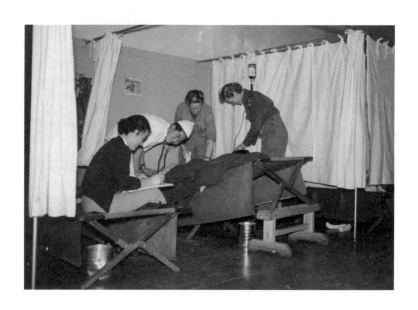

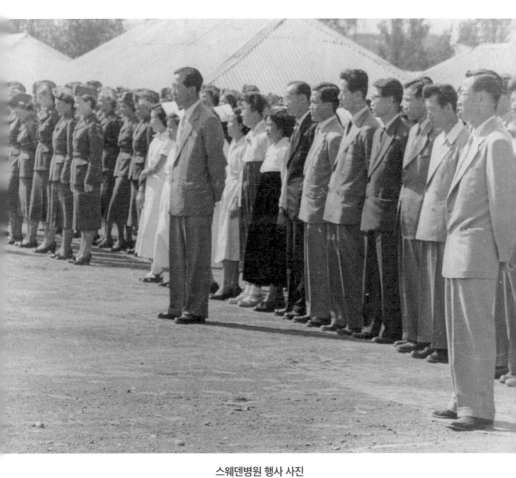

스웨덴병원 행사 사진

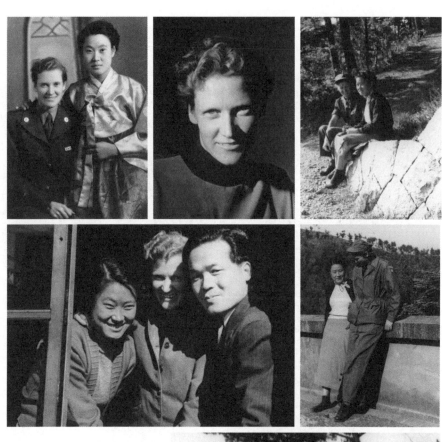

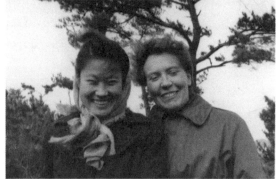

실비아 닐슨, 정세우와 함께

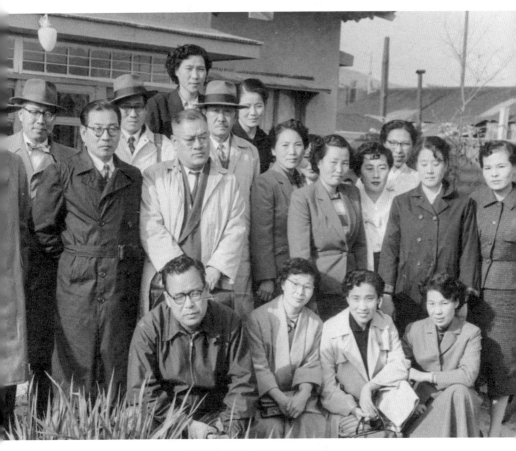

**부산에서 개최된 소아과학회 참석차
모교에서 근무하던 교우들이 부산을 방문하여 함께 촬영**

앞줄 왼쪽부터 부산 수도의과대학 김영택 총장, 이현금 교수, 15회 오희용, 최평화 교수, 뒷줄 맨 오른쪽
부터 계명대 의대에서 은퇴한 17회 신동학 교수, 그 옆이 신정순 순이다. 사진 촬영 장소는 정확히 알 수
없으나 당시 스웨덴 병원이 시설이 좋다고 알려져 부산에 방문하는 동문들에게 항상 병원 시설을 보여주
었다고 하니 스웨덴 병원일 가능성이 매우 크다.

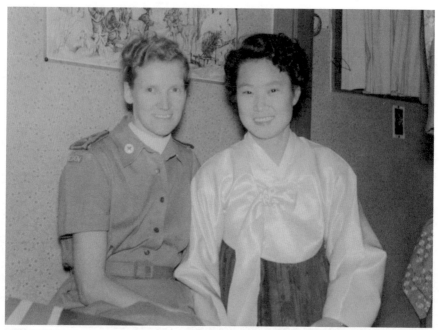

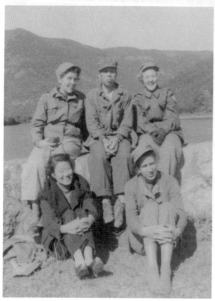

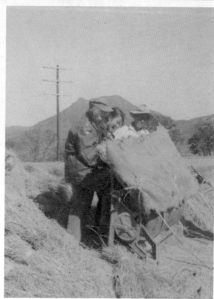

1955년 가을

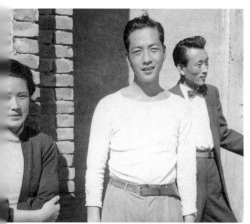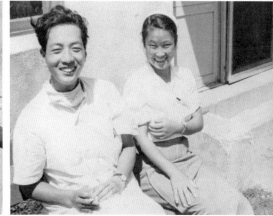

스웨덴병원에서 박길용과 함께(1955년)

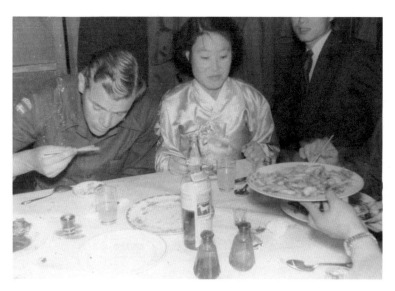

닥터 갈롬바(Galombar) 환영의 밤 1955년

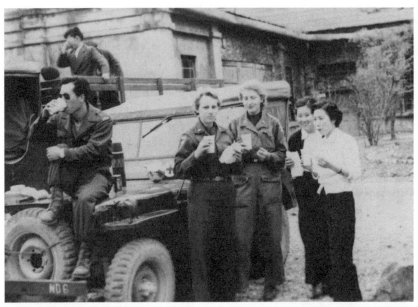

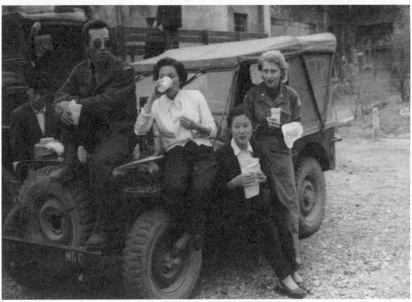

1956년 4월, 스웨덴 적십자병원 동료들과 함께

당시 스웨덴 병원에는 군인 신분으로 의료지원을 위해 우리나라에 온 간호사와 의사들이 많았다.

辛正順 評傳

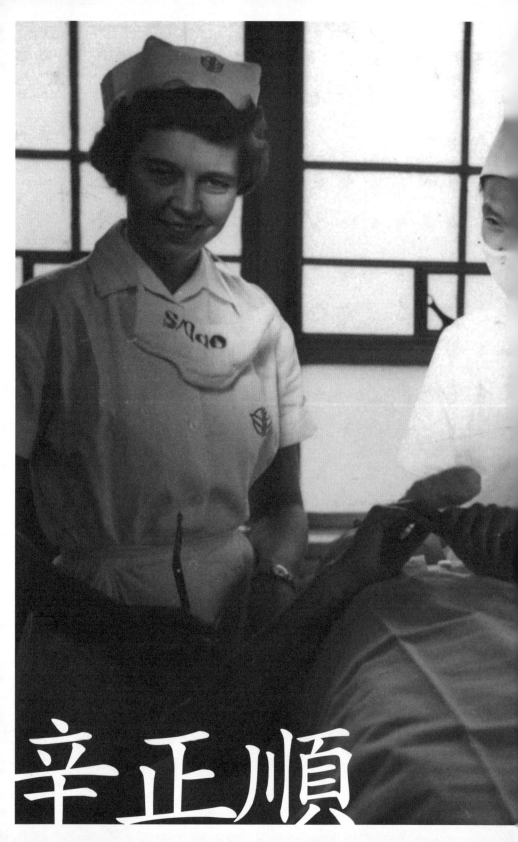

辛正順

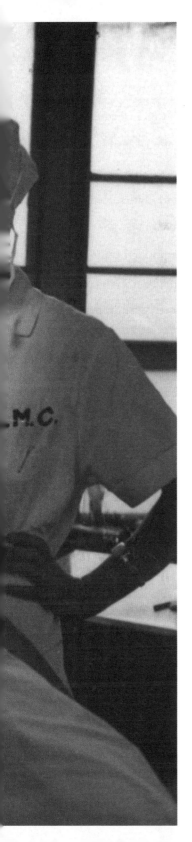

4

국립의료원
초대 개원 멤버

Joining the National Medical Center

• • •

1958. 09~1960. 12

評傳

In 1958, when the National Medical Center(NMC) was founded in Seoul, its importance was twofold. First, it was South Korea's first public national hospital which functioned as the first national health care system on the Korean peninsula where patients received treatment for free. Secondly, the hospital became renowned for its facilities, medical staff, and up to date equipment, and was widely considered the best hospital in all of Asia at the time. This was not surprising because of the economic and medical personnel support from Norway, Denmark, and Sweden. This medical support from the three Scandinavian countries lasted for the next ten years and provided South Korea with the necessary technical support. In addition, the Scandinavians also decided to open a three-year nursing school on the hospital grounds. As there were many existing medical schools for doctors, the Scandinavians thought that it would be more helpful to train newly graduated doctors in various clinical fields as there was no intern/residency system in Korea.

The Scandinavian support was originally supposed to last for five years but was extended for five more years until 1968. Before the Scandinavian medical teams were set to leave South Korea, the South Korean government intervened and asked the Scandinavian countries to extend their time and support. The Scandinavian medical teams in South Korea agreed that five years was simply not enough time and agreed to stay an additional five years.

The Scandinavians not only built the hospital but set up the medical personnel from top to bottom. A Korean director was chosen and began

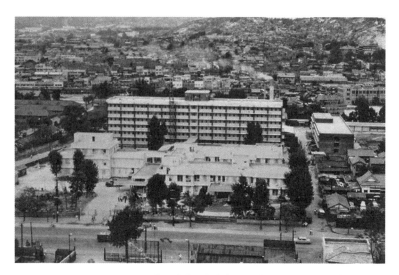

1958년 국립의료원 개원 당시 전경

training to learn how to take over the running and management of the hospital when the Scandinavian personnel eventually left. No detail was left out as the Scandinavian medical personnel trained doctors, medical students, nurses, technicians, and even the administration staff. They even set up a program for a select number of Korean doctors who were designated to one day become leaders in their chosen field, and thus were given the opportunity to study abroad in Scandinavian countries and receive further professional training.

For the first time in Korea, an anesthesiology department was opened as an independent clinical department. Dr. Shin Jung-Soon started working at the NMC anesthesiology department as the first Korean anesthesiologist with the recommendation of Dr. Lief Buer, who was the head of the Swedish hospital's surgical department. At that time, the first head of anesthesiology of NMC was Dr. Ole Secher from Denmark. Dr. Secher was not only a world-renowned anesthesiologist and researcher, but was a war hero who participated in the mission to rescue Danish Jews during World War II, and served as a military doctor during the Korean War. He was the recipient of several honors including a Danish Knighthood, the United States Service Medal, and the Danish Red Cross Order of Merit. It was a great honor for South Korea to have Dr. Secher join the Scandinavian team in NMC. The first historic meeting between Dr. Secher and Dr. Shin happened in 1958, and would be the start of one of Dr. Shin's most important relationships between a teacher and disciple, mentor and mentee, and would further shape Dr. Shin's dream to serve her patients with a sense of duty and compassion. After Dr. Shin settled in her new position at NMC, she became engaged and married Ki-Jung Kim, a radiologist, who also found a position at the NMC in 1961.

국립의료원 탄생과 마취과
초대 의료진으로서의 역할

대한민국 국립의료원(NMC)은 1958년 개원했지만 그 탄생 배경
은 1950년 한국전쟁으로부터 출발한다. 한국전쟁 당시 UN으로부터
5개국(스웨덴·덴마크·노르웨이·이탈리아·인도)이 인도적 차원에서 비전
투요원으로 구성된 의료지원단을 파견하였다. 1950년 9월 부산에서
스웨덴이 적십자 야전병원의 문을 열었고, 12월에는 인도 앰뷸런스
부대(the 60th Parachute Field Ambulance Platoon)가, 1951년 3월에는 덴마
크 병원선(Danish Red Cross Hospital Ship; 유틀란디아호(Jutlandia))이, 6월
에는 노르웨이의 이동 외과병원(Norwegian Mobile Army Surgical Hospital;
NORMASH)이, 10월에는 이탈리아의 적십자병원(the 68th Red Cross
Hospital)이 운영되었다.[1)

중립국이었던 스웨덴은 적십자가 주도하여 병원을 운영했는데
1950년 9월부터 1957년 4월까지 부산을 중심으로 가장 오랜 기간 활
동했으며, 한국전쟁이 종료된 이후에는 야전병원에서 적십자병원('부

---

1) 박지욱, '한국전쟁과 부산 스웨덴 적십자 야전병원의 의료구호활동', 《醫史學》(통권 제36호), 대한의사학회,
   2010, 189~191쪽.

산 서전병원[Swedish Hospital in Pusan]')으로 이름을 변경하고 부산지역 민간병원에서 치료하기 힘든 중환자나 결핵환자 등을 치료하였다.

그리고 바로 이 스웨덴 적십자병원에서 신정순이 1954년부터 병원이 문을 닫게 된 1957년까지 근무하면서 마취과 의사로 성장했다. 훗날 스웨덴을 비롯하여 스칸디나비아 3국이 지원하여 건설된 국립의료원은 이렇듯 한국전쟁 이후 외국 의료지원의 역사와 밀접한 관련이 있다. 특히 국립의료원 설립과 운영에 있어서는 가장 오랜 기간 운영했던 스웨덴 병원에서의 경험이 중요한 역할을 했는데, 신정순이 국립의료원 초대 멤버가 된 것도 결코 우연이 아니었다. 그는 북유럽 의학과 매우 깊은 인연이 있었고 이것이 그의 의사 인생 전반에 있어서 가장 중요한 부분을 차지하고 있었다.

국립의료원 설립에 대한 논의가 처음 시작된 것은 1951년이었다. 덴마크 병원선 1차 지원팀이 본국으로 귀환하게 되자 선장 햄머릭(Commodora Kai Hammeric) 제독이 이승만 대통령을 예방하게 되었고,[2] 이때 대통령이 메디컬센터(Medical Center: MC, 中央醫療院)의 서울 설립계획을 설명하고 원조를 요청하면서 설립 논의가 시작되었다. 당시 친밀한 관계를 유지하고 있던 스칸디나비아 의료지원단들이 이를 각국 정부에 건의하였고, 1951년 7월 유엔 한국재건단(United Nations Korean Reconstruction Agency: UNKRA)과 스칸디나비아 3국 대표 사이에서 메디컬센터(MC) 설립안이 논의되기 시작했다. 하지만 협상은 빠르게 진척되지 않았고 1955년 11월에 이르러서야 설립을 확정할 수

---

2) 李宗珍, '國立中央醫療院 設置意義', 1958. 황상익,《국립의료원 보고서》, 13~17쪽에서 재인용.

있었다(한국국립의료원 설립에 관한 한국, UNKRA, 스칸디나비아 측 간 실무자 합의공동성명서).[3] 당시 스칸디나비아 3개국 의료인들은 우리나라의 열악한 병원 상황 및 보건 상태에 많은 관심을 가지고 있었는데, 이러한 관심이 결국 국립의료원 지원이라는 결과를 낳았다.[4] 그러나 1955년부터 시작된 국립의료원 건립과정은 병원 건설과 스태프 모집, 스칸디나비아 측 의료인력 선정과 파견 등 최종 개원에 이르기까지 3년의 시간이 더 필요했다.

신정순은 1957년 3월 주한 스웨덴 적십자병원이 문을 닫자 잠시 국립 부산대학교 의과대학 병원에서 마취과 강사로 근무하면서 국립의료원의 한국 측 의료진 선발에 지원하였고, 1958년 국립의료원 개원과 함께 의무사(4급 5호봉)로 선발되어 1959년 1월에 의무관으로 임명되었다.

SUPPLEMENT

본 글에서는 편의상 '국립의료원'으로 명칭을 통일하여 사용하였다. 공식명칭은 시대에 따라 변경되었는데 '중앙의료원'으로 출발하여 '국립의료원'을 거쳐 현재 '국립중앙의료원'으로 불리고 있다. 1956년 UNKRA, 스칸디나비아 3국(스웨덴·덴마크·노르웨이) 및 한국 정부 간의 '국립중앙의료원의 설립 및 운영에 관한 협정'이 체결되어 1958년 10월

---

3) 외교통상부, 「대한민국 외교사료해제집(I) 1949~1959」, 외교통상부, 2010, 171~174쪽.
4) 李宗珍, 「國立中央醫療院 設置意義」, 1958. 황상익, 위의 보고서, 13~17쪽에서 재인용.

2일 보건사회부 소속기관으로 '중앙의료원'이라는 명칭이 처음 사용되었다. 1960년 '국립의료원'으로 변경되었고. 2009년 국립중앙의료원의 설립 및 운영에 관한 법률이 제정·공포되면서 2010년 4월부터는 '국립중앙의료원'이 공식명칭으로 사용되고 있다.

출처: 국립중앙의료원 홈페이지 연혁 https://www.nmc.or.kr
　　　한국민족문화대백과 http://encykorea.aks.ac.kr

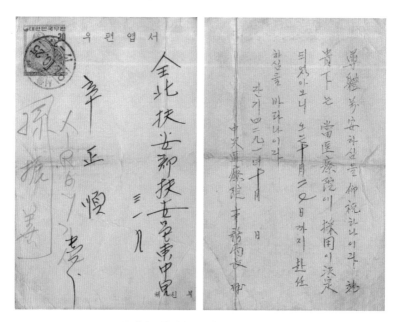

국립의료원 채용통지서(1958년 10월)

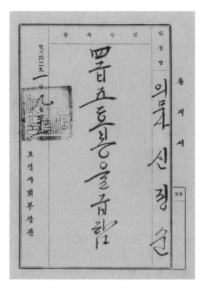

보건사회부 호봉통지서(1958년 9월)

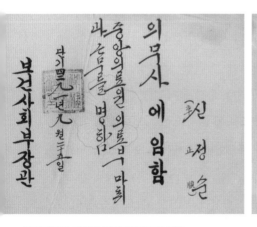

국립의료원 마취과 임명장(1958년 9월)

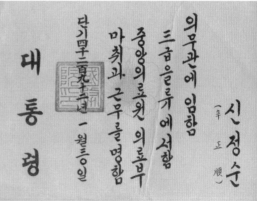

의무관 임명장(1959년 1월)

국립의료원이 문을 열자, 신정순은 부산에서의 생활을 정리하고 다시 서울로 상경하여 본격적인 마취과 전문의로서 제2의 인생을 시작하게 된다. 특히 한국전쟁 기간부터 1957년까지 파견되었던 스칸디나비아 측 의료진들 중 일부가 본국으로 철수하였다가 국립의료원이 개원하자 다시 돌아와 일했기 때문에[5] 스칸디나비안 측 의료진과의 진료경험과 병원운영에 경험이 많았던 신정순이 한국인 의료진과 스칸디나비아 측 의료진 사이의 가교역할을 도맡아 했으며, 국립의료원 초기 병원운영 안정화에 크게 기여할 수 있었다. 어찌 보면 스웨덴 적십자병원에서부터 시작된 마취과 전문의로서의 길이 국립의료원으로 연결되었던 것이었고 당시 세계적 권위의 마취과 의사들과 함께 근무하면서 더욱 성장할 수 있는 기회가 되었다.

특히 신정순은 국립의료원 개원 초기 단계에서 매우 중요한 역할을 했다고 볼 수 있다. 왜냐하면 모든 것을 새롭게 만들어야만 했던 국립의료원 설립 초창기에, 한국 측 인력과 스칸디나비아 측 인력의 접점을 찾아 공통의 목표를 제시하고 함께 수행하는 데 있어서 많은 혼란과 어려움이 발생했기 때문이다. 이러한 상황에서 신정순처럼 의사생활을 시작하면서부터 서구의 의료진 특히 스칸디나비아(스웨덴) 의료진들과 함께 근무했던 경험은 매우 중요한 자산이었다. 신정순은 양측이 원활한 관계 속에서 의료업무를 진행할 수 있도록 하는 핵심적인 구심점이 되었다. 국립의료원 구성원 중 그 누구보다 많은 경험과 이해, 의사소통의 노하우가 있었고 부산 스웨덴 적십자병

5) Carl Erik Groth. "Från Kriggjukhus Till Fredssjukhus," Joboseyo 1, 1961, pp. 8~10.; 박지욱, 「한국전쟁과 부산 스웨덴 적십자 야전병원의 의료구호활동」, 200쪽에서 재인용.

원으로부터 이어지는 인맥과 인연으로 국립의료원의 성공적 안착과 함께 그 스스로도 마취과 전문의로서 한층 더 큰 성장을 이뤄낼 수 있었다. 그야말로 오늘날 대한민국 의학이 발전할 수 있도록 노력한 숨은 공로자 중 한 명이라 할 수 있을 것이다.

SUPPLEMENT

1950~1960년 한국의 의학발전은 미국을 중심으로 한 UN지원 및 교육원조 등에 큰 영향을 받았다. 그중 주목해야 할 것은 의학교육 시스템이 일본식에서 미국식으로 기본적 구조가 일대 변화했다는 점이다. 대학에서의 교육과정·내용(교육시스템·운영방식·실습), 졸업 후 수련시스템(대학병원 인턴·레지던트 제도) 나아가 병원운영과 관련된 모든 부분 즉 의료계 전반에 걸쳐 대대적인 변화가 발생했다.

그 핵심에는 한국전쟁 이후 급속도로 유입된 서구식 의료시스템이 있었는데, 하나는 미국이 주도한 무상 교육원조 프로그램의 일환으로 서울대학교가 주도한 '미네소타 프로젝트(1955-1962)'를 통한 의학교육이었고, 다른 하나는 당시 국가적 차원에서 운영했던 공공병원 '국립의료원(NMC)'의 설립이었다. 당시 국립의료원은 스칸디나비아(Scandinavia) 3개국이 재정적·기술적 지원 및 실질적인 운영까지 직접 담당하였는데, 미네소타 프로젝트와 성격이 달랐지만 서구식 현대 의학교육 제공이라는 접점이 있었고 공공의료·보건의료지원이라는 측면에서 상호보완적인 관계였다고 할 수 있다.

19세기 이래로 세브란스와 같이 의료선교사들을 통해 직접적인 서구식 의학교육이 일부 시행되기도 했지만 주류는 이론교육을 중심으로 한 일본식 학제를 거친 의사들이 대다수를 차지하고 있었고, 그나마 부족하였던 의학 기본시설(병원·대학)은 1950년대 한국전쟁으로 극심한 피해를 입게 되면서 그 기능이 사실상 마비되었다. 이러한 상황에서 국립의료원은 당시 아시아에서도 최첨단의 병원시설과 최고의 의료진을 갖추고 일반인 환자를 대상으로 한 무료진료와 수술이 이루어졌고, 수련병원으로서 한국인 의사들의 수련의 과정(인턴·레지던트 교육)을 제공하고 있었다.

스칸디나비아 3국의 실질적인 도움으로 설립된 국립의료원의 존재는 1950~1960년 전반에 걸쳐서 우리 의학계 발전에 미친 영향이 적지 않았으며, 그 상징성으로 인해 초래된 파급효과도 대단했다. 당시 한정되고 제한적인 일부의 국민들에게 제공된 공공의료서비스였지만, 국민들이 느끼는 체감적 요소는 매우 컸는데 환자들에게 최고의 시설을 갖춘 국립병원이 '무상진료'를 표방하며 저가의 진찰료를 받았기 때문이다. 특히 국가가 운영하며 당시 의료선진국이라고 할 수 있는 유럽의 권위 있는 의사들이 직접 진료·수술한다는 사실은 환자들의 신뢰감을 얻기에 충분하였다.

뿐만 아니라 국립의료원은 세계보건기구(WHO)의 보건의료정책을 당시 한국에 구현하는 창구 역할도 하고 있었는데,[1] 당시 폐결핵환자 등 만성 기초 질환을 퇴치하는 국가 공공의료 및 보건의료의 큰 축을 동시에 담당하고 있었다.[2] 다시 말해 각 지역의 보건의료를 담당하는 보건소 등과 함께 국가가 운영하는 보건의료기관의 중추적 역할을 하였던 것이다.

또한 수련병원으로써의 역할도 중요하였는데, 개원 당시 5년(처음에는 5년간 지원하는 것으로 협정하였고, 나중에 한국 정부의 요청으로 5년을 추가하여 10년간 스칸디나비아 의료팀이 상주 및 지원하였으며, 1968년 운영권을 한국 정부에 완전히 이양하였음)이라는 짧은 시간 안에 국립의료원의 한국인 의사들을 최고 수준으로 끌어올려야 한다는 숙제가 있었기 때문에 당시 그 어떤 병원들보다도 구체적이고 체계적인 인턴·레지던트 수련의(修鍊醫) 교육과정을 운영하였고, 이것은 환자를 받는 원칙이기도 했다. 당시 이러한 수련과정을 통해 배출된 의사들은 국립의료원뿐 아니라, 전국의 주요 대학과 병원에서 중요한 역할을 담당하는 인재들로 성장해 나갔다. 그럼에도 불구하고 아쉽게도 아직까지 초기 국립의료원에 대한 연구나 평가에서 이러한 부분이 상대적으로 간과[3]되어 왔던 측면이 있음은 부정할 수 없을 것이다.

출처 :

1 이선호, '한국의 세계보건기구(WHO) 가입과정과 1950년대의 사업성과', 《醫史學》(통권 제46호), 대한의사학회, 2014, 117~118쪽.

2 KIM Kyuri, PARK Buhm Soon, 'Infrastructure-building for Public Health: The World Health Organization and Tuberculosis Control in South Korea, 1945-1963', 《醫史學》(통권 제61호), 대한의사학회, 2019, 110쪽.

3 이왕준, 「미네소타 프로젝트가 한국 의학교육에 미친 영향」 서울대학교 대학원 박사학위 논문, 2006. 219~220쪽·275쪽; 서울대학교·보건복지부, 「2012 경제발전경험모듈화사업: 의료인력 재교육」 기획재정부, 2013, 47쪽, 63쪽, 88쪽.

국립의료원
초기 운영상황

국립의료원 설립 초기에 운영이 순탄치만은 않았다. 최초 계획으로는 개원 후 초기 5년 동안만 스칸디나비아 측에서 운영하기로 되어 있었기 때문에 그 기간 내에 이후의 병원운영을 책임질 수 있는 한국 측 핵심인력을 양성해야만 했고 최상의 교육을 제공하는 목표가 매우 중요했다. 그리고 교육원칙은 이론과 실습이 조화되면서 임상 실습의 비중을 더 높이는 것으로 설정되었다. 하지만 한국 정부와 협력해 한국인 직원(의사, 간호사, 구급대원 등)의 채용이 시작되었을 때, 가장 중요하게 고려된 부분은 영어로 의사소통이 가능한지 여부였다. 영어가 병원에서 공용어가 될 것이기 때문에, 지원자들의 영어 능력이 매우 중요했다. 지원자 중 몇몇은 미국에서 공부하고 일했던 경험이 있었지만, 대다수는 영어를 매우 제한적으로 사용하는 수준이었다. 이것은 상당히 큰 문제였는데 스칸디나비아인들에게도 영어는 외국어였고 양쪽의 언어적 불완전성은 오해를 불러일으키고 의사소통을 어렵게 만들 수 있었기 때문이다. 이러한 문제는 특히 행정부서

내에서 많이 발생하였다.[1] 그러나 더 큰 문제는 환자의 생명을 다루는 수술실에서도 같은 문제가 발생할 수 있었기 때문에 극도로 예민한 과제이기도 했다.

개원 2년 후 스칸디나비아 의료진 및 병원 운영진들은 남은 2년 반의 기간으로는 당초의 기획한 목표를 달성하기 어렵다고 판단하고 1961년부터 지원 기간 연장논의를 시작했다.[2] 1962년 한국 정부와 스칸디나비아 3국 간에 국립의료원 운영에 대해 5년간 연장운영 협정이 체결되었다.[3] 결국 국립의료원 초기 10년간은 스칸디나비아 측에서 직접 운영하면서 재정적·인적 지원을 담당했다.

하지만 기한이 지나면 철수하는 것이 확정되어 있었기 때문에 향후 병원운영을 담당할 한국 측 필수인력에 대한 교육이 반드시 필요했고, 그들의 수준을 단시간 내에 향상시켜야 한다는 과제가 중요하게 부각될 수밖에 없었다. 즉 의료인력 교육에 주력하는 분위기는 비교적 초기부터 형성될 수 있었다. 따라서 국립의료원 설립과 동시에 의학 교육기관으로써의 기능과 역할은 최우선 과제 중 하나였고, 당연히 스칸디나비아 운영진 측은 한국의 신진의사들에게 최상의 교육과 그에 따른 자격을 부여하기를 희망했다. 하지만 국립의료원(NMC)이 보건사회부 소속인 반면 대학병원은 문교부 소속이었기 때문에 NMC의 수련과정이 학위취득과 연결되지 못했던 탓에 상위권

1) F. Schjander and J. Bjørnsson, *The National Medical Center in Korea: A Scandinavian Contribution to Medical Training and Health Development, 1958-1968*, Scandinavian University Books(Oslo: Universitetsforlaget), 1971. p.27.
2) F. Schjander and J. Bjørnsson, Ibid, pp.32~33. ; 「國立醫療院 三十年史」, 19~20쪽.
3) 「國立醫療院 三十年史」, 22쪽.

지원자가 생각보다 적었다. 그리고 언어(영어를 사용한 의사소통) 문제가 일부의 지원자들을 망설이게 했던 측면도 있다.[4] 그럼에도 불구하고 이러한 초기의 우려는 생각보다 심각하지 않았고, 국립의료원이 전국적으로 주목받고 유명해지면서 우수인력 확보 문제는 빠르게 해소되었다. 특히 국립의료원을 통해 해외유학이나 해외진출의 기회가 부여되는 점은 매우 큰 메리트이기도 했다.

스칸디나비아 측 임상 각 과장들은 의사소통의 문제점을 최대한 고려해 병원의 일과, 환자진료지침, 그리고 간호지침 등 병원운영에 필요한 제반 사항을 정리하여 한국 의료진에게 제공하였다. 전문지식에 대한 교육과 진료방법을 개선함과 동시에 인간적 유대관계를 강화하는 것에 노력을 기울였다. 한국 측 의사들은 구제 일본식 이론 교육을 통해서 육성된 인력들이 대부분이었고, 매우 훌륭한 이론적 지식을 가지고 있었지만, 그에 상응하는 실질적 임상경험을 충분히 갖추고 있지 못한 경우가 많았다. 따라서 '개원 초창기 스칸디나비아 임상 과장들은 한국 측 젊은 의사들의 영문 병력기록 및 발표에 세심한 주의를 기울여 회진 때 일일이 문장을 교정하여 주는' 등 상당한 시간을 영어와 기초 임상경험 교육에 투자해야만 했다. 임상 각 과장들은 증례 보고를 통해 토론을 진행했고, 기초의학의 다양한 과목에 대해서도 강의했다. 이것이 계기가 되어 매주 토요일 아침에 각과 임상의와 수련의가 함께 참여하는 스태프 미팅(staff meeting)이 시작됐고 국립의료원 내 의사들의 집담회로 발전하여 30년 이상 이어졌다.

4) F. Schjander and J. Bjørnsson, Ibid. pp. 55~56.

매일 일과가 시작되기 전 각 의사실에 모여 당직 보고 및 증례토의를 통한 의학 교육과 영어(의사소통)교육이 실시되었다. 개원한 지 몇 년이 경과한 후부터는 스태프 미팅에서 한국의 중견급 의사들에게 증례보고나 특정 주제에 대한 강의 기회가 주어졌다.

이렇듯 의학교육 시스템이 차츰 자리를 잡아감에 따라 국립의료원은 수련병원으로서도 명성이 높아졌고 전국에서 수련과정 참여를 희망하는 사례도 늘어났다. 이에 부응해 각 분야에 맞는 단기 수련교육과정들이 개설되었는데, 무보수로 운영되었음에도 소정의 과정을 마치게 되면 외부 종합병원에 쉽게 스카웃되는 경우가 많았기 때문에 매우 인기가 높았다. 한때는 이들 수련의가 120여 명에 달하기도 했는데 이는 원내 한국 정규 의료진의 2배에 해당하는 숫자였다.[5]

1960년 4월에는 처음으로 인턴(Rotating Intern) 25명을 선발했다. 당시 미국식 의학제도가 본격적으로 도입되면서 전문의 제도 및 인턴제도가 처음 시행되었는데, 1년간 각 임상과에서 수련을 마치고 원하는 임상과에 레지던트로 지원할 수 있었다. 하지만 레지던트에 응시하였다고 해서 모두 선발되지는 않았으며, 4년간의 레지던트 수련을 마치면 전문의 응시자격을 취득하고 국가고시에 합격하면 전문의가 될 수 있었다.[6] 국립의료원 최초의 25명 인턴 수련생 중 12명은 5년간 군의관 징집이 연기되는 소위 '킴스 플랜' 해당자들이었으며, 같은 해에 공군에서도 3명의 군위탁 인턴을 파견하였다. 이후 매년 의대를 졸업한 인턴들을 25명씩 선발해 준비된 교육과정에 따라

5) F. Schjander and J. Bjørnsson, Ibid, p.56, 58.
6) 「國立醫療院 三十年史」, 27쪽.

각 과를 돌면서 수련을 받게 했다. 인턴과정을 마친 전공의들은 상당수 NMC에 남아 각 분과별로 근무했는데, 앞서 언급한 것처럼 국립의료원이 보건부 소속으로 학위를 받을 수 없었기 때문에 여러 대학에서 석·박사과정을 동시에 밟는 경우도 있었다.[7]

그리고 "스칸디나비아 의료진과 서울에 있는 대학병원, 특히 서울대학교병원 의료진 간에 교류가 이루어지면서 스칸디나비아 의료진이 각 대학의 임상교수로 임명되었고 아울러 의과대학생 및 레지던트들이 임상교육과 실습을 위하여 내원하였다."[8] 어떤 교수들은 그들의 전공 훈련을 위해 3~6개월 동안 레지던트들을 연수보냈는데, 심지어 1년 이상인 경우도 있었다. 그리고 몇몇 스칸디나비아 과장들은 매 학기 의과대학 강의나 각종 세미나 강연에 초대받았고 대부분 해당 대학의 방문교수나 명예교수로 임명되었다.[9]

1962년에는 일명 '교육위원회'가 설립되었는데 이곳에서 인턴·레지던트의 교육계획 작성 및 매주 개최하는 스태프 미팅에 대한 계획도 작성했으며, 《국립의료원 논문집(Medical Bulletin of the National Medical Center)》을 출판하기 위한 업무도 주관하였다. 또 '교육위원회'는 수련의사의 선발시험에 대한 전반적인 규정을 선정하였고 후에도 계속 존속하면서 교육 및 수련 전반을 지도·감독하는 기능을 맡았다.[10]

---

7) 「國立醫療院 三十年史」, 21쪽 ; 국립의료원, 「질병치료 50년 국민건강 100년: 국립의료원 50주년 :1958년-2008년」, 2008, 58~59쪽.

8) 「國立醫療院 三十年史」, 27쪽.

9) F. Schjander and J. Bjørnsson, Ibid, p.58.

10) 「國立醫療院 三十年史」, 27쪽. ; 국립의료원, 「질병치료 50년 국민건강 100년 : 국립의료원 50주년 :1958년-2008년」, 62쪽.

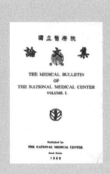

발간 실적(제1집~제6집)

제1집 1960년 56편(227쪽)

제2집 1961년 51편(213쪽)

제3집 1962년 50편(190쪽)

제4집 1963년 34편(146쪽)

제5집 1964년 71편(234쪽)

제6집 1965년 34편(164쪽)

1960년에 창간된 《국립의료원 논문집》은 1965년까지 매년 총 6번 간행되었다. 이는 "서울의대 잡지와 더불어 한국 최초의 단위 의료기관 학술지"[11]였는데, 당시 한국 측 의사들은 바쁜 업무에도 많은 연구 성과를 발표했고, 이를 위해 스칸디나비아 측 의사들은 논문의 작성 및 교정에 많은 부분 도움을 주었다. 이 중 여러 논문이 영문으로 외국 전문지(일본 의학저널 등)에 발표되는 성과를 거두었고 몇몇은 박사학위 논문의 기초가 되기도 했다.[12]

국립의료원에는 공식 협정에 포함되어 있지 않았지만 간호학교도 별도로 설치·운영하였다. 국립의료원 병설 간호학교는 오래된 건물을 개조해 만든 작은 규모였고 당시 국내 48개 간호학교 중 가장 규모가 작았다. 하지만 기숙사 및 식사 제공을 비롯해 모든 교육을 무상으로 지원했기 때문에 인기가 매우 높았다. 매년 30~35명을 선

---

11) 황상익, 위의 보고서, 173쪽.

12) 「國立醫療院 三十年史」, 27~28쪽. ; F. Schjander and J. Bjørnsson, Ibid, p.59.

발하였는데 180~300여 명의 우수한 학생들이 지원하였고 우등생들만이 선발되었다. 간호학교의 교육활동을 지원하기 위해 스칸디나비아 측 고문이 임명되었고 그들이 진행하는 강의는 모두 영어로 진행되었기 때문에 학생들은 영어 수업을 정기적으로 받았다. 1959년 7월 6일에 개교하여 1962년 6월 20일 처음으로 졸업생 28명을 배출하였다. 졸업 후 학생들은 국립의료원에서 3년간 의무적으로 근무했다.[13]

국립의료원에 대한 10년간의 의료지원이 종료되고 난 후 스칸디

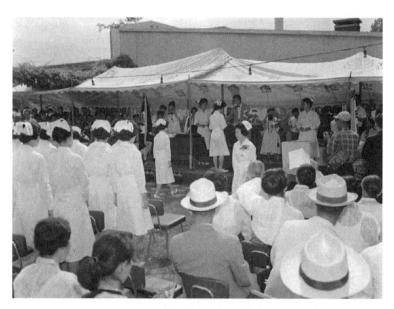

1962년 6월 20일 국립의료원 부설 간호학교 제1회 졸업식(졸업생 28명)

13) F. Schjander and J. Bjørnsson, p.60. ;「질병치료 50년 국민건강 100년: 국립의료원 50주년 :1958년-2008년」, 66~68쪽.

나비아 측에서 발간한 보고서에 따르면, 언어의 장벽 즉 영어를 통한 의사소통이 쉽지 않은 걸림돌이 되었다는 사실을 다시 한번 확인할 수 있다. 그들에게 있어서도 우리에게 있어서도 영어는 모국어가 아니었기 때문이다. 그리고 의학교육 상황이나 환자를 직접 다루는 현장(응급환자 치료나 수술실 등)에서의 의사소통 실수는 곧 환자 생명과 연결될 수 있는 중요한 문제였기 때문에 훨씬 세심하고 중요하게 접근하지 않으면 안 되는 과제였다. 한 가지 더 어려웠던 점은 바로 문화적 차이와 이에 대한 적응시간이 부족했다는 점이다. 파견된 의사들은 보통 1년 임기로 부임하였고, 실질적인 적응기간을 제외하면 10~11개월 정도의 시간을 교육과 진료에 투자할 수 있었다.

한국인 스태프들도 1년마다 바뀌는 부서장(과장)들에 적응하는 것이 쉬운 일만은 아니었다. 물론 1년 넘게 의료원에 남아 있던 과장들도 있었지만 대부분 1년의 임기를 채우고 귀국했으며 원활한 지원이 이루어지지 않아 공백이 생기는 경우도 발생하였다. 1년마다 바뀌는 스칸디나비아 측 부서장의 업무 연결과 일관된 향후 국립의료원의 안정적인 운영을 위해서 (또한 스칸디나비아 측 지원이 끝날 때를 대비하여) 한국인 부서장의 필요성이 대두되었다. 이런 배경 속에서 신정순은 초대 한국인 마취과 과장을 맡아 훌륭히 그 역할을 수행하였다.

특히 스칸디나비아 3국의 파견의료진 내부 구성 비율도 각국의 내부 사정에 따라 영향을 받았다.[14] 의사는 노르웨이 출신이 가장 많았으며, 간호사는 스웨덴인들이 많은 비중을 차지하고 있었다. 여기

---

14) "1958년부터 1969년까지……국립의료원 및 충남의료원에서 종사한 스칸디나비아 3국의 인원은 덴마크 94명, 노르웨이 139명, 스웨덴 137명 등 370명이 대한민국 의료계를 위해 헌신하였다." 「질병치료 50년 국민건강 100년: 국립의료원 50주년 :1958년-2008년」, 66쪽.

에는 복합적인 이유가 있었는데 노르웨이의 경우 의사들의 본국 급여가 스웨덴이나 덴마크보다 적었기 때문에 상대적으로 지원자를 쉽게 확보할 수 있었던 반면에 스웨덴이나 덴마크에서는 해당 업무의 적임자가 있다고 하더라도 거절하는 경우가 많았다.[15] 당시 북유럽의 의사들에게 한국이라는 멀고 낯선 타지에서 1년이란 기간 동안 의술을 실현하고 전파한다는 것은 단순한 금전적 보상보다도 인도적 차원의 봉사정신이 어느 정도 필요한 일이었기 때문이다. 그들 개인에게 있어서는 쉽지 않은 선택이었고 때문에 국립의료원에 파견된 의료진들의 각오와 노력을 쉽게 평가해서는 안될 것이다.

---

15) F. Schjander and J. Bjørnsson, p.48.

국립의료원 최초의
한국인 마취과 의사

국가사업으로 추진된 국립의료원 개원은 대단한 관심을 불러일으켰으며 전국의 醫師들은 들떴었다. 많은 경쟁율을 거쳐 진료진이 구성되었고 1958年부터 시작된 사업의 내용은 無料診療라는 것이다. 진료에만 정성을 다한다는 것, 시설은 한국 최신, 최고라는 것, 天國과 같았다. 국립의료원은 한국에서 처음으로 마취과가 전문 과목현판을 단 곳이고 나 자신은 한·스칸디나비안 4個國 덕분에 처음으로 마취과 전문의로서 일하였던 곳이다. 주로 사용하였던 약품은 cyclopropane, N₂O, vinylether, Trilene, Halothane, Gallamine, Curare이였다.

歷代 과장으로 덴마크의 Ole Secher 교수, 노르웨이의 Bjorn Heger, Otto Mollestad, 스웨덴의 Ingrid Norden, 덴마크의 Helger Peterson, 스웨덴의 Thurulf, Ohndahl 선생들은 각 나라의 수준 높은 마취전문의였다. 이들 진료진은 3개국에서 전직 교수를 지낸 분들이었다. 우리나라가 그 분들을 모셔다 주었고 나는 앉아서 배운 幸運兒라 생각한다. 참 좋은 시절이었다. 이때 4·19를 겪었고 그 당시 국립의료원 직원의 순발력과 질서있는 진료체계, 어느 곳에서 찾아볼 수 있을까? 다시 한번 회상할 정도다.

국립의료원의 開院은 韓國의료계에 刺戟을 주었으며 오늘날의 의료發展의 밑거름이 되었다고 생각한다.

신정순, '지난 날을 回顧하며', 「신정순 교수 정년퇴임 논문집」(고려대학교 의과대학 마취과학 교실, 1993)에서 발췌 우리나라에서 마취과가 민간 부분에서 선보이기 시작한 것은 1950년 부산항의 덴마크 병원선에서 세카 박사(Dr. Ole Secher, 1958년 국립의료원 1대 마취과 과장으로 부임), 포천의 노르웨이 이동병원에서 헤거 박사(Dr. Bjorn Heger, 1959년 및 1966년 마취과 2·8대 과장으로 부임)가 마취과 진료를 담당하면서부터이다. 1952년에는 스웨덴 적십자병원이 대민 진료를 하였는데 닥터 노던(Dr. Ingrid Norden, 신정순의 스승이자 동료)이 마취를 담당했다. 여기에서 신정순이 마취교육을 받아 한국에서 처음으로 마취만 전문으로 담당하는 의사가 되었다.[1] 1958년 국립의료원이 개원했을 당시 마취과 초대 과장 및 2대 과장을 맡은 것은 다시 한국 땅을 밟은 덴마크 출신의 세카(Secher)와 노르웨이 출신의 헤거(Heger)였다. 그들은 한국에서 처음으로 독립된 과로서 마취과를 운영하면서 동시에 회복실(recovery)도 함께 관장하였다.

1958년 국립의료원이 개원하기 전까지 국내에서는 마취과를 별도의 독립된 임상과로 운영하지 않았는데, 국립의료원에서 대한민국 의료기관 중 최초로 독립된 임상과(분과)로서 '마취과'라는 타이틀을 달고 운영하기 시작했다. 국립의료원 마취과에는 스칸디나비아 측 마취과 의사 2명·간호사 4명, 한국 측 마취의 2명·간호사 4~5명이 근무하였다. 1959년 초대과장이었던 세카 박사가 서울 시내 각 대학병원과 종합병원에 근무하는 마취과 의사들과 학술 집담회를 가졌

---

1) 앞서 3장에서 자세히 언급했듯이, 노던(Dr. Ingrid Norden)이 마취를 담당하였는데 외과의사가 되기 위해 스웨덴 적십자병원에서 근무를 시작한 신정순 선생은 노던에게 마취 교육을 받고 1955년 노던이 스웨덴으로 돌아간 후부터는 한국인으로 처음으로 마취만 전문으로 담당하여 1955~1956년에는 국소 및 척추마취, 상완신경총차단술(bracheal plexux block)뿐 아니라 에틸 크로라이드(ethyl chloride), N_2O 등을 사용하여 기관 내 삽관을 이용한 전신마취를 매년 300 증례 가까이 시행하였고, 페노바르비탈을 사용하여 마취를 유도한 기록들이 있다.(출처: 신정순 개인 소장 자료)

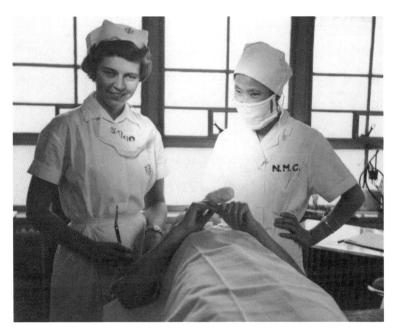

국립의료원 회복실에서(오른쪽이 신정순)

고, 이때부터 각 병원에서 겪었던 환자 중심으로 토론 및 자문이 이루어졌으며 여기에 외과 군의관들도 참석했던 것이 계기가 되어 월례집담회(月例集談會)도 시작되었다.

국립의료원 개원 첫해인 1958년 12월부터 1959년 7월까지 8개월 동안 전체 마취 건수는 1,451건이었으며, 하루에 평균 10.7건의 수술을 진행하였다. 이 중 일반외과 수술이 500건, 정형외과 314건, 흉부외과 240건, 산부인과 222건, 이비인후과 107건이었다(다음 페이지 문서에서 세부 내역을 확인할 수 있다—신정순 개인소장 자료). 전신마취가 1,207건, 척추마취는 183건이었다. 국립의료원에서 행해진 수술은 대부분 국민들에게 무상으로 제공했는데, 비용적인 측면으로만 계산

해도 상당한 의료혜택을 제공하고 있음을 확인할 수 있다.

당시 마취과(痲醉科)는 의료 분야 중에 주목받는 분야는 아니었지만 점차 필수적인 분야가 되어가고 있었다. 수술에 마취과 전문의가 반드시 필요해졌고, 우리나라에서도 최초의 마취과 전문의가 탄생하게 되었다. 특히 신정순이 최초 마취과 전문의로서 또한 여성 의료인으로서 의학 발전에 공헌한 부분을 주목할 필요가 있다.

신정순은 마취과라는 당시 한국에서는 생소한 전문과를 담당하

국립의료원 마취과 작성 문서(1959년 8월)

138

였고, 여성으로서 국립의료원 최초의 한국인 마취과장을 역임했다. 그는 구제 일본식 이론 중심의 의학교육을 받았지만 졸업 후 의사생활을 미군 야전병원에서부터 시작해 미국식 군진의학 시스템을 경험했고, 이후 스웨덴 적십자병원에서 근무하면서 의사 초년기를 보내 북유럽식 병원시스템에 익숙했던 인물이었다. 따라서 앞서 언급했던 것처럼 이러한 경험을 바탕으로 국립의료원을 개원했을 당시 한국 측 의사들과 스칸디나비아 측 의사들 사이에 중요한 가교역할을 맡았고, 진료 및 의학교육 등에서 중요한 구심점 역할을 하였다.

그리고 세계적으로 부족했던 마취의사 양성을 위해 세계보건기구(WHO)에서 주관한 덴마크 코펜하겐 마취의사 연수교육 프로그램에 참여하여 서구의 선진 의학기술을 습득하면서 자신만의 영역을 확장해 나갔다. 해당 연수 프로그램은 한국에서 매년 1명씩 참여할 수 있었는데(해당 프로그램을 이수한 국내 의사는 10여 명 정도이다), [2] 신정순은 최초로 WHO 장학금을 지원받아 코펜하겐으로 유학을 떠났던 의사였고, 1961년 1년 간의 유학생활을 마치고 귀국했다.

1961년에는 국립의료원 수술실에 산소와 N_2O의 중앙 공급식 가스파이프가 설치되었고 회복실이 24시간 운영되기도 했던 때였다. 유학을 다녀온 그는 당시 국립의료원의 마취시설이 서구 선진국과 비교해도 전혀 손색이 없으며, 어쩌면 더 좋은 시설을 갖추게 되었다는 사실을 마취과 월례집담회 및 학회에 발표하였다. [3] 그만큼 당시

---

2) 대한마취통증의학회 홈페이지 학회 역사(2021.01.23. 검색) http://general.anesthesia.or.kr/contents/info/info3_sub.php?info_s=1

3) 신정순, 'Copenhagen의 Anesthesia Institution', 《中央醫學》(Vol. 7, No. 2), 1964.

국립의료원은 아시아지역에서도 손꼽힐 만큼 최첨단 시설을 자랑하는 수준이었다.

국립의료원에서 현재 형태의 인턴·전공의 수련과정은 1961년도부터 시작되었는데, 1963년에는 기존에 마취를 전문으로 진료하던 전문가들에게 전문의 자격을 부여하기 위한 마취과 전문의 고시가 실시되었다. 국립의료원 제1호 마취과 전공의는 2022년 3월에 작고한 서병태 교수인데, 그는 고려대학교 의과대학에서 근무하면서 1984~1986년 2년간 대한마취과학회 이사장을 역임한 인물이기도 하다.

EPILOGUE

신정순의 스승이자 멘토였던 세카(Ole Secher) 박사

국립의료원 초대 마취과 과장으로 부임했던 세카(Secher)는 한국전쟁 기간에 우리나라에 파견되었던 베테랑 의사였다. 신정순의 멘토이자 스승이기도 했는데, 한국에 올 때마다 신정순과 만났고 대를 이어 그의 딸인 김애리 고대의대 교수와도 인연을 맺었다.

특히 그는 전 세계 마취과 학계에서 '영웅'으로 칭송되는 인물이기도 하다. 2차 세계대전 중에 덴마크 내 유대인 구조작전에 참여했고, 한국전쟁을 비롯하여 헝가리·이집트 등 전 세계 의료봉사 임무를 맡아 국제적으로 유명했던 마취과 의사로, 저명한 인도주의자로서 많은 의사들의 롤 모델이자 멘토로 존경받는 인물이기도 했다.

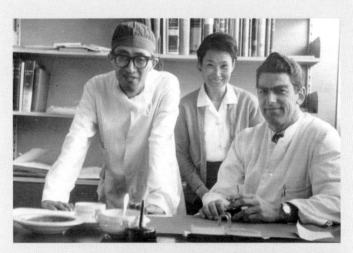

1961년 유학시절 세카(Ole Secher) 박사와 함께

세카는 덴마크에서 1918년 내과 교수였던 크누드 세카(Knud Secher)의
아들로 태어났다. 학창시절 그는 국내 및 국제 대회(덴마크 16회, 스칸디
나비아 3회)에서 우승하는 등, 한때 유럽 랭킹 3위에 오를 정도로 유능한
조정선수이기도 했다. 제2차 세계대전 당시 덴마크가 독일의 점령하에
놓이자 덴마크에 거주하고 있던 유대인들을 구조하기 위한 구출작전에
참여했다가 독일군에게 체포되어 모진 고문을 당하기도 했다.

1945년 의대를 졸업한 세카는 인턴 기간동안 마취과 의사로 일했고,
1951년까지 약리학 연구소에서 연구원으로 일하면서 '에테르에 의한
말초적 영향'을 연구하여 1952년 의학박사(MD) 학위를 받았다. 이후 미
국으로 건너가 펜실베니아 대학과 필라델피아 아동병원에서 마취과 레
지던트 과정을 수료하였고, 1952~1953년 덴마크 군사 의료사절단의

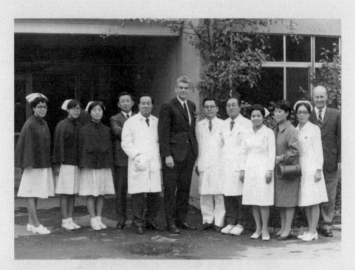

세카 박사가 1972년 국립의료원에 재방문한 기념사진

소아과 이근수, 흉부외과 유회성, 보사부 차관을 역임한 박성암 선생, 안과 과장, 수술실 수간호사 그리고 모교에 재직 중이던 신정순이 함께 했다. 장소는 국립의료원 스칸디나비안클럽 앞이다.

일원으로 한국에 파견되어 봉사했다. 1958년에 국립의료원이 설립되자 다시 한번 한국으로 와서 국립의료원 마취과 설립에 공헌하였다. 또한 1955년에는 세계보건기구 파견으로 이집트로 떠났고, 1956년에는 헝가리 봉기를 돕기 위해 적십자 임무에 참여하기도 했다. 1966년 WHO 임무로 불가리아에도 파견을 갔으며, 1970년대 초에는 WHO의 후원으로 서태평양 지역 마취센터를 설립하는 데 중요한 역할을 맡기도 했다.

세카는 덴마크 내부에서도 많은 업적을 쌓았는데, 덴마크 마취과 의사 협회의 설립에 중요한 역할을 맡았고, 1949년부터 1951년까지 회장을 지냈다. 협회가 덴마크 마취의학회로 개편되었을 때 그는 1955~1957

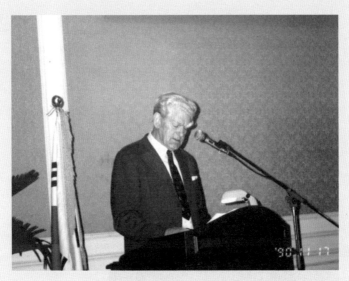

1990년 11월 제35차 마취과학회에서 연설을 하고 있는 세카 박사

년과 1965~1967년에 두 차례나 회장을 역임했다. 또한 스칸디나비아 마취과 학회(Scandinavian Society of Anesthesiologists)를 설립하는 데도 중요한 역할을 담당하여 이사회 위원을 역임했으며, 나중에는 의장직을 수행하였다.

이처럼 수많은 업적을 남긴 그에게 많은 상이 수여되었는데, 그가 받은 상으로는 덴마크 기사 작위, 유틀란디아 훈장, 미국 공로 훈장(한국), 대한민국 대통령 표창, 한국전쟁 공로훈장, 덴마크 적십자 공로훈장 등이 있다. 세카 교수는 1996년에 영면하였다.

출처: Michael C. Lewis MD, 'Ole Secher: a true hero of anesthesiology', The Israel Medical
    Association Journal. Published 1 March 2007.

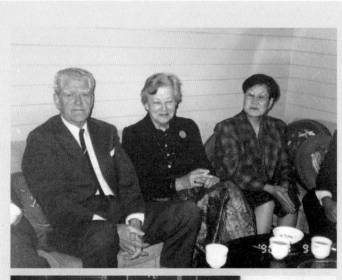

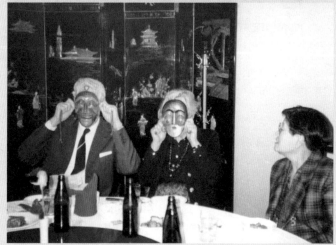

세카 박사 부부가 1990년 한국을 방문했을 때 신정순 교수는 하회탈을 선물하였다.

삶의 동반자와의
만남

국립의료원 재임 초기였던 1960년은 신정순의 인생에 있어서 또 다른 의미의 전환점이었다. 바로 평생의 배우자인 남편 김기정(金基廷)을 만나 결혼을 하게 된 것이다. 그리고 신혼생활을 시작한 지 1년도 되지 못해서 곧바로 덴마크로 유학을 떠나야만 했다. 이 와중에 남편은 군의관으로 복무해야 했기 때문에 귀국 후에도 생이별을 해야만 했다. 그리고 사랑하는 자녀(김애리)를 홀로 출산하게 되었다. 인생의 변곡점이자 일대 전환점이 되었던 3년의 시간이 그의 인생에 찾아오게 된 것이다.

남편 김기정은 김동열의 아들로 1930년 12월에 경상남도 삼천포에서 태어났다. 1956년 서울대학교 의과대학을 졸업하고 의사 국가시험에 합격했고, 1956~1957년 서전(스웨덴) 적십자병원에서 신정순과 함께 근무하였다. 그는 여기서 영상의학이라는 새로운 전문과목을 담당했다. 스웨덴 적십자병원이 문을 닫자 주한 서독병원 방사선과로 자리를 옮겨 1959년까지 근무하였고(서독병원도 1959년 3월에 문을 닫음), 같은 해 2월부터는 국립의료원 방사선과로 자리를 옮겼다(남편 김기정에 대한 자세한 내용은 '9장 가족이야기' 편에서 다루었으니 참고 바란다).

아마도 이때부터 신정순과 함께 근무하면서 사랑을 키워간 것으로 보인다.

처음 둘이 스웨덴 병원에서 만났을 당시, 김기정은 서울의대를 갓 졸업하고 처음 병원에 들어온 후배였다. 2년 정도 함께 동료로 근무하였으나 당시에는 결혼을 생각하거나 연예를 시작하지는 않았다고 한다. 나이도 김기정이 2살 연하였을 뿐만 아니라, 중고등학교 학제와 의과대학 학제가 지금과 차이가 있어서 사회생활로는 여러 해 (4년 정도) 차이 나는 후배였기 때문이었다. 특히 신정순은 당시 김기정의 서울대학교 선배들의 동료였기 때문에, 그들 연배 사이에서는 이름보다도 수술실에 상주하는 '신마귀'라는 호칭으로 불렸다고 한다. 이처럼 당시 김기정에게 신정순은 어려운 선배였고, 연애상대로

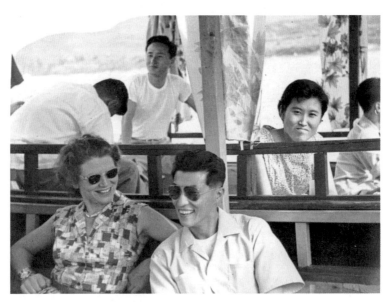

스웨덴 병원 사람들과 삼천포로 떠난 야유회

는 크게 관심이 없었다고 한다.

하지만 김기정은 상냥하고 유쾌한 성격의 소유자여서 인기가 많았다. 당시 같은 병원 간호사로 근무했던 이봉선 선생은 '그가 매우 친절하고 재미있는 분'이었다고 기억했다.

그리고 부산에 비교적 가까웠던 김기정의 고향 집(삼천포)으로 병원 동료들이 야유회를 갈 때마다 신정순이 동행해서 그때부터 시집 식구들은 그를 기억하고 있었다고 한다. 시어머니를 포함한 집안 식구들이 그를 '신 선생님'으로 불렀다고 기억했다.

이후 국립의료원이 개원하자 이곳으로 자리를 옮긴 두 사람은 1959년부터 병원 동료로 다시 만나게 된다. 멋진 외모에 특유의 사교적인 성격을 잘 발휘했던 김기정은 NMC에서도 늘 주변을 재미있게 했던 인기남이었고, 둘의 사이가 연인관계로 발전한 것은 이때쯤으로 보인다.

다음 페이지의 사진은 국립의료원 수술실 윗층 옥상인데 건너편에 보이는 건물이 방사선과였다. NMC 인턴으로 근무했던 서병태 교수의 증언에 따르면 이 옥상에서 두 사람이 멀리 서로 눈길을 주고받으며 연애를 했다고 한다. 결국 1959년부터 양가에서 혼담이 오가게 되었고, 1960년에 결혼에 이르게 된다.

김기정 집안(큰아버지)에서 신정순 집안으로 보낸 서신을 살펴보면, 양가가 1960년 음력 3월에 혼인하기로 정하고 서로의 사주단자를 주고받았는데, 신정순 집안에서 길일을 택하여 1960년 4월 20일 결혼식을 치르게 되었다.

하지만 공교롭게도 결혼식이 4·19혁명 다음 날이었다. 서울 한복판에서 4·19의 혼란이 지속되던 와중에 결혼식이 진행되었다. 결혼

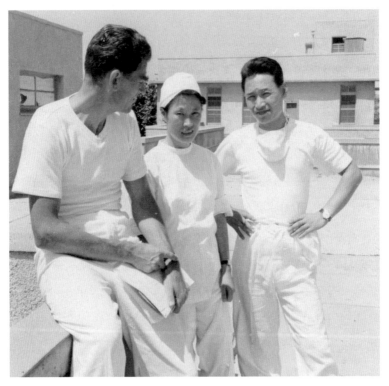
국립의료원 수술실 윗층 옥상에서

식장까지 총성이 울려 퍼지곤 해서 하객들을 비롯해 가족들이 놀라기도 했지만, 다행히 큰 탈 없이 결혼식을 마칠 수 있었다. 격동의 시절이 그렇게 인생의 한 부분을 차지하게 되었다.

결혼식 주례는 당시 이화여고 교장이었던 신봉조 선생이 맡았는데, 당시 학생들의 격렬한 시위와 이를 막으려는 경찰·군부대와의 충돌로 전쟁을 방불케 하는 상황이어서 부인이 출타를 극구 만류했다고 한다. 하마터면 주례 없는 결혼식이 될 뻔하였으나 총성과 불길이 뒤덮은 시내를 뚫고 와 주례를 무사히 마쳤다고 한다. 또 당시 삼천포에서 결혼식에 참석하기 위해 많은 집안 어르신들이 상경하였는데, 머물고 있던 성북동 집 근처에서 화재가 발생하여 대피하는 소동이 벌어지기도 했다. 당시 김기정의 조카들이 학업을 위해 서울로 유학하여 성북파출소 근처에 있는 집에서 자취를 하고 있었는데, 결혼식을 위해 상경했던 집안 식구들이 이곳에 머물렀다. 그 당시 서울시내의 주요 경찰서 및 파출소는 학생들의 화염병 공격으로 화재가 발생하였고, 성북파출소도 예외가 아니었다.

그러나 이런 난리에도 불구하고 결혼식은 무사히 거행될 수 있었다. 하늘이 축복한 결혼이었다고 할 수 있다.

EPISODE

지금은 소실되었지만 결혼식 장면을 녹음한 '릴'테이프를 들은 적이 있었는데 결혼식 녹음 배경에 "땅, 땅…"하는 소음이 들렸는데 들을 당시에는 그것이 총소리인 줄 인지하지 못했으나 나중에 그것이 총소리였다고 아버지로부터 들었다. 아마 지금의 웨딩 비디오 촬영처럼 그 시대에는 결혼식 상황을 녹음하는 것이 유행이었던 듯하다. 릴 테이프를 보관하지 못한 것도 아쉽지만 당시 결혼식 비용뿐 아니라 혼인 후 친구와 술을 좋아하시는 아버지께서 결혼 턱을 여러 차례 거하게 쏘시는 바람에 공식적인 혼인 사진을 사진관에서 찾지 못했다고 한다. 어머니는 이것을 두고두고 원망하였는데, 그래도 몇 개의 스냅 사진들과 원본 필름들이 남아 있는 것이 불행 중 다행이다.

딸 김애리 교수의 회고 중에서

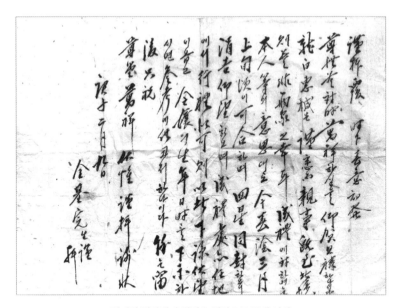

김기정 집안에서 신정순 집안으로 보낸 서신

謹拜覆 時下春意初發 尊體候對時萬祥하심을 仰賀且禱하나이다 就白 惠椷은 謹悉 而親事旣至此境 則莫非兩家之幸耳 成禮에 對하여는 本人等의 意思대로 今春陰三月 上旬頃이 可合하며 四星同封하오니 涓吉 仰望하오며 成禮處亦(何)地에서 行禮似可 則以此下(口仰望)이옵고 令孃의 生年日時를 下示하시면 參考에 供고저하나이다 餘는 留 後 只祝 尊堂萬祥 伏惟謹拜謝狀 庚子二月九日 金基完 生 謹拜

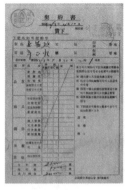

예식장 계약서

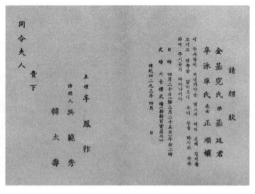

결혼식 청첩장

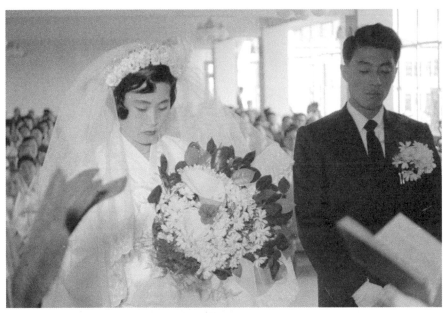

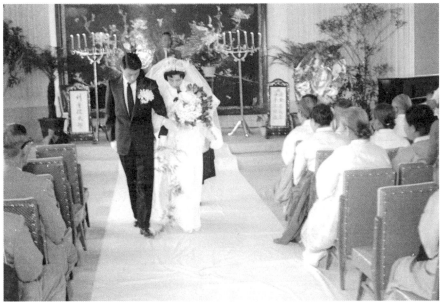

결혼식 사진

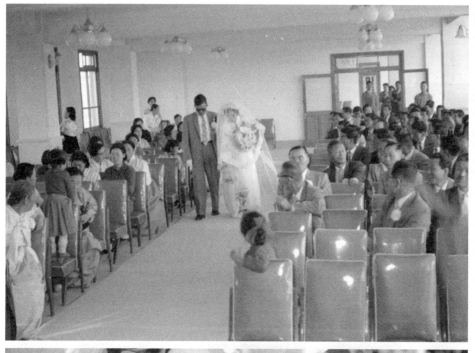

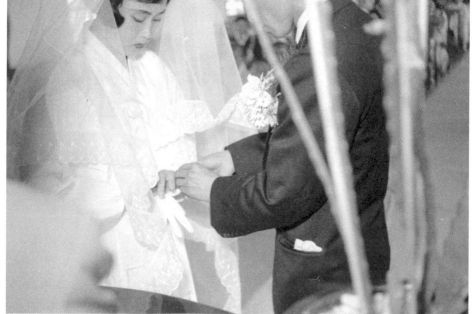

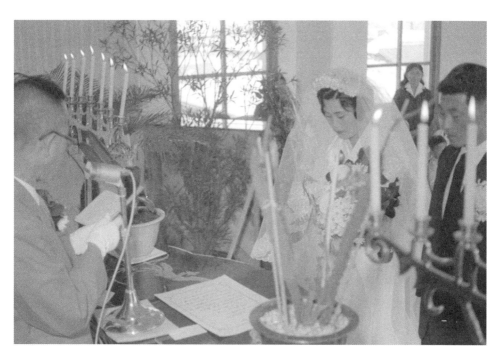

이화여고 신봉조 교장선생님께서 주례를 섰다.

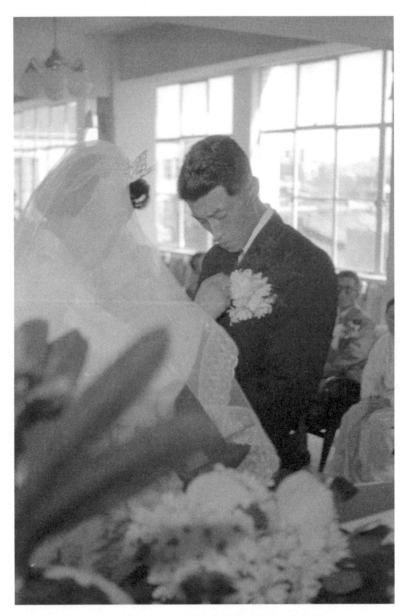

당시 결혼 예물로 넥타이 핀을 준비하여 달아주는 장면이다.

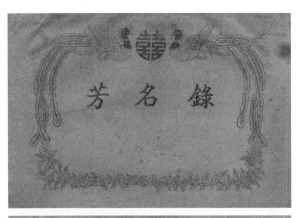

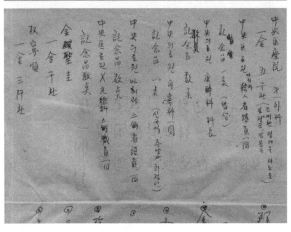

당시 결혼식 방명록

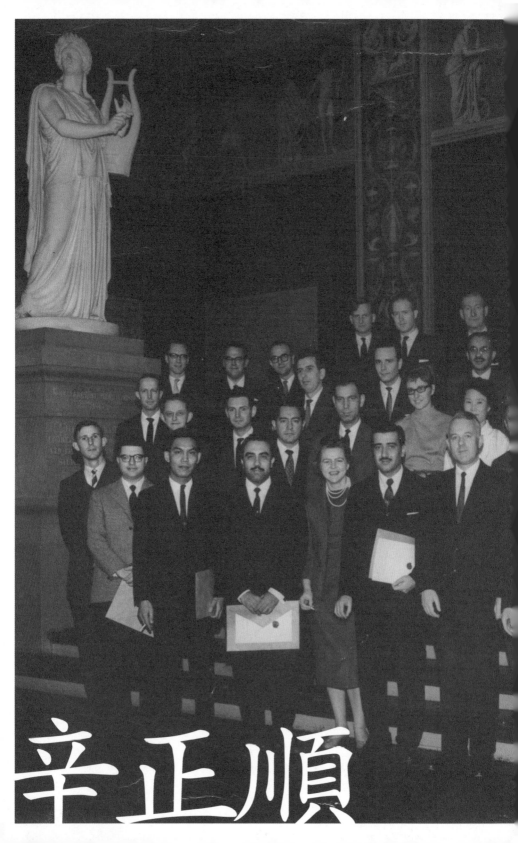

辛正順

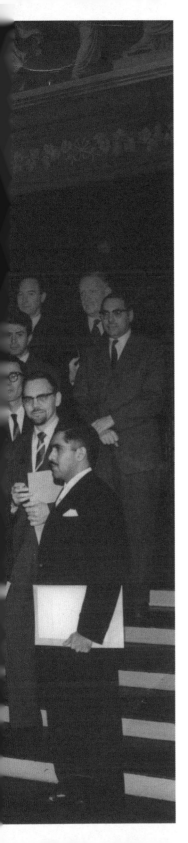

5

덴마크 유학

Studying in Denmark

• • •

1961. 01~1961. 12 / 1968. 05~06

評傳

In the summer of 1960, the National Medical Center recommended Dr. Shin as a WHO scholarship student to The Anesthesiology Center Copenhagen, which had been designated by the World Health Organization as the leading training center for anesthesiologists in developing countries. As she had only been married for two months, she felt very bad for her husband, and felt hesitant when she visited her mother-in-law to break the news of her departure. Dr. Shin recalled that even before she finished her sentence, her mother-in-law interrupted to say, "Why wouldn't you go? If the country tells you to go, go!" In November of that year, Dr. Shin was finally selected as an international student by the WHO, and in December, was officially notified by the Korean government of her imminent departure.

Dr. Shin was eager to study in Denmark, even though it was so far from Korea and different from anything she had never known. However, because it was the home of several nurses and doctors whom she had met and worked with at the Swedish Red Cross Hospital in Busan, and at the National Medical Center, she was happy to have the opportunity to meet them again. During her year in Denmark, Dr. Shin didn't remember the hardship and loneliness of that year, but only the great willingness and strength that her friends and colleagues showed her when she most needed their support. For Dr. Shin, her year in Denmark marked not only the jumping point in her professional career but cemented her lifelong friendship with her Scandinavian colleagues.

The Anesthesiology Center Copenhagen's one-year curriculum included a tour of drug companies and medical equipment factories in Sweden and Norway, working in six general hospitals on a rotational basis, participating in various surgeries, and lectures in the afternoon. There was a written examination in between, and at the end of the curriculum, she was able to receive a certificate of completion after passing the written and in-depth oral test. There was a lot of pressure to do well in the English classes and evaluations. At the beginning of the process, Dr. Shin was offered a position in Norway for a few more months, and though it was tempting, after considering her husband and family in Korea, she knew she couldn't afford to accept and delay her return home.

Coming from a war-torn country, Dr. Shin found Denmark delightful, and its social welfare system which took care of its citizens from "cradle to grave" a utopia she had never imagined. Over the course of a year, Dr. Shin and her husband exchanged over a 120 letters. In them, Dr. Shin wrote in great detail about the challenges she faced, in particular the food, the clothing, and housing. She battled homesickness, but the dream of starting a family of her own sustained her during the year apart from her husband. In the end, Dr. Shin's study in Denmark was not only in anesthesia training, but also a true education in experiencing Western culture and immersing herself in a completely new environment. This experience eventually became the foundation for her to grow and mature as a professional woman.

1961年에는 世界保健機構主觀 국비장학생으로 덴마크국에서 시행되던 麻醉科 전문의 양성研究所에 가는 公文을 받았다. 결혼한지 두 달 된 나로서 시모님의 허락을 받아야 하던 때이다. 말이 끝이 나기 前에 "왜 못갈 것이고? 나라에서 가라하면 가거라"라는 대답이었다. 자식이 잘되는 것에 욕심이 많은 분으로는 알고 있었으나 며느리에게까지의 혜택은 정말 고마웠다. 시모님이야말로 他意에 의해 나를 專門職에 껑충 뛰어오르게 하신 분이다.

(중간생략)

Copenhagen에서 대학병원 中心으로 6個 病院을 순환근무하고 오후에는 강의를 하고 終末시험에서 合格한 뒤에야 修了證을 발부받았다. 이곳에서 공부하는 동안 덴마크가 '요람에서 무덤까지'의 말이 나온, 사회보장제도가 성숙한 나라인 것을 알았다. 地球上의 理想鄕이라 여기며 공부하였다. 이때의 1年 공부는 참교육이었다. 그때부터 나는 참 당당한 기분으로 이날까지 버틴 것이다.

신정순, '지난 날을 回顧하며', 「신정순 교수 정년퇴임 논문집」(고려대학교 의과대학 마취과학 교실, 1993)에서 발췌

코펜하겐으로의
유학길

- 본 교육(1961) : WHO 장학금, 덴마크 마취의료교육 센터- 1년
- 보수교육(1968) : 보수교육(홈 커밍 프로그램)- 1개월

1960년대 당시 우리나라에서 해외—특히 서구권—를 나가서 교육을 받는 경우는 매우 제한적이었는데, 극히 일부의 선택받은 사람들만이 해외 지원 장학금을 받거나, 국비장학생으로 선발될 수 있었다. 비자 문제는 둘째치고 당시 서구권으로 유학을 가기 위해서는 막대한 경비가 필요했는데 일반적으로 개인이 감당할 수 있는 수준이 아니었기 때문이다. 이러한 상황에서 1961년 신정순이 해외유학을 떠날 수 있었던 것은 천운이었다. 그는 국립의료원 소속 의사로 세계보건기구(WHO) 장학금을 지원받았다. WHO와 대한민국 정부로부터 덴마크 유학을 허가받은 것은 1960년 11월의 일이었다.

그런데 또 하나의 난관이 있었다. 마침 그해 4월에 결혼을 한 '새댁'이었기 때문이다. 지금과 다르게 당시에는 결혼하면 시댁의 영향을 많이 받던 시절이었기에 결혼한 지 채 1년도 되지 않은 상태에서

며느리가 덴마크라는 머나먼 이국 땅에 무려 1년간 유학간다는 것은 쉽게 허락될 수 있는 일이 아니었다. 당시에는 여성들에게 이러한 것을 강제하는 것이 너무나도 당연한 분위기였다. 그렇게 여성이자 의사였던 신정순도 시대적 분위기 속에서 자유롭지 못했다. 이뿐만 아니라, 그가 여의사로서 느꼈던 고충이 지금으로서는 이해하기 어려울 정도로 여러 가지 존재했다. 병원 곳곳에서 그리고 특히 수술실에서 마주했어야 했던 여의사에 대한 차가운 시선은 그가 늘 마주해야 하는 현실이었다. 그 또한 이런 어려운 현실 속에서 힘들어했지만, 나름의 방식으로 적응하고 실력으로 이를 극복해가야만 했다.

신정순의 회고에 따르면, 유학 이야기를 어렵게 꺼냈지만 오히려 시어머니께서 "왜 못갈 것이고? 나라에서 가라하면 가거라"라고 흔쾌히 허락해 주셨다고 한다. 그가 훗날까지 고마움을 갖는 이유이기도 하며, 이러한 배려가 마취과 전문의로서 성장할 수 있는 중요한 디딤돌이 되었다. 그리고 한편으로 그가 쉽지 않은 유학을 결심할 수 있었던 이유에는 의사가 된 이후로 줄곧 함께 근무했던 외국인 의사들과의 교류도 큰 영향을 주었다고 볼 수 있다. 처음으로 의사생활을 시작한 미군병원을 비롯하여 마취과 의사의 길에 접어들게 되었던 부산 스웨덴 적십자병원 그리고 국립의료원에 이르기까지 모두 해외파견 의사들과 동료로 생활했기 때문이다.

이러한 경험과 친분을 가지고 있었던 그에게, 가장 친했던 스칸디나비아 동료들의 근무지이자 그들의 고향인 곳으로 유학을 갈 수 있는 기회가 주어진 것이었다. 당시 덴마크와 스웨덴에는 친분 있는 동료들이 상당수 있었다. 그들이 파견을 마치고 귀국한 후에도 서신으로 지속적인 교류가 있었기 때문에, 유학을 결심했을 때나 유학 중에 힘들고 외로웠을 때에도 큰 의지가 되었다. 그가 덴마크 유학 중에 지인이 있는 노르웨이에서 1년 더 머무르며 유학생활을 이어가고자 했던 것도 그런 이유에서였다.

신정순은 부푼 꿈과 얼마간의 두려움을 가지고 1961년 1월 10일에 당시에는 낯설고 먼 이국의 영토인 덴마크로 출발하게 된다. 유학을 떠나려면 기본적인 생활비 등 유학자금이 필요했지만, 당시에는 우리나라가 보유하고 있는 외화가 거의 없어서 가까스로 300 US 달러를 환전해 떠날 수 있었다.

SUPPLEMENT

국립의료원 WHO 해외유학 지원 프로그램

개원 초기 10년간 국립의료원에서는 원내 교육프로그램뿐만 아니라 유학지원(의학 연수 프로그램)을 통해서 최신의 서구식 의학교육 기회를 제공하였다. 주로 스칸디나비아 지원 장학금이나 WHO 지원 국비유학 등을 연계하여 해외유학의 기회를 제공했는데, 1년 과정의 프로그램이 많았고 스칸디나비아 3국과 유럽을 주 대상으로 삼았다.

국립의료원 소속으로 "1960년대에 유학을 마치고 돌아온 의사로는(무순) 김종설(일반내과-노르웨이, 스웨덴), 박찬무(산부인과-노르웨이), 라도헌(일반외과-노르웨이), 안병훈(정형외과-노르웨이), 유회성(흉곽외과-덴마크·스웨덴), 박승함(세균학-노르웨이), 이근수(소아과-스웨덴), 주양자(이비인후과-스웨덴), 윤승문(마취과-덴마크), 김형전(안과-노르웨이), 이병춘(이비인후과-

덴마크), 최상열(치과-스웨덴), 신정순(마취과-덴마크), 권순욱(산부인과-스웨덴), 박충서(신경내과-노르웨이), 최인환(정형외과-스웨덴), 허원(피부과-스웨덴)"[1]등이 있었다.

해방 이후 미국식 의학이 중심이 되었던 우리나라 의학계에 북유럽인 스칸디나비아 측 의료인들을 통해 유럽식 의학도 제한적이지만 꾸준히 소개되었고, 특히 스칸디나비아 의료인들과 함께 근무하던 국립의료원 의사들은 유학을 가지 않고도 스칸디나비아 국가에서 파견 온 다양한 분야의 의사들로부터 직접 수련을 받으면서 선진의학을 배울 수 있었을 뿐 아니라 그들의 나라에서 유학할 기회를 얻어 당시로는 최첨단의 의학을 좀 더 수월하게 경험할 수 있었다. 이는 미국식과는 다른 서구식 현대의학 시스템을 한국 의학계에 소개하고 접목하는 역할을 담당하였다. 1968년 국립의료원의 운영권이 한국 정부로 이양된 이후에도 스칸디나비아 3국에서는 한스재단 등을 설립하여 지속적으로 한국 의사들의 유학을 지원했다.[2]

※ 국립의료원 소속 해외연수자 명단(1958~1968)[3]

소속	이름	기간	파견국가
일반내과	김종설	1957.12-1958.	스웨덴 Karlstad Central Center 내과학 연수
흉곽내과	오중근	1958. 6	노르웨이 연수
마취과	신정순	1961	덴마크 WHO 마취 연수
신경정신과	박춘서	1962	덴마크 Copeuhagen대학 Neurophytology Institute 연수
신경정신과	오신중	1962	영국 London Queen Square 왕립신경학연구소 연수
일반외과	라도헌	1963-1964	영국 수련

산부인과	박찬무	1963. 5-1964.	노르웨이 Normegian-Radium Hospital 연수
흉곽내과	김병기	1963. 5-1964.	노르웨이 호흡기질환에 관한 연구
흉곽내과	오상백	1964. 5-1965	영국 직업병 및 만성 폐쇄성폐질환 연구
흉곽외과	유회성	1964. 9	스칸디나비아3국 WHO 심장외과 연수
안과	김형전	1964. 8-1965.	스칸디나비아3국 안과학 연수
일반내과	송태섭	1964. 8-1965.	노르웨이 혈액학 연수
마취과	윤승문	1964	덴마크 WHO 마취 연수
세균과	박승함	1965. 7-1966.	노르웨이 Imunslogy 연구 및 시찰
정형외과	안병훈	1965. 5-1966.11	정형외과학 연수
소아과	이근수	1965.11-1966.	스웨덴 소아과학 연수
피부과	허원	1965. 5-1966.	스칸디나비아 연수
신경정신과	박소화	1965	영국 London Queen Square 왕립신경학연구소 연수
산부인과	권순욱	1965.11 1966. 1-1967.	스웨덴 Korolinska Hospital 연수
일반외과	박길용	1966.-1967	스웨덴 Upsala대학 연수
치과	최상열	1966. 3-1966.	덴마크 왕립치과대학 연수
정형외과	최인환	1966.10-1967.11	스웨덴 정형외과학 연수
해부병리과	지정희	1967. 4-1968.	스웨덴 조직병리학 연수
흉곽외과	강중원	1967. 8-1968.	덴마크
정형외과	최인환	1967. 9-1968.	덴마크
임상병리과	김세옥	1967.10-1968.	노르웨이 Mycology와 Serology 연수
임상병리과	이정희	1968. 2-1969.	노르웨이 Mycology와 Serology 연수
신경정신과	박충서	1968. 4-1968.	일본
이비인후과	이병춘	1968. 5-1968.	일본
임상병리과	김창세	1968. 6-1968.	일본
일반내과	김종설	1968. 7-1968.	튀르키예(터키의 현재 명)
정형외과	안병훈	1968. 9-1968. 9	홍콩
세균과	박승함	1968.10-1968.10	일본

출처:

1 『國立醫療院 三十年史』 35쪽.

2 『國立醫療院 三十年史』 35~36쪽.; 『질병치료 50년 국민건강 100년 : 국립의료원 50주년』 81쪽.

3 『國立醫療院 三十年史』 509-510쪽.

당시 신정순의 유학 기간 동안의 생활과 교육내용 등은, 그가 잘 보관해 두었던 각종 관련 서류와 가족·친지들과의 서신 등을 통해 비교적 자세히 알 수 있다. 꼼꼼한 성격에 유학 기간 동안의 생활과 교육내용이 고스란히 담긴 자료과 서신들을 잘 정리해 두었고, 지금까지 가족들이 소중히 보관해 두었기 때문에 가능한 일이었다. 매우 온전한 상태로 보관된 신정순 개인자료는 1961년 당시 마취과 전문의의 양성을 위해 WHO가 설립한 덴마크의 코펜하겐 마취학 교육센터 (The Anesthesiology Center Copenhagen)의 세부 프로그램을 비롯해, 당시로써도 매우 생경한 북유럽국가의 유학생이 체험한 생활상 등을 알 수 있는 매우 희귀하고 소중한 자료라고 할 수 있다.

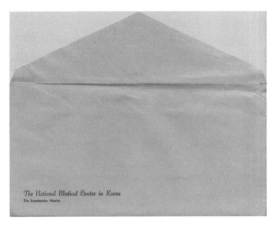

국립의료원 공문 봉투

해당 봉투와 문서는 1960년 8월 덴마크 WHO 코펜하겐 마취학 교육센터(The Anesthesiology Center Copenhagen)에 파견 장학생으로 선발되어 파견 허가를 구하는 서류이다. 봉투 겉면에 'Scandinavian mission'이라는 문구가 눈에 띈다.

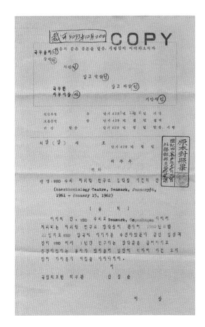

국립의료원 의무관 신정순의 국립의료원 유학 추천 공문(1960.12.08)

해당 문서는 'WHO 주최 마취학 연구소 장학생 파견의 건'에 대한 대한민국 정부 승인과 관련된 공문이다. 당시 국무총리까지 보고되는 사안임을 확인할 수 있다. 그만큼 당시 WHO라는 국제기구에서 지원하는 해외유학 사례가 매우 특별한 사안이었음을 유추할 수 있다.

WORLD HEALTH ORGANIZATION		ORGANISATION MONDIALE DE LA SANTÉ

Dr Jung Soon Shin
Department of Anaesthesia
National Medical Center
Seoul
Korea

This is to inform you that, upon the recommendation of your Government, you have been awarded a fellowship by the World Health Organization.	La présente a pour but de vous informer que, sur proposition de votre Gouvernement, une bourse vous a été attribuée par l'Organisation Mondiale de la Santé.
The fellowship is financed from Technical Assistance funds	Source financière de la bourse
Duration, including travel time, not to exceed: 12 months	Durée maximum y compris le temps nécessaire pour les voyages
Field of study Anaesthesiology	Domaine des études
Date 7 November 1960	Regional Director - Directeur régional

Arrangements : Major arrangements are summarized below. Details will be given by « person to contact ».

Rules : Fellows need to be fully familiar with the provisions summarized in the enclosed Information Booklet, especially as to financial matters (travel, etc.) and other requirements and conditions. The Organization would be unable to endorse actions contrary to the Rules, or to obviate their consequences to the fellow.

Arrangements : Les principaux arrangements sont résumés ci-dessous. Des précisions seront données par la personne avec laquelle le contact doit être établi.

Règles à observer : Les boursiers devront avoir une parfaite connaissance des dispositions résumées dans la Brochure d'information ci-jointe, tout spécialement en ce qui concerne les questions financières (voyages, etc.), ainsi que des autres prescriptions et conditions. L'Organisation ne pourrait pas prendre à son compte les décisions qui ne seraient pas conformes à ces dispositions, ni remédier aux conséquences qui pourraient en résulter pour le boursier.

Person to contact for programme and authority for related local travel (notice of arrival must be given, see Information Booklet). Personne avec laquelle vous devez vous mettre en rapport pour régler les questions d'étude et de voyage se rapportant uniquement au programme. (Préavis d'arrivée doit être donné comme mentionné dans la brochure d'information).	Contacting date and length of stay Date de votre présentation prévue et durée du séjour	Stipends Allocations
Dr E. Wainø Andersen Anaesthesiology Centre K/benhavns Amtsygehus Gentofte Copenhagen Danmark	16 January 1961 12 months	WHO Regional Office for Europe 8 Scherfigsvej Copenhagen Ø

First stipend or advance will be paid by WHO Regional Office for Europe, Copenhagen, on arrival La première allocation ou la première avance vous sera versée par		Ref. No.: WHO project - projet OMS
International travel: tickets will be supplied by Canadian Pacific Airlines, Room 222A, Bando Hotel, Seoul Voyage international: les billets seront délivrés par		AH. GOT/EURO-52/16
Local travel : If not supplied on the order of the person to contact, tickets for authorized travel should be bought by you against reimbursement. Voyages dans le pays d'étude : Si, pour vos voyages autorisés, vos billets ne vous sont pas fournis par l'intermédiaire de la personne avec laquelle vous devez vous mettre en rapport, veuillez les acheter vous-mêmes et ils vous seront remboursés.		TAB submission - BAT soumission

Enclosures · Annexes

유학 승인 공지

해당 문서를 살펴보면 WHO가 1961년 1월 16일부터 1년간 코펜하겐 마취학 교육센터로 유학을 승인하는 내용을 확인할 수 있다.

코펜하겐
도착

신정순은 1960년 12월 WHO 장학생으로 최종 추천되어 급하게 코펜하겐으로 출국할 준비를 해야 했다. 아무리 친분이 있는 지인이 많았다고는 하지만 당시 낯선 북유럽에서 필요한 것이 무엇인지 세세한 준비를 하기에는 부족한 시간이었다. 또 짧은 기간 안에 출국 준비를 마쳐야 해서, 제대로 신변정리를 하지 못한 상태로 1961년 1월 10일에 덴마크 코펜하겐으로 출국하였다. 공항에 배웅 나온 시어머니에게조차 제대로 인사하지 못하고 떠날 정도로 정신없는 출국이었다(나중에 편지로 시어머니에게 죄송함을 전하였다).

그리고 일본과 이라크를 경유한 끝에 머나먼 스칸디나비아 반도의 덴마크에 도착할 수 있었다. 처음 1주일 동안은 낯선 환경에 적응하기 위해서 신경이 곤두서 있었다. 주변을 익히고 적응할 시간이 필요했다. 어디에서 뭘 사야 할지도 몰랐고 결국 이틀은 몸살로 열이 났다. 한국에서 제대로 먹지 못하고 온 것이 아쉬울 정도였다.

코펜하겐 마취학 교육센터에는 필리핀, 일본, 파키스탄, 사우디아라비아, 튀르키예(터키), 이라크, 이집트, 앙골라, 페루, 대만, 코스타리카, 브라질, 유고, 폴란드, 체코, 핀란드, 불가리아에서 온 20여 명의 의사들이 있었다. 이들 유학생들을 위한 오리엔테이션이 1월 20일에 진행되었고 1~2월에는 덴마크 시립병원 등에서 순환 근무를 하는 것으로 유학생활이 시작된다는 사실을 알았다. 24일에는 오프닝(opening) 기념행사가 있었는데 여기서 찍힌 사진이 다음 날인 25일 덴마크 신문에 실리기도 했다.

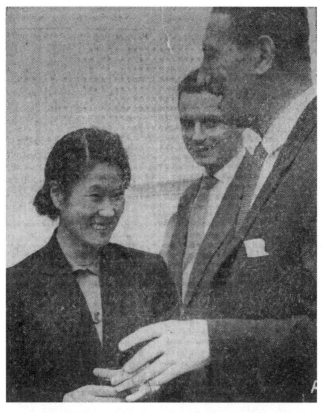

코펜하겐 마취학 교육센터 유학 당시 덴마크 신문에 실린 사진

코펜하겐 마취학 교육센터(The Anesthesiology Center Copenhagen)를 창립한 외과 후스펠트(Husfeld) 교수, 폴란드 의사와 함께 찍힌 사진이 1961년 1월 25일자 현지 신문에 실렸다.

아래는 오프닝 행사에 참석하라는 초대장이다.

DANISH NATIONAL COMMITTEE
ON TECHNICAL ASSISTANCE
The Secretariat
MINISTRY OF FOREIGN AFFAIRS   Copenhagen, January 16, 1961.
CHRISTIANSBORG, K.
1 enclosure.

The Danish National Committee on Technical Assistance has the
honour to invite

dr. Jung Soon Shin

to attend the officiel opening of the 11th International Course in
Anaesthesiology on Tuesday, January 24, 1961 at 3 p.m. at Domus
Medica, Kristianiagade 12, Copenhagen.

The Course, which will last for 12 months, has been arranged
by the Danish Government in collaboration with the United Nations
and the World Health Organization (WHO) as part of the United
Nations Expanded Programme of Technical Assistance to the
developing countries. The Director of the Course is Mr. Erik Hus-
feldt, M.D., Professor of Surgery, University of Copenhagen.

The participants have been appointed by WHO from the follow-
ing countries: Angola, Brazil, Bulgaria, Colombia, Costa Rica,
Czechoslovakia, Denmark, Finland, Iraq, Japan, Korea, Pakistan,
Peru, Philippines, Poland, Saudi Arabia, Taiwan, Turkey, United
Arab Republic and Yugoslavia.

유학 과정 오프닝 행사 초대장(1961.01.16)

덴마크 국가기술지원위원회(Danish National Committee on Technical Assistance)에서 유학 과정의 시작을
알리는 안내문으로, 1961년 1월 24일부터 12개월간의 코스로 진행되는 교육일정을 확인할 수 있다.

The Director of
the Anæsthesiology Centre Copenhagen

requests the pleasure of the company of:

_____ *Dr. Yung Seen Shin* _____

at dinner in Domus Medica, Kristianiagade 12,
on Monday 30th January 1961 at 19.00.

Informal   *R.S.V.P. No. 1200, Ext. 269.*

코펜하겐 마취학 교육센터에서 보낸 유학생 저녁 만찬 초대장(1961.01.30)

유학생들이 함께 하는 저녁 만찬의 초대장이다.

코펜하겐
마취학 교육센터

신정순이 덴마크에 도착했을 때 교육센터에는 전 세계 19개국에서 다양한 동기생(마취과 의사)들이 함께 교육을 받기 위해 합류해 있었다. 덴마크 현지 의사들도 해당 교육을 마치고 최종시험에 합격해야만 마취과 전문의 자격을 취득할 수 있었기 때문에 상당수의 인원이 있었고, 유학생들에 비해 최종시험에 훨씬 큰 부담을 갖고 있었다.

외국인 연수생들은 코펜하겐에서 대학병원을 중심으로 6개 병원(Copenhagen Rigs Hospital, Copenhagen County Hospital, Orth Opedic Hospital, Bispebjork Hospital, Kommune Hospital, Binsen Institute)에서 순환 근무를 하였는데, 오후에는 강의를 들었다. 물론 연수생들도 최종시험에 합격해야만 수료증을 받을 수 있었다.

그의 회고에 따르면 당시 덴마크 병원의 시설이 매우 현대화되어 있었고 각 과와 유기적인 협력이 이루어지는 것이 당시 한국과의 큰 차이점으로 느껴졌다고 한다. 그리고 교육 프로그램에는 개발도상국가에서 문제가 되는 결핵, 환경위생, (크라미디아)트라코마, 열대지방에서의 의학교육, 말라리아 퇴치, 감염관리, 인도에서의 기술원조와 같은 의료행정, 당뇨, 급·만성 설사 등과 일반 질병과 관련된 교육과

정까지 포함되어 있었다.

강의 안내 공지문(1961.03.06.)

당시 주로 후진국이나 개발도상국가에서 많이 발생했던 질병(결핵)이나, 환경위생 그리고 이를 지원하기 위한 의료행정 등을 모두 포함한 교육과정이었음을 확인할 수 있다.

1961년 수습 의원 업무 교대표

각 나라에서 참여한 마취과 의사들의 명단과 순환근무 계획표(병원로테이션 표)이다.

SUPPLEMENT

코펜하겐 마취학 교육센터

덴마크에 있는 '코펜하겐 마취학 교육센터(The Anesthesiology Center Copenhagen)'는 세계보건기구(WHO)에서 전문적인 마취과 의사를 양성시키기 위한 프로그램을 진행했던 기관이다. 당시 WHO는 '공공보건'과 관련하여 병원에서 환자의 생명을 살리는데 마취과 전문의가 필요하며 실질적으로 이들을 양성한다는 목표를 가지고 교육사업을 실시하였다.[1] 해당 교육센터 설립에는 국립의료원 마취과 초대 과장을 지낸 세카(Secher) 박사가 중요한 역할을 담당했다.

코펜하겐 마취학 교육센터는 1950년 오슬로에서 열린 스칸디나비아 마취학회 제1차 총회에서 마취과 의사들의 훈련을 후원하고 지원하기로 결정하면서 설립되었다. 당시 WHO에서는 간호, 수혈, 마취과로 대표되는 3가지 치료법의 지속적 개선이 수술능력 향상에 중요한 요소임을 강조하였고, 특히 마취 개선이 환자사망률을 감소시키는데 큰 영향을 미친다고 판단했다. 이러한 논의 결과, 마취학의 중요성이 강화되었고 덴마크 정부와 코펜하겐대학교 의과대학이 유럽 간 프로젝트의 일환으로 1년 과정의 마취의 교육을 위한 교육기관을 설립했는데 이곳이 바로 코펜하겐 마취학 교육센터였다.

WHO의 지원으로 운영되었기 때문에 영국과 미국에서 국제 최고 수준의 교수들이 부임해 강의를 담당했고, WHO가 교육 및 장비의 지원 이외에도 교육생들을 위한 펠로우십을 제공했다. 코펜하겐 마취학 교육센터는 덴마크 내의 마취과 전문의에 대한 교육과 해외 유학생들의 교육을 모두 담당했는데, WHO에서 정한 각국의 의사들이 연수생으로 참여하였다. 설립 초기에는 교육프로그램의 약 95%가 이론강의로 구성되었지만, 10년 후에는 이론강의의 비중을 50% 아래로 낮추었다. 그리고 최종시험에 합격해야만 졸업장을 받을 수 있었는데, 최종시험은 당시 코펜하겐대학 의과대학 교수진이 출제하였고, 합격자는 학장이 서명한 졸업장을 받을 수 있었다. 또 졸업 이후에도 '리프레셔 강좌

(refresher course, 보수교육)'를 추가로 제공하여 교육 효과를 높이는 프로그램도 진행하였다.[2]

WHO 펠로우십 수강생 선발조건은 기본적인 영어 의사소통 능력이었는데 모든 수업을 영어로 진행했기 때문이다. 국제적 선발기준으로는 의대 졸업 후 2년간 의료연수 및 마취과에서의 1년간 교육경험이 최소 조건이었다. 그러나 일부 교육생들은 자격이 미달하는 경우도 있었다.[3] 교육과정은 외국 컨설턴트를 초청해 이론교육 일부를 담당하게 하고, 병원 간 순환근무를 통해 실무 교육을 진행했는데, 코펜하겐의 8개 병원에서 1년간 교육을 제공했다. 교육생들은 보통 한 병원에서 약 6개월, 다른 여러 병원에서 짧은 기간을 교육받았다. 덴마크 연수생의 경우에는 전문인력 양성과정으로 진행되었기 때문에 1년 동안 같은 병원에서 교육받기도 했다. 교육프로그램 이외에도 다양한 문화프로그램뿐만 아니라 기초과학기관에서의 특별시연, 타 과정 실험실·병원·약물·의료가스·마취제 생산공장 등의 견학도 제공되었다. 또한 방문 연수생과 덴마크인 강사들이 함께 여러 덴마크 지방병원을 견학하기도 했다. 교육프로그램은 기초과학(주로 생리학과 약리학)의 통합을 목표로 하였고, 마취과 전문의의 전체 책임 범위, 즉 수술실에서의 기술과 숙련도, 효율적인 소생 및 상해 서비스, 수술실 외부의 상담, 의식을 잃은 환자, 중독 환자, 소아마비나 파상풍 환자, 그리고 집중 치료가 필요한 환자 등에 대한 교육을 진행했다.[4]

이처럼 당시 코펜하겐 마취학 교육센터는 세계적으로 절대 부족한 마취의사 양성을 위해 WHO에서 주관한 마취의사 연수교육이었고, 한국

에서도 모두 10명 이상의 마취의사가 파견되어 교육을 받았다.[5]

출처:

1 ANDERSEN E. WAINO, W. DAM, E. HUSFELDT, B. IBSEN, J. KIRCHHOFF, H. RUBEN and O. SECHER, "ANESTHESIOLOGY CENTRE COPENHAGEN", Danish Medical Bulletin(vol.8, no.3), 1961, pp.93~96.

2 ANDERSEN E. WAINO M.D., "THE ANESTHESIOLOGY CENTER IN COPENHAGEN", Anesthesia & Analgesia(Vol. 46, Issue 1), Jan 1967, p.142.

3 ANDERSEN E. WAINO M.D., Ibid, pp.142-146.

4 ANDERSEN E. WAINO M.D., Ibid, p.143.

5 대한마취통증의학회 홈페이지 학회 역사(2021.01.23. 접속) (http://general.anesthesia. or.kr/contents/info/info3_sub.php?info_s=1)

전반기 교육
프로그램

KØBMAGERGADE 49
KØBENHAVN K

TELF. CENTRAL 2455
POSTGIRO 3457

ARNOLD BUSCK

INTERNATIONAL BOGHANDEL · PAPIRHANDEL · ANTIKVARIAT

GRDL 1896

January 1961

Dear Dr.,

This is a list of the books you will receive from the WHO
as part of your fellowship:

Comroe,J.H. & al.: The Lung
Duncum,B.M.: The Development of Inhalation Anaesthesia
Foldes,F.: Muscle Relaxants in Anesthesiology
Goodman & Gilman: The Pharmacological Basis of Therapeutics
Hewer,C.L.P.: Recent Advance in Anesthesia
Lassen,H.C.A.: Management of Life-Threatening Poliomyelitis
Macintosh,R.R. & W.W.Mushin: Physics for the Anesthetist
Moore,D.G.: Regional Blocks
Natof,H.E. & M.S.Sadove: Cardiovascular Collapse
Saklad, Meyer: Inhalation Therapy and Resuscitation
Tovoy,G.H.: Technique of Fluid Balance
Wright, Samson: Applied Physiology
Wylie,W.D. & H.C.Churchill-Davidson: A Practice of Anesthesia

The two titles marked E are expected in a new edition this
spring and will be delivered then.

The remaining titles are out of stock from the publishers,
but will follow later this month.

If you already have some of the above listed books, we shall
be pleased to change them with others.

Yours sincerely

A R N O L D   B U S C K
International Booksellers

유학 중 WHO에서 지원해 주는 서적 목록 안내문(1961.01)

지원 서적 목록을 살펴보면 교육센터에서 기본적으로 마취환자 관리에 필요한 당시의 최신판 교과서들을 제공해 주었던 사실을 확인할 수 있다. 이 교과서 리스트를 살펴보면 당시의 교과과정을 쉽게 파악할 수 있다. 수술하는데 필요한 마취와 관련된 기초의학(약리·생리·폐 기능)·호흡기학 및 마취과 교과서들이 포함되었으며, 마취와 직접적으로 관련된 전공과목으로 교육이 진행되었다. 그 당시(1960년 초반)의 환자 진료수준을 감안한다면 전혀 손색이 없는 교육을 받았던 것을 알 수 있다. 당시에 이런 교과과정과 교과서를 체계화한 것은 스칸디나비아 마취과 학회와 WHO에 의해서 세워진 마취학 교육센터의 성과였다.

결과적으로 신정순은 스웨덴 마취과 의사인 노던(Nordern)으로부터 1년여 동안 개인 수련을 받고 마취 실무만 6년간 하다가 WHO에서 주관하는 체계적인 마취과 전문의 교육과정과 여러 종합병원 마취과 순환 근무를 경험한 최초의 한국인 마취전문의가 될 수 있었다.

1월 말부터 본격적인 교육이 시작되었다. 1월 25일 오전에 진행된 순환근무에서 폐절제(pneumonectomy) 수술에 참여했고, 30일에는 국립의료원 마취과 초대 과장으로 신정순과 친분이 깊은 마취학의 선구자 세카(Secher) 박사의 마취의 역사(History of Anesthesia) 강의가 진행되었다. 2월에는 영국 옥스퍼드대학으로부터 파견된 닥터 엡스타인(Epistein)의 흡인성 마취제에 대한 강의를 들을 수 있었다. 신정순의 서신에 따르면 의무적으로 치러야 하는 시험에 대한 걱정이 많았다. 아무래도 영어 수업과 과제 등을 수행하는 데 많이 긴장한 것 같다. 영어로 소통하는 것에 큰 문제는 없었지만 영어로 진행되는 수업을 듣고 영어 교과서로 공부를 하는 것은 처음이어서, 시험에 탈락하면 교육과정을 이수할 수 없다는 점에 많은 부담감을 느꼈던 것 같다. 또한 최신 선진기술로 만들어진 병원에서 덴마크의 젊은 마취과 의사들이 잘 훈련된 모습을 보여주어 경탄을 금치 못했다고 한다.

EPISODE

유학을 시작한 지 2개월 만인 1961년 3월 17일 닥터 헤거(Heger)가 자신이 마취과장으로 있는 노르웨이 병원에서 교육과정이 끝나면 몇 개월 더 일하지 않겠느냐는 제안을 했다. 신정순 입장에서는 유럽에서 계속 공부하면서 경험을 쌓을 수 있는 좋은 기회였다. 시설이 좋고 배울 것이 많은 곳에 추가로 머물 수 있는 기회가 생겼기 때문에 혹시 가능하다면 남편도 함께 이곳으로 올 수 있도록 방법을 찾아보고 싶었다.

하지만 이러한 제의를 쉽게 수락할 수 있는 상황은 아니었다. 남편도 당시 한국에서의 상황이나 가족들 그리고 주변 분들도 생각해야 한다는 점을 상기시켰다. 남편이 보낸 편지에서는 고국과 자신의 여러 가지 사정을 고려하지 않는다는 섭섭함이 묻어난 문장들을 확인할 수 있다. 그리고 그 역시 하루빨리 집에 가고 싶다는 것이 솔직한 심정이었기에 헤거(Heger)에게 미안한 마음을 여러 번 전했다. 아쉽게도 결국 여러 가지 사정을 고려하여 유학기간을 연장하여 노르웨이에 가려는 마음을 접게 된다.

만약 신정순이 노르웨이로 갔다면 어떤 삶이 펼쳐졌을까 잠시 상상해 본다.

3월부터는 본격적인 시험일정이 신정순을 맞이했다. 4개월 후인 7월에는 O/X 시험형식으로 100문제를 푸는 시험을 봐야 한다는 안내를 받았고, 수시로 여러 가지 시험(3/24, 4/7)을 치뤄야만 했다. 매번 시험을 준비하면서 많이 긴장하고 스트레스를 받았다. 아무래도 WHO가 주관하는 체계적인 교육과정으로 일반적인 대학 과정보다 압축적이고 강도 높은 프로그램들로 교육내용이 구성되어 있었기 때문으로 사료된다. 마취과 센터 본부와 병원 순환근무를 병행하는 교육이 계속되었다.

한편 중간 휴가와 같은 휴식 시간도 제공되었는데, 바로 교육생들을 위한 버스 여행 프로그램이었다. 교육생들에게는 덴마크를 여행하고 견학할 수 있는 기회가 제공되었는데, 5월 29일부터 6월 3일까지 7일간의 여행은 교육생들끼리 친분을 쌓을 수 있는 기회가 되었다. 비교적 타이트한 여행 일정으로 신정순은 많이 피곤했지만, 스웨덴의 닥터 몰스태드(Dr. Mollestad)가 기다린다고 세카(Secher) 교수가 손수 운전을 해서 데리고 다녔다고 한다.

Schedule for the bus trip:

First Day:
29. May.
All participants must meet at Rigshospital (main entrance in Blegdamsvej), Monday the 29th of May, 1961 at 6,3o a.m. We will proceed immediately to Hundested where we must arrive not later than 7,55 to catch the ferry to Grenå. From here we drive through Mols Bjerge to Randers where we will have lunch. Then we continue through Viborg and past Hald lake to Herning. Here we stay over night at hotel Eyde. We are invited to dinner at the hospital.

Second Day:
3o.May.
We leave Herning early and make a detour propably to Hjerl hede or Spøttrup castle and then to Holstebro, where we will have lunch. From here we go over Oddesund along the coast with detours to different places and then we stay over night at Svinkløv Badehotel where we will have dinner.

Third Day:
31. May.
We go from Svinkløv along the coast, and on the way we will if possible have a picnic, in the dunes. Then we proceed to Hjørring, where we will stay during the night and have dinner at the hospital.

Fourths Day:
1. June
From Hjørring over Lindholm hills to Aalborg where we have lunch. From Ålborg we proceed over Rebild hills to Skive where we stay over night and will have dinner at the hospital.

Fifth Day:
2. June
Start from Skive early in the morning. We go over Jellinge to Vejle for lunch. From Vejle we go either over Fredericia or Kolding to the Lille Bælts bridge and Odense where we stay over night. Dinner will be served at the hospital.

Six Day:
3. June
We leave Odense early and cross the Great Belt to Slagelse where we will take lunch.
We should be back in Copenhagen in the late afternoon.

Important:
We advise you to bring along: Sunglasses, raincoats, bathing costumes, one small piece of luggage (please!), and a benevolent smile.

In all hotels we have reserved double rooms (to save Money) - so kindly select your sleeping partner at your early convenience.

유학생 버스 여행 계획표(1961.05.29.~1961.06.03)

학업 이외에도 다양한 견학·체험 프로그램이 제공되었고 이를 통해 많은 것들을 눈으로 보고 확인할 수 있었다.

후반기 교육
프로그램

짧은 휴가(여행)를 마치고 6월부터는 후반기 교육이 본격적으로 진행되었다. 이제부터는 다양한 의료 관련 시설에 대한 견학 기회도 제공되었다. 6월 20일에는 LEO라는 제약회사를 견학했고, 이후 원자력병원, 플라스틱 의료용품 공장 등 다양한 시설을 살펴보았다. 7월에 유명한 칼스버그 맥주 공장을 견학했는데 술 좋아하던 남편 생각이 나기도 했다고 한다. 7월은 여름 휴가철이라서 병원에서는 상대적으로 일이 없었지만 시험과 과제가 많아서 준비하느라 바쁜 시간을 보냈다.

틈틈이 강의를 진행하는 교수님 집에서 열린 칵테일 파티에도 참석하고 바쁜 시간을 보냈지만 5개월 후에 돌아갈 집 생각, 고향 생각, 가족 생각으로 가득했다. 7월까지 세카(Secher) 교수가 근무하는 코펜하겐 대학병원에 근무했고, 8월부터는 코펜하겐 지방병원으로 근무지를 변경했다. 이전까지 써보지 못한 큐라레(curare, 식물에서 추출한 독소로 신경과 근육에서 전기전달을 차단하는 원리로 근육을 이완시킨다고 알려져, 근이완제로 사용되었음)를 사용해 보면서 새로운 자극과 흥미가 생겼다고 한다. 하지만 8월에도 매번 실시되는 시험이 그를 긴장 상태로 유지하게끔 만들어 주었다. 병원에서는 승모판막 협착증 수술(mitral stenosis)에 들어갈 기회가 있었는데 혈압과 심박 변동이 너무 많아서 십년감수했다고 한다.

9월 초에는 스웨덴 스톡홀름에 갈 수 있는 기회가 생겨서 닥터 몰스태드(Dr. Mollestad)와 만나 이것저것 상의하였다. 스웨덴 적십자병원 시절 함께 근무해서 오래전부터 친분이 있는 지인들을 만날 수 있었다. 여러 병원을 방문할 수 있었는데 그곳의 병원들은 공장처럼 체계적으로 움직인다는 인상을 받았다고 한다. 업무분담과 환자처리 스케줄이 일사불란하게 처리되는 것을 느꼈다. 그리고 잠깐이지만 스웨덴을 둘러보면서 '스웨덴은 잘 살고, 덴마크는 살기 좋은 곳'이라는 생각이 들었다. 여러 면에서 스웨덴이 훨씬 발전하고 화려한 느낌이 있었지만, 살아가는 데는 덴마크가 더 좋았던 것으로 보인다. 그리고 9월에도 역시 매월 진행되는 시험을 걱정하지 않을 수 없었다.

10월 중순에는 6세 어린이 환자 마취를 하게 되어 무사히 기도삽관(intubation)하고 나니 간호사들이 자신의 빠른 처치에 매우 놀랐다고 한다. 또 해당 수련병원에는 이전에 한국에 왔었던 간호사들이 많이 있어서 분위기가 매우 좋았다. 10월 새로 로테이션하는 병원에는 매우 무서운 과장이 있다는 소문이 있었다. 신정순도 상당히 긴장하고 출근했으나 과장은 생각보다 무섭지 않았다고 한다. 다만 어린아이 같은 변덕스러운 면이 좀 있었지만 매우 훌륭한 지도를 해주었다.

이 병원에서는 펜토탈(pentothal)은 전혀 쓰지 않고, 사이클로프로페인(cyclopropane)과 플루오세인(fluothane) 또는 할로세인(halothane)이라는 가스를 사용해 환자를 마취했다. 이 마취제는 혈압이 2~3분 내에 30~40씩 갑자기 떨어지기 때문에 약 30여 가지 규칙을 꼭 지켜야만 했고 이것을 지키지 않으면 과장의 고함 소리가 하늘을 찔렀다. 해당 마취제는 매우 조심해서 사용해야 하므로 지켜야 할 것이 많았지만 이것만 잘 지키면 환자는 안전했기 때문에 만약 조금이라도 규칙을 어기면 과장의 호통 소리가 하늘 끝까지 올라갔던 것이다.

10월에는 다른 견학코스로 인슐린 연구소(insulin laboratory)를 방문했다. 10월 말과 11월 초에는 기관지 내시경 검사 코스(bronchoscopy course)가 있어 다른 병원에 가서 집중적으로 배울 수 있었다. 다만 다양한 것들을 보고 배울 기회는 많은데 과연 한국에 돌아가서 써먹을 수 있을지 어떨지는 모르는 상황이었다. 하지만 선진국에서 하는 것을 보고 배웠으니 장차 도움이 될 것이라는 생각에 적극적으로 배움에 임했다. 외과로도 파견을 가야 했는데 이것 또한 많은 도움이 되었다.

큰 수술에 참여하거나 상태가 나쁜 환자를 대할 때마다 손이 느린 외과의사와 일하면 힘들다는 점을 다시 한번 절감하였다. 사이클로프로페인(cyclopropane) 사용과 수분, 전해질 및 산-염기 균형(fluid, electrolyte and acid-base balance)을 확실히 공부하는 기회가 되었다. 11월이 되어 교육기간이 마무리되어 가는 시점이 되자, 일도 하면서 시험도 봐야 하고, 책도 봐야 하는 복잡한 일상에 잘 적응하게 되었다. 매우 복잡하고 바쁜 일정이었지만 지난 1년간 많은 것을 배웠다는 생각이 들었고, 업무의 강도는 NMC 정도 되는 것으로 느껴졌다고 한다.

하지만 누군가 공부 많이 했냐고 물을 때마다 심란한 감정이 들었다고 한다. 본인 스스로가 지급된 교과서를 "겨우 세 번씩밖에 읽지 못했다"고 하면서 '적게 읽은 것은 아니지만 완벽히 외우지는 못한 것'에 대한 불안감이 있었다. 또한 단상에서 영어로 발표하는 시험에서는 영어를 통한 의사표현력이 부족하다는 생각을 절감했다.

특히 사회주의권 국가에서 온 사람들은 표현력이 좋고 사람들 앞에 서서 어떻게 시간을 보내는지 잘 아는데, 한국에서 이런 발표 수업이나 구술시험을 경험해 보지 않았던 신정순은 영어 발표시험이나 토론 수업은 익숙하지 않았다.

그럼에도 이 나라에서는 환자들이 여의사라고 무시하거나 경시하는 편견이 없고 동등하게 존중해 주는 점이 좋았다고 한다. 간호사들도 공적인 자리에서는 의사들 말에 순응하는 모습을 보여주어 당시 한국과는 다른 여의사의 위상을 세삼 실감했다.

마지막까지 최종시험과 주기적으로 진행되는 시험 및 과제를 준비하느라 바빴다. 최종수료시험을 준비하느라 한 달간은 정신없이 보냈는데 최종시험에 합격해야만 수료증서를 받을 수 있기 때문이었다. 1년이 결코 짧지 않은 기간이기는 하지만 사람의 생명을 다루는 공부이기에 충분한 시간은 아니라는 생각이 들었다고 한다. 당연히 1년 만에 마취학 및 서구 선진의학을 모두 배울 수는 없었다. 하지만 최대한 많은 것들을 배우려고 노력했다. 11월 20일에는 유학 와서 지금까지 해본 수술 중에 가장 큰 수술을 맡았지만, NMC에서 항상 했던 수술 정도여서 크게 긴장하거나 걱정되지는 않았다고 한다. 인공심박조율기(pace maker) 삽입수술에도 참관했다.

그 사이에 카벡(Carback) 부인의 소개로 또 다른 신식 병원에 견학 갈 수 있었고, 거처하는 하숙집이 좋지 않다고 하자, 새로운 집을 소개해 주기도 했다. 그러나 이제 귀국이 얼마 남지 않아 번거로워 사양했다.

12월부터 새로운 병원으로 파견을 갔는데, 스칸디나비아 세 나라 중 가장 큰 정형외과가 있는 곳이었다. 이곳에서는 신생아 교환수혈을 배울 수 있었다. 그리고 최종시험 준비로 걱정이 많았지만, 필기 시험에서는 다행히 누구나 알아야 하는 문제들이 나왔다고 한다. 그런데 예상대로 구술시험은 매우 까다롭고 어려웠다. 물론 그동안 열심히 준비한 결과로 시험에 무사히 합격할 수 있었다.

신정순은 1년간의 교육과 시험을 마치고 유학 생활을 정리할 수 있었다. 12월 20일 한국으로 보낸 마지막 편지에는 리프레셔 강좌 (refresher course, 보수교육)가 새로 생겨 다음에 또 올 수 있기를 희망하였고, 남편도 좋은 곳에서 유학하기를 바라는 마음이 잘 드러나 있었다.

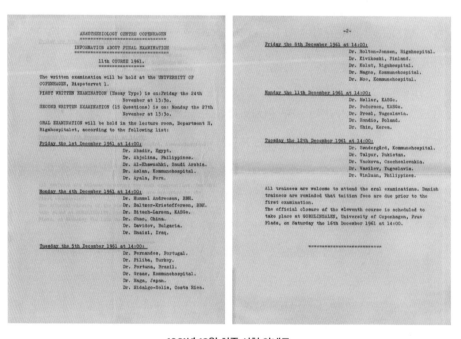

1961년 12월 최종 시험 안내문

시험을 한 번에 치르지 않은 것은 필기시험 외에도 심층 구술면접시험이 포함되어 있었기 때문인 것으로 보이며, 반드시 시험에 합격해야만 수료증이 발급되었다. 신정순을 포함하여 유학생들 모두에게 쉽지만은 않은 엄격한 유학 코스였다.

Diarrhea disorders

Diarrhea is not a disease. It is a symptom (or a syndrome) characterized by increased frequency and decreased firmness of bowel movements. It may be caused by many diseases, some very serious. Diarrhea is due to the rapid transport of intestinal contents. The excessive motility is in any case due to one cause or another - irritation. And this irritation can be either mucosal or neuromuscular.

Diagnosis

A careful history is important. Diarrhea is often but not always accompanied by cramps and tenesmus. Frequent liquid stools result in rapid dehydration and loss of weight and strength and often nervous depression. Frequent liquid, irritating stools cause more or less anorectal discomfort, excoriation, edema and the development of pruritus.

- 1 -

Seen Jr. (An dept)

---

fissures and hemorrhoids.

Acute diarrhea

are as well known, mostly caused by food poisoning (or other poisoning) and acute infections. Or it may be the beginning of a chronic disease with diarrhea. Most acute, the diarrhea is mostly self limiting, lasting only a few days and requires no specific treatment(as in food poisoning). Of course they are many exception from this general rule. Dehydration and shock for instance in severe cases requiring adequate treatment with fluid and electrolytes and drugs also (Salmonella infections, cholera).

Our purpose is not to discuss the diagnosis and treatment of acute diarrhoea. Our subject should be the chronic conditions with diarrhea.

When the history tells us that the condition is chronic, a prompt and complete study is essential to determine its cause and to institute appropriate therapy.

Physical examination

In general, dehydration, emaciation, pallor and general weakness may be more or less marked. A careful examination from head to foot, should be done in every case to discover any of the causes mentioned before or to rule them out. No system should be neglected, nothing taken for granted. Abdominal examination may show no abnormal findings, may disclose distension, tenderness, muscle guarding or actual rigidity and evidence of a mass or acute adiposity. The finding of a mass will be significant. Careful rectal examination and proctoscopy with or without biopsy may show only the effects of the diarrhea or may show the cause, such as a neoplasm, lymphogranuloma, bacillary dysentery, amoebic ulcer or ulcerative colitis. Neurological examination is necessary.

Special Diagnostic Procedures

Laboratory examinations

Blood: leucocytosis and increased sedimentation rate in acute infections, eosinophilia in parasitosis and allergy, the characteristic findings (eosinophiles counts, hyperaemiccis in renal damage, hypoglycemia in diabetes, positive cultures in septicemia, are not a few significant findings.

- 2 -

Urine: pyuria, hematuria, glucosuria, bilirubinuria and urobilinogenuria are important findings.

Function tests: Renal, hepatic, pancreatic, cardiac, thyroid and adrenal may be of help.

Functional gastric analysis: Achlorhydria ?

Stool examinations: Repeated examinations of stools is imperative in any case, acute or chronic. Note the physical characteristics of the stool (liquid, soft, mushy). Pea soup stools in typhoid, rice water stools in cholera, blood and pus in bacillary dysentery. Bloody result in stools in amoebic dysentery and frequent, bloody discharges, often without feces, in ulcerative colitis and cancer. The color varies in different conditions: Normal, ones brown in early diarrhea, green ones rapid peristalsis (piles), red from fresh blood, black stool of tarry consistency due to blood from the mouth to the duodenum, light gray, clay colored stool of jaundice. Black from iron and some berries, red from beets or tomatoes etc.

Adulterants:

Blood: Black from bleeding anally; red and mixed with feces from the ileum and proximal colon, bright red and smeared on the outside of the stool or in clots from the rectum and sigmoid, or bright red and seen only on the toilet paper from the anal canal.

Mucus appears in all diarrheal stools. It may appear as a coating in less formed feces, as small, jelly like masses mixed with feces, or in the form of strings or pieces of membrane. Pus may be mixed with feces and hard to differentiate from this feces, except under the microscope, or may be mixed with blood and mucous.

Fat is excessive amounts will appear as a result of two principal causes: failure of digestion and failure of absorption, usually a combination of both.

a. In failure of digestion by pancreatic juice or insufficient quantities of bile - as in obstructive jaundice - neutral fat can be recognized by Sudan III stain, which stains the globules a deep red. The stools are badly cut buttery or oily and on standing may show conglomerated fat on their surface, like a gravy.

The stools of cases of malabsorption are homogenous and gassy and, owing to in failure of fat digestion, show mostly fatty acids and soaps on microscopic examination.

Parasites: DISCOVERING of the specific parasitic organism or organisms

- 3 -

---

having infected the patient depends usually upon careful, repeated stool examinations. Fresh specimens obtained by proctoscopy are particularly valuable, parasites, their ova or cysts may be found out, in the case of amoebae cultures can be grown. In some cases agglutination and complement fixation tests are reliable. In some skin tests may be helpful. It must always be borne in mind that multiple infestations may occur and that therefore the finding of one parasite is not the signal for stopping the study.

Odor of stools is usually not characteristic, although some odors are suggestive (foul in steatorrhea, putrid from cancer).

Roentgenologic examination: may be necessary in a search for parasites, in cytological studies (cancer cells), pus and red blood cells, cancer, starch granules (stained blue, with iodine), meat fibers (with transverse striation), fat globules and fatty acid crystals (Sudan).

Proctoscopy and X-ray examination

In any chronic case of diarrhea a complete gastro-intestinal study should be made. Barium enema should be done first, to rule out neoplasms of the colon, intussusception or other obstruction, diverticulitis or colitis.

TREATMENT

Empirical symptomatic treatment of patients with chronic diarrhea should be avoided, if possible, since it may disguise the symptoms and signs of a serious condition, such as acute appendicitis, diverticulitis or cancer.

Causative treatment is most important. Specific care of any or all of the diseases mentioned is being causes of diarrhea should be thoroughly carried out. Some of them require only medical treatment, others surgical. When parasites have been identified, suitable parasiticides are indicated.

In bacterial infections sulfonamides or antibiotics, tested beforehand to determine their effect upon the specific bacteria should be used. But antibiotics should be used cautiously, because they themselves may cause diarrhea.

In virus infection the treatment must be largely symptomatic, since no causative agent to destroy viruses is known. Otherwise in any cases the most important consideration is the diet. This should be well balanced and nutritious, should contain no food to which the patient is allergic and should be fortified with vitamins and minerals. And - of course - the

- 4 -

---

diet must be modified according to the indications for the disease causing the diarrhea.

- 5 -

Causes of chronic diarrhea

1. Infections:
   a. Salmonella
   b. Bacillary dysentery
   c. Typhoid fever
   d. Tuberculosis
2. Parasitic diseases:
   a. Amoebiasis
   b. Clonorchiasis
   c. Shistosomiasis
3. Tumor diseases (colon-rectum):
4. Allergic diseases:
   a. Ileitis regionalis
   b. Ulcerative colitis (proctitis)
   c. Drug allergy
5. Intoxications (laxatives, As, Hg, PAS)
6. Radiation injury
7. Autointoxications (uremia)
8. Endocrine disorders (Addison's disease, thyrotoxicosis)
9. Malnutrition:
   a. Starvation
   b. Avitaminosis (Pellagra)
   c. Malabsorbtion (Achlorhydria, gastrectomy, pancreatic
      disease, sprue)

**유학 중 의학교육 관련 자료
(기타 교육 관련 팸플릿)**

그 밖에 개발도상국에서 흔히 접하는 보
건문제와 관련한 교육 및 해부학, 생리학
관련 노트 목록을 확인할 수 있다.

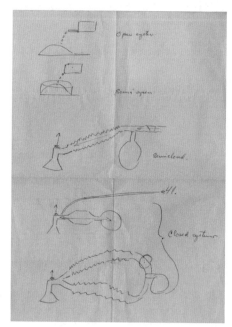

**유학 중 교육내용에 대한
필기 자료**

Z - plasty   Z - plastic operation

Z - 成形術

Z plasty 之 术後瘢痕牽引拘縮 満足 矯正之 成形手術

It should have first consideration in planning the correction of scar contractures & misplaced tissue anywhere on body surface ---- Smith

History :- Denonvilliers 1856 ·· Sero-pin
　　　Piochand　1896 :- Aqvillary & other contractures.

Principle :-
　　지방이지는 皮下組織을 三角面에 끝고 動脈血管網에지 가진 皮辨 成形 術 及 바꾸어드린다

Indication :-
　　1) Scar contractures anywhere
　　2) Tissues misplaced and healed "out of line"
　　　(Lips · eyelids · angles of mouth · neck · wrist fingers)
　　3) Transfer of pathologic tissue to a point where it can be manifestly excised without deformity: introduction of normal skin for subsequent excisions
Time of operation :-
　　Time is great healer

---

massage, heat, light, and so on 等로 local therapy 를 繼走. 鬦이가되 疼痛 여러 흉한 肥厚한 organization 이 saturation 되있니하면 手術가 52 주足 後적絶된 時機 기다려보겠이었다. 이外 瘢痕의 臺조라고 三角瓣의 尖端에 壞死이 起하기쉬운것도 차足 되하시 기다린之.

Thick (Deep & wide) scar mass에 Scar 조직을
血管供給 血行, 瘢痕人 組織의 不取住에의 加除後之 tissue가 soft 하게 瘢痕의 伸張으로 手術하여도 壞死된것之니之 正 wound 도닫之니之

Length & Angle :-
中央線에 上下 斜方가 의 瘢痕部 角度를 定한다.
이此, 横의 斜方의余部縮의 이전한 角度 30 内지 60°
瘢痕, 浅瘢之 果善之 1) thickness of flaps & which are width 2) location & size of contracture
unequal scar之 짧것之 30 이상 角度 때운다.
length.

Application :-
　　1) Put the scar on tension
　　2) Place critical number on greatest tension   elevation &
　　3) Place scar with 60°
　　4) Incision avoiding sharp angle

---

5) Under running
6) Control all bleedings
7) Transpose flaps
8) Stitch without tension

Modifications :- 1) Z plasty
　　　　　2) multiple Z plasty

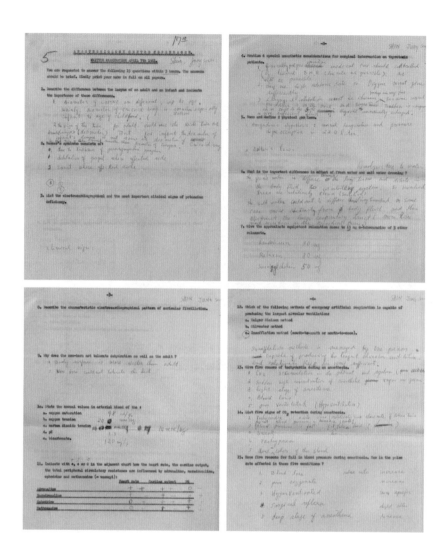

유학 중 시험 답안지 작성 내용

이상의 유학 교육 프로그램의 내용을 통해서 알 수 있는 점은, 당시 국내에서 아직까지 마취과가 일반적이지 않던 상황에서 비록 1년의 교육과정이지만 당시로써는 최첨단의 마취과 수련과정을 경험할 수 있었다는 사실이다.

덴마크에서의
생활상

마취학 교육센터에서 진행된 교육내용 이외에도 머나먼 이국땅에서 낯선 경험을 하면서 생활했던 유학생의 고충도 당시 편지들을 통해서 자세히 알 수 있었다. 해당 에피소드들을 여기서 잠깐 살펴보자.

영어:

신정순의 편지에 자주 등장하는 것은 영어공부에 대한 중요성을 강조했던 일이다. 1월 21일 편지에서부터 남편에게 "영어공부 많이 하시라"라고 당부하였다. 모든 수업이 영어로 이루어졌고, 구술시험 등으로 영어발표 능력이 당시 한국에서 생각했던 것 이상으로 뛰어나야 할 필요가 있다는 사실을 새삼 느끼게 되었기 때문이다. 남편에게 영어학습을 당부했던 것은 이러한 경험에서 나온 것으로 보인다. 언제 어떤 기회가 올지 모르고 외국에 나가서는 볼 것이 많으니 그때 영어공부까지 하려면 시간이 부족하다고 하였다. 특히 기초를 다질 수 있는 책을 많이 읽고, 물리학이나 생리학 공부를 많이 하여 기초를 튼튼히 할 것을 강조했다.

음식:

신정순은 유학 초기에는 현지 음식이 입에 맞지 않아 고생했다. 점심은 병원에서 저녁은 주로 사먹게 되었는데 감자만 먹으니 속이 이상하고 편하지 않았다. 아직 부엌을 쓸 수 있는 방을 구하지 못해서 여러모로 절약하기가 어려웠다. 쌀밥을 일주일에 두 번씩 먹어야 괜찮을 것 같다는 생각이 들었고, 가져온 고추장이 먹고 싶었으나 먹을 기회가 없어서 아쉬웠다. 다행히 싸온 김치 국물에 밥을 말아 김에 싸서 먹으면 며칠은 살 것 같았다고 한다. 김을 많이 가져오지 않은 것을 후회하기도 했다.

유학 온 지 두 달이 되어가던 3월에 일본인 의사가 알려줘서 간장을 사와 밥에 비벼 먹었는데, 확실히 서양의 음식보다는 쌀이 입맛에 맞았다. 그리고 아껴두었던 집에서 가져온 고추장을 상추에 싸 먹는데 그 맛이 일품이었다고 한다. 고추장이 아주 귀한 것이라 아껴 먹을 수밖에 없었다. 이런 생활이 가능해진 것은 집을 이사하여 식사를 해먹을 수 있었기 때문이다. 여름이 가까워지자 방값이 비싸져서 걱정되기도 했다.

식사를 만들어 먹을 수 있게 되어 닭을 사다 푹 끓여 먹었다. 그가 결혼 후 그러니까 유학 1년 전에 입덧이 심해 유산을 한 적이 있다. 그래서 좋아하지는 않지만 몸을 위해 닭을 사다가 자주 끓여 먹었다고 한다. 8월에는 닭을 두 마리 사서 밥을 지어 주인집 할머니에게 한국식 닭곰탕을 대접해 드리기도 했다.

아버지의 편지

일본인 의사를 만난 이야기 때문인지 그의 부친 신영상은 일본인 의사
와는 잘 지내는지 궁금해 하셨고, 절대로 지지 말라고 당부하셨다고
한다.

"남을 원망하고 시기하는 우리의 근성을 우리는 하루 속히 버려야 하
고 눈앞의 작은 이익을 탐하지 말고 감사할 줄 알아야 희망이 있다"고
편지에 쓰여 있었다.

의복:

급하게 유학 준비를 하느라 당분간 입을 겨울옷은 있지만 철이
바뀌면 입을 옷이 없는 상황이었다. 2월이 되자 에란티스(eranthis)라
는 꽃이 피었는데 이 꽃이 피면 겨울이 가는 것이라고, 현지인들이
이야기 해주었다. 3월이 되자 계절이 바뀌었고 옷을 장만해야만 했
다. 치마, 블라우스, 스웨터를 샀는데 당시 한국 돈으로 거의 삼만 환
이라는 큰 돈을 지출해야 했다. 앞으로 책도 사야 하고 양장(洋裝) 한
벌과 코트를 장만할 계획인데 돈을 아껴 써야겠다고 다짐했다.

7월에도 새로운 계절의 옷이 필요했다. 다행히 집주인이 옷가게
를 소개해 주어, 너무 싼 것은 아니고 중간 정도 되는 옷을 사 입을까
계획했다. 세일을 하여 양장을 살까 하였지만 수중에 돈이 넉넉지 않
아서 양장은 살 수가 없었다. 집주인이 양장 원단을 사가지고 한국에

서 가서 옷을 지어 입으라고 알려줘서 그렇게 할까 고민도 했다. 덴마크 사람들도 검소해서 옷을 오래 입는 편이었다. 여름이었지만 세일하는 양털 코트를 샀는데, 훗날 귀국해서 오랫동안 입을 수 있었다고 한다(남편도 회색보다는 밤색으로 잘 샀다고 회신해 주었고, 딸 김애리 교수도 그 밤색 코트를 본 기억이 있을 정도로 오래 아껴 입었다).

EPISODE

신정순은 먼저 유학 온 동료 의사 중 한 명이 차갑게 대하는 것에 영문을 몰라 안절부절했는데, 알고 보니 자신은 직장을 그만두고 왔는데 그는 장학금을 받고 와서 질투했던 것이다. 신정순은 마음이 불편할 수밖에 없었고, 새삼 '여자의 질투보다 남자의 질투가 훨씬 혹독함'을 알았다고 한다.

집(주거 생활):

앞서 잠깐 언급했지만 당시 셋방 구하기가 쉽지 않았는데, 월세도 비싸고 특히 주방을 쓸 수 있는 셋집은 찾기 어려웠다. 3월이 되어서 식사를 준비할 수 있는 주방이 있는 집으로 이사갈 수 있었다. 새로 이사한 집에서는 스토브로 난방을 하였는데, 이런 기계가 익숙하지 않아서 여기저기 화상을 입기도 했다. 집이 아주 마음에 들어서 남편과 같이 있으면 참 좋겠다고 편지에 쓰기도 했다. 그러나 월세가 비싸서 한 달이나 두 달 후에 싼 집으로 옮기고 싶은 마음이 들었지만 주인이 친절하고 9살짜리 딸이 너무 귀여워서 그대로 살고자 했

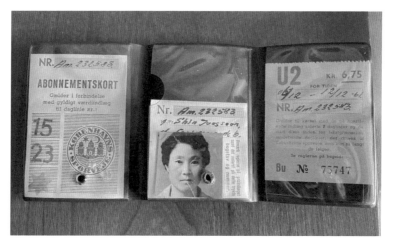

코펜하겐에서 출퇴근 시 사용한 교통권이다

다. 현지 물가로도 월세가 매우 비싸다는 사실은 세카(Secher) 교수가
알려줬는데, 국립의료원에서 함께 근무했던 세카 박사와는 7월까지
코펜하겐에서 같이 일했다.

그래도 집에서 식사를 해먹을 수 있는 것이 여러모로 좋았다. 7월
여름이 되자 물가가 5~10%나 올랐다고 한다. 그래도 가끔 여유를
부려 남편에게서 배운 서부활극(서부영화)을 보러 다니기도 했다. 새
로 이사한 집의 정원은 잘 가꾸어져 있어서 작은 공원 같았다. 귀국해
서도 이렇게 정원이 있고 부엌과 화장실이 있는 깨끗한 집을 갖고 싶
다는 꿈을 꾸었다. 하지만 한국에 남겨놓고 온 것이 빚밖에 없다는 자
책이 들기도 했다.

8월이 지나 가을이 되어 비로소 이불을 장만하였다. 따뜻한 이불
을 사서 덮고 자니 어수선한 꿈을 꾸지 않고 따뜻하였다고 한다. 앞
에서도 잠시 언급했지만 12월쯤 거처하는 하숙집이 좋지 않다고 하

자 카벡(Carback) 부인이 새로운 집을 소개해준다고 했지만 귀국이 얼마 남지 않아 번거로워 사양했다.

유럽의 아이들:

처음 덴마크에 도착했을 때, 잘 울지 않고 인형같이 예쁜 아이들에게 마음을 빼앗겼다. 북유럽의 어린아이들은 항상 인형처럼 예뻐 보였다. 나중에 우리 아이도 저렇게 순하고 예뻤으면 좋겠다는 바람을 남편에게 전했다. 한국에서는 아이들을 무조건 안고 키우니 안아주지 않으면 잘 보챈다. 하지만 덴마크 아이들은 안아주지 않아도 잘 울지 않는 모습이 신기하기만 했다. 그리고 덴마크 어린이들은 10살만 되면 혼자 자전거를 타는데 모퉁이를 돌거나 교통신호를 기다릴 때 팔을 들고 신호를 보내는 모습이 씩씩하고 대견해 보였다.

9월에 스웨덴 여행을 떠났을 때 만난 아이들도 모두 다 예뻐서 기억에 남았다. 그곳 아기들은 엄마들이 놓아 길러도 제대로 크고 서양의 자녀 양육은 울고 보챈다고 아기가 원하는 것에 맞춰주지만은 않는다고 생각하게 되었다. 그래서인지 신정순은 외동딸을 키울 때 엄격하게 대했고 훗날 딸이 손녀들을 키울 때도 엄격하게 하기를 바랐다고 한다. 머나먼 이국땅의 아이들을 보면서도 그의 뛰어난 관찰력과 깊은 생각이 발휘되어 훗날 자식 교육에 활용되었다.

새로운 만남:

당시 스칸디나비아 반도에는 동양인이 거의 없었다. 특히 한국 사람을 만나기란 쉽지 않았는데 인연이 되어 만나게 되면 매우 반가운 일이었다. 3월에는 덴마크 사람과 결혼한 지 25년 된 한국인 부인

집에서 저녁식사를 같이했다. 부인으로부터 덴마크에서의 생활에 대해 여러 조언을 들을 수 있었다.

10월에는 낙농업이 발전한 덴마크 농업을 배우기 위해 농대로 유학 온 한국 사람도 만날 수 있었는데, 머나먼 타국땅에서 만난 동포는 정말 반갑기 이를 수 없는 존재였다.

선물 걱정:

신정순은 1월에 처음 덴마크에 도착했을 때에는 남편에게 줄 선물로 쓸만한 모자를 사고 싶었지만 머리 치수를 몰라서 사지 못했다. 하지만 1개월간 유학 생활을 한 이후에는 옷이나 모자보다 꼭 필요한 책을 선물하고자 하였다. 옷은 한국에 돌아가서 우리나라 것을 입어도 되지만, 한국에서 구하기 어려운 서적은 여러 가지 측면에서 도움이 될 것이라고 생각했다. 이는 수업과 시험 등을 통해서 기초적 지식이 반드시 필요하고 미리 준비해두어야 나중에 유학 갈 기회가 생겼을 때 도움이 될 것이라는 경험으로부터 나온 생각의 변화였다.

9월에도 한국에 돌아갈 때 사갈 선물이 걱정되었는데, 유학 기간 내내 좋은 자료가 실려 있는 교과서나 기초가 될만한 책들의 목록을 보내 달라고 하여 이를 사가려고 했다. 대학병원에 가서 알아보고 목록을 참고하여 책을 챙겼다.

한편 안데르센 생가에 다녀와서는 남편에게 안데르센 동화집을 구해달라고 했다. 후에 자녀가 초등학교에서 글을 배워 한글을 읽자마자 안데르센 동화책을 제일 먼저 읽게 해야겠다고 마음먹었다.

가족·고향 생각:

1961년 4월은 결혼한 지 1주년이 되는 때였다. 이역만리 떨어져 지내지만 남편에 대한 애정과 갑자기 떠나온 미안한 마음이 교차하였다. 남편에게 결혼기념일에는 주례를 서주신 신봉조 교장 선생님께 인사는 잘 다녀왔는지 물어보기도 했다. 5월 한국에서 쿠데타(5·16 군사혁명)가 일어났다는 소식이 들려왔다. 이곳 사람들도 관심이 많아서 그에게 한국 사정을 물어보는 이가 많았다. 7월에는 서울에서 홍수가 나 한강물이 넘쳐 피해를 입었다는 소식을 듣고 마음이 불편했다.

그리고 5·16으로 집권한 군사정권 정책에 따라 남편도 군의관으로 징집되었다. 갑작스럽게 군입대를 해야 할 상황에 놓였지만, 그는 오히려 긍정적으로 생각하고 남편이 군대를 마치면 이곳에 같이 취직하자는 제안과 함께 이를 위해 영어와 스웨덴 말을 공부하라고 당부할 정도였다. 하지만 직접 만나지 못하는 아쉬운 시간은 계속되었고 애틋한 마음은 커져만 갔다. 근무하면서 자투리 시간에 틈틈이 남편에게 줄 스웨터를 짰는데, 덴마크 말로 설명되어 있어서 나름 어려웠다고 한다. 이때 장만한 실을 귀국할 때 챙겨와서 딸의 기저귀 위에 입히는 팬티를 짜기도 하고, 스웨터도 짜 주었다.

유학이 마무리되어 갈 때쯤, 이제 곧 만나게 될 남편과 가족 그리고 한국에서 스위트 홈(sweat home)을 꾸밀 생각에 젖어 기쁜 마음이 들었다. 하지만 부부가 떨어져 살 운명이었는지, 군대에 가야 할 남편 생각에 아쉬움이 커져만 갔다. 귀국해도 당분간은 떨어져 살 수밖에 없을 것이고, 운이 좋아 서울로 배치되면 같이 일을 하면 좋겠다고 생각했다. 그러나 남편의 근무지는 경북 포항으로 결정되었다.

집안의 장녀로서 살아온 마음가짐이 있어서 내년에 부산의 큰조

카가 대학에 입학하여 서울에 올라오면 살림도 늘리고 힘 닿는 데까지 돕고 싶은데 그게 가능할지 걱정하기도 했다. 본인의 넷째 동생인 신춘근의 등록금도 지원하는 등 가족에 대한 사랑은 항상 차고 넘쳤다.

　머나먼 타국땅에서 고국에 돌아가서의 위치를 생각해 보기도 했는데, '아이를 가진 엄마로 과장이라는 직분을 수행할 수 있을까?, 그것은 어려운 일일까?, 한국에서 그런 자리를 여자인 내게 주는 것이 쉬운 일일까?'라는 자문을 하면서 새로운 정부가 들어섰으니 내심 기대를 해보기도 했다. 신정순 본인 스스로가 가정도 제대로 운영하고 의사로서의 자기 직분도 완수해내고 싶은 욕심쟁이였음을 회고했듯이 무엇 하나 놓치지 않고 성공적으로 해내고 싶다는 열정과 노력이 있었다. 그렇지만 당시 대한민국의 현실에서 남자들의 시기와 질투가 여자들의 그것보다도 더 무서운 것이었음을 잘 알고 있었다. 이미 남자들과의 사회생활에서 경험했던 온갖 차별과 어려움을 남편에게만큼은 솔직히 토로하곤 했었고, 훗날 딸에게도 늘 "남자를 이겨 먹을 생각 말라"는 조언을 하면서, 남성 중심의 의료계에서 여성 의사로 살아남아 적응하는 길에 대해 항상 고민하고 힘겨워해야만 했다.

한국에 왔던
동료들과의 재회

덴마크에 도착한 이후부터 줄곧 교류하던 닥터 세카(Secher)와는 7월까지 코펜하겐대학에서 같이 일했다. 세카 교수는 4장에서 자세히 서술했듯이 현대 마취학의 선구자이자 한 획을 그은 인물로 한국전쟁 당시 한국에 왔다가, 국립의료원이 설립되자 초대 마취과장을 지낸 인물이기도 했다. 그만큼 한국에 대한 애정이 많았고 신정순과 친분이 있었던 인물이었다. 그가 코펜하겐 마취학 교육센터 설립과 운영에도 중요한 역할을 담당하였기 때문에, 신정순의 유학생활에 많은 도움을 주었다. 앞서 언급했지만 유학 초기에 살던 월세 집이 매우 비싸게 돈을 받고 있다는 사실도 그를 통해 알게 되었다.

뿐만 아니라 부산 스웨덴 적십자병원의 동료들과 국립의료원에서 함께 근무했던 덴마크·스웨덴·노르웨이의 많은 동료들을 만날 수 있었다. 개인적인 만남은 물론, 순환근무하는 병원에서 근무하고 있었던 동료들도 상당수 되었다. 신정순이 유학 후에도 남아서 함께 근무하자고 제안을 받고 이것을 심각하게 고려했던 이유도 여기에 있다.

4월에는 한국에 근무했던 노르웨이 간호사가 방문하여 저녁식사를 하면서 회포를 풀었고, 닥터 세카(Secher)의 부인이 저녁식사에 초대해주기도 했다. 너무 친절해서 미안할 정도였다고 한다. 4월 시험이 끝나고 나서는 '강 선생님의 클레오파트라(국립의료원 방사선과에 파견 근무했던 강석린 선생님을 도왔던 비서)'라고 불렸던 분과 함께, 내과에서 근무했던 간호사가 초대해주어 저녁 식사 후에 한국에서 찍은 사진을 함께 보면서 담소를 나누었는데, 다음 시험이 끝나는 날 또 초대해주겠다고 약속했다.

5월에는 스웨덴 말뫼(Malmo)에 배를 타고 가서 한국에서 같이 근무했던 하나(Hannah Engry) 자매의 집을 방문하였다. 6월에는 덴마크 병원선을 타고 1951년에 한국에 왔던 덴마크인 가족을 만났는데 그 배에 오정희 선생이 타고 있다가 미국으로 떠났다는 소식을 전해 들었다. 그 가족의 아들이 오 선생을 아주 좋아했다고 한다. 그러면서 그 아들이 한국에는 남자 의사는 없느냐고 물었다는 에피소드도 전해주었다. 또 세카 집에 같은 병원에 근무하는 동료들과 초대받아 갔고, 6월 말쯤 잉게보르그(Ingeborg) 아주머니와 수다를 떨 수 있는 기회가 생겼다. 또 홀튼(Holton)이라는 대학병원 마취과 여의사 집에서 저녁을 먹었는데, 인편만 있었다면 한국 레코드판을 선물로 주고 싶었다고 한다. 남편이 치과의사였고 음악을 좋아하는 가족이었다. 그 집 15개월 된 딸과 재미있게 놀다 왔다.

코펜하겐뿐만 아니라 스톡홀름, 오슬로 등지를 여행할 수 있었는데, 한국에서 같이 근무했던 선생님들의 소개로 그곳에 있는 여러 병원을 견학할 수 있었다. 순환 배치되어 근무하던 병원에서도 한국에 왔던 간호사들이 있는 병원들이 분위기가 훨씬 좋았다고 한다.

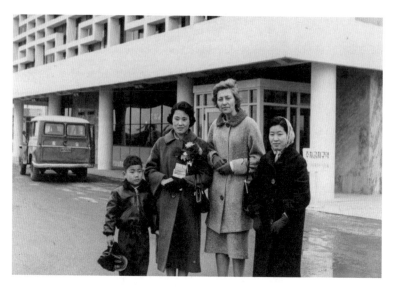

덴마크로 유학 떠나는 날 김포 국제공항 앞

당시 병원에서 공항으로 이동할 차량을 제공하였다.

EPILOGUE

남편과의 서신(남편으로부터 받은 당시 한국 소식)

유학생활 내내 남편 김기정과 서신을 교환하면서 덴마크 유학 생활과 한국 소식을 전했었다. 당시 한국은 5·16으로 인해 격변기였다. 군부가 국가를 통치하면서 의료계에도 많은 변화가 있었기에 남편의 편지를 통해서 당시 한국사회와 국립의료원, 그리고 가족들의 일상을 살펴보고자 한다.

남편은 신정순이 출국하는 날에 배웅하고 국립의료원으로 돌아와 원장과 마취과 과장에게 신정순이 잘 출발했다는 보고를 했다. 당시 NMC 마취과 모리스 달이 건강이 좋지 않아 대동맥조영술(Aortography) 검사를 했는데 왼쪽 신장, 심장이 좋지 않아 입원 중이었고, 상태가 호전되는 대로 귀국할 예정이었기 때문에 모리스 달의 병실에 대신 문병을 가서 신정순의 안부를 전했다.

김기정은 경유지 도쿄에서 신정순이 보낸 소포(스웨터, 넥타이)와 책을 받았는데 세금을 무려 6,200환이나 내야 했다. 앞으로는 병원에 근무하는 외국인 이름이나 병원 이름으로 발송하면 세금이 부과되지 않는다는 팁도 알려 주었다. 2월 편지에서는 인턴 서병태 선생이 마취과 수련 시작 전에 흉부(chest) 사진을 찍었는데 결핵으로 진단받아 입원했다가 퇴원했다는 소식을 전했다.

5·16이 발생하자, 국립의료원에서 한국 의사들이 당직을 섰지만 큰 일 없이 지나갔고, 일주일 정도 지나자 상당히 질서가 잡힌 느낌을 받았다고 전했다. 5·16 이후에는 더 이상 양담배를 피울 수 없게 되고 커피도 팔지 않게 된 소식도 전했는데, 아직 병역을 마치지 않은 NMC 동료들(정세우, 김철순, 김봉호, 라도헌, 이비인후과 소진명, 김용우 등)이 본인과 함께 입대를 앞두게 된 상황도 알려 왔다.

1961년 8월 25일 신문에 340여 명의 국내 의사명단이 보건사회부 명의로 발표되었는데, 서울에 140여 명, 경상도에 100여 명 등은 국민의료법 17조에 의거해 보건의료요원으로 소속 장관의 명에 의해 언제든지 동원될 수 있도록 고시되었다. 남편 김기정도 8월 30일에 육군수도병원에서 입대를 위한 신체검사를 받았고, 수일 내로 지방 무의촌이나 전염병 지역에 종사할 수 있도록 배치된다는 소식을 접하게 된다. 그 명단에 김기정의 이름뿐 아니라, 친구·선후배 등 동료(박길용, 정세우, 김원기, 김봉호, 김출순, 김익산, 보건부 시설과장인 한상태, 김윤성, 신승우, 지선규, 문효정(부산) 등) 약 20여 명과 대학 동기, 서울대병원에서 약 30여 명, 세브란스에서 약 20여 명, 부산대에서 약 15여 명 등 대부분 대학병원에 봉직하고 있는 사람들이 포함되었다. 그들은 주로 군 미필이거나 군필이라도 군의관으로 복무하지 않은 사람들이 대상이었다.

군에 입대한 이후 남편 김기정은 NMC에서와는 다르게 군 병원에는 전공 서적이 없어서 책이 필요하다고 덴마크에 편지하였다. 『임상진단에서 뢴트겐 징후(Roentgen signs in clinical diagnosis)』, 『방사선학 해부학(Normal anatomy of radiology)』 책을 부탁했다. 당시 군병원에서는 환자의 x-ray 검사 사진도 정리되지 않아 결핵환자의 치료 경과를 알 수 없고, 폐엽절제술(lobectomy)은 검사도 별도로 않고 수술하여 NMC에서 배운 것을 잊어버릴 상황이니 차라리 책이나 읽고 공부하여야 할 것 같다는 내용이었다. 군에 있는 동안 좋은 자료가 실려 있는 교과서, 기초가 될 만한 책 목록을 보내 달라고 하여, 신정순은 대학병원에 가서 알아보고 참고하여 책을 사가지고 가야겠다고 약속했다. 당시 군 의료시스템이 사회에 비해 많이 부족했던 사실을 알 수 있는 편지 내용이다.

유학의
성과

유학 생활 중에 의미 있는 경험과 교육이 많았는데, 특히 견학 프로그램을 통해 마주한 마취의학에 관계되는 산소공장, 아산화질소공장, 원자력병원(原子力病院), 수혈도구 세트(tranfusion set)를 만드는 공장 등은 매우 체계적이었고, 지방병원 순회코스(study trip)로 방문한 병원에서도 마취과 및 회복실이 존재(신축병원에서 설계·증축)하는 것을 보고 부러움을 느꼈다고 한다. 그리고 현대식 구급차 운영방법은 상당히 놀라운 것이었는데, 구급차 운전사가 심폐소생술의 기본 원칙과 심장마사지, 구강 대 구강 호흡, 인공호흡기의 사용방법을 숙지하고 구급차 안에 산소와 분비물 흡인기가 상비되어있어 운전자가 이를 사용하는 모습(때때로 구급차에 의사가 함께 탑승하는 모습)은 당시 한국에서는 볼 수 없는 모습이었다. 또 '혈액원'을 운영하여 헌혈을 통한 예치 혈액 방법으로 수혈이 무상으로 제공되는 모습도 당시 한국에서는 아직 실시되지 않았던 혈액관리제도였기에 신기하여 눈여겨 보았다. 혈액원 운영으로 병원에서 혈액이 모자라는 경우가 없었고 하숙집 주인이 "자기가 늙으면 언제 수혈을 받을지 모르니 조금이라도 젊을 때 수혈하러 간다"고 하는 소리를 일상으로 하는 것을 보면서 매혈자들

의 혈액으로 혈액공급을 충당하는 우리나라와는 매우 다른 북유럽 국
민들의 의식에 놀라면서 부러움을 갖지 않을 수 없었다.

특히 세카(Secher) 교수가 있는 대학병원에서 근무를 했을 당시,
그 병원에서 심장 수술을 전문으로 하여 체외혈액 순환장치(extra-
corporeal circulation)의 사용 방법을 배울 수 있었다. 소아외과가 독립
되어 있어 소아 마취, 산과 마취도 실제로 많이 경험할 수 있는 기회
도 있었고, 우리나라에서 잘 갖춰지지 않았던 심장기능 검사실도 견
학할 수 있었다. 그는 무엇보다도 외과와 협력이 잘 이루어지던 근무
환경을 매우 부러워하였는데 당시 한국에서 여성 마취전문의로서 얼
마나 어려움이 많았는지를 짐작하게 하는 부분이다. 그리고 그 교육
과정에서 동양 여성이 처음이어서 대접을 잘 받았다고 회상하였는데
이러한 기록을 보면 신정순은 우리나라뿐 아니라 아시아를 대표하였
던 선구자였음을 알 수 있다.

이러한 내용들은 귀국 후 유학의 성과를 국내에 소개한 글(신정
순, 'Cooenhagen의 Anesthesia Institution', 《中央醫學》 Vol.7, No.2, 1964: 부록에
원문 전체 수록)에서 자세히 확인할 수 있는데, 우리나라와 다른 북유
럽의 의과대학 교육과정도 소개하고 있다. 이처럼 병원 순환·마취 관
련 장비공장 견학·건축 중인 병원 견학·혈액원 운영 등 당시 우리는
생각도 못했던 의료인프라를 직접 경험한 그가 이후 국내 마취과 운
영이나 수술실 건축 및 운영에 큰 도움이 되었다는 점에서 유학의 성
과가 적지 않았다고 할 수 있을 것이다.

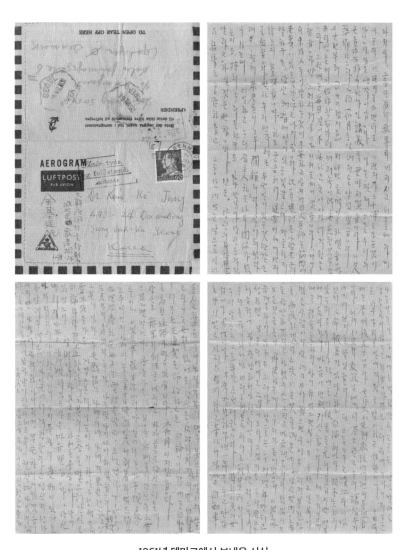

1961년 덴마크에서 보내온 서신

130여 통이 있으며, 선진 의료기관의 훌륭한 시스템과 외국의 잘 훈련된 젊은 의사를 보며 경탄 했다거나, 수업과 과제를 하는 데 긴장했다거나, 음식이 입에 맞지 않다거나, 남편에 대한 그리움이 주 내용이다.

이상의 유학 교육프로그램의 내용을 살펴보면, 당시 국내에서 아직까지 구제 일본식 이론 중심 의학교육에서 크게 벗어나지 못했던 상황에서 비록 1년의 교육과정이지만 세계 최고 수준의 수련과정을 경험했다고 볼 수 있다. 더구나 신정순의 경우는 덴마크 유학 이전에 스웨덴 적십자병원에서 스웨덴 마취의사로부터 교육받았던 경험과 1958년 국립의료원의 개원과 함께 마취과의 권위자였던 세카 과장 등과 함께 근무한 경험이 선행되어 의학적으로나 과학적으로 실무를 뒷받침할 수 있는 수련과정이 되었다.

특히 신정순이 개인적으로 소장해서 보관하고 있던 당시 교육과정을 파악할 수 있는 팸플릿이나 1961년 WHO 지원을 통해 진행된 유학 프로그램의 구체적인 문서들은, 당시 국립의료원을 통해 진행되고 있었던 공공의료 구축과 이에 대한 세계보건기구의 지원 그리고 그것을 한국에서 가능하게 했던 스칸디나비아 3국의 의료지원 및 의학교육체계 등을 확인할 수 있는 중요한 자료로도 활용될 수 있어 의료사적 가치가 적지 않다고 할 수 있다.

DIPLOMA ANAESTHESIOLOGIAE

FACULTAS MEDICA HAFNIENSIS

Jung Soon Shin

SCHOLIS DE ANAESTHESIOLOGIA INTER d. 16. m. IAN.
A. D. 1961 ET d. 16. m. DEC. 1961 HAFNIAE HABITIS RECTE
ET ORDINE INTERFUISSE ET EXAMINE POST SCHOLAS
TRANSACTAS PROBATAM ESSE

HIS LITTERIS DECLARAT

HAFNIAE d. 16. m. DEC. A. D. 1961

h. a. Actuar.
FACULTATIS MEDICAE HAFNIENSIS

THE FACULTY OF MEDICINE,
UNIVERSITY OF COPENHAGEN

HEREBY DECLARES THAT

Jung Soon Shin

HAS SATISFACTORILY SERVED UNDER
THE ANESTHESIOLOGY CENTER, COPENHAGEN, FROM
JANUARY 16 1961 TILL DECEMBER 16 1961, AND THAT THE
CANDIDATE HAS PASSED THE FINAL EXAMINATION

COPENHAGEN, DECEMBER 16 1961

DEAN
FACULTY OF MEDICINE
UNIVERSITY OF COPENHAGEN

유학 최종시험 합격증서(1961.12.16)

1961년 코펜하겐대학교에서 유학 최종시험 합격 증서를 받았다.

ANAESTHESIOLOGY CENTRE

in Copenhagen

ADDRESS:
KØBENHAVNS AMTS SYGEHUS , HELLERUP , DENMARK
TELEPHONE: GE 1200

THIS IS TO CERTIFY THAT

Dr. Jung Soon Shin

HAS FOLLOWED THE 11TH TRAINING COURSE IN
ANÆSTHESIOLOGY UNDER THE ANÆSTHESIOLOGY
CENTRE COPENHAGEN IN THE PERIOD 16TH JANUARY
THROUGH 16TH DECEMBER 1961.
THE ANÆSTHESIOLOGY CENTRE COPENHAGEN IS A
JOINT ACTIVITY OF THE WORLD HEALTH ORGANI-
ZATION, THE UNIVERSITY OF COPENHAGEN, THE
DANISH NATIONAL COMMITTEE FOR TECHNICAL
ASSISTANCE AND THE NATIONAL HEALTH SERVICE
OF DENMARK.

COPENHAGEN
16th December 1961.

Secretary

유학 수료증서(1961년 12월 16일)

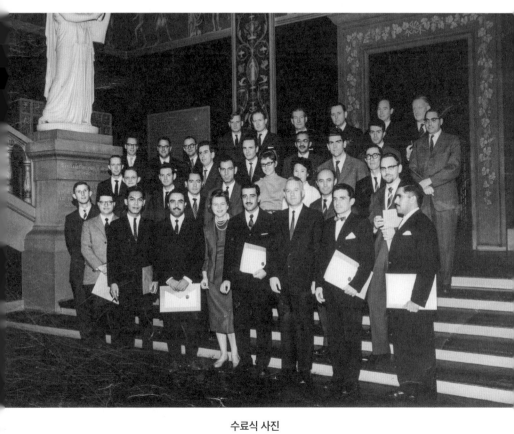

수료식 사진

수료식 사진 뒷면에 교육과정 참석자들의 서명이 적혀있다.

보수교육
(1968.05~06)

　　이후 1968년에는 해당 유학 프로그램에 대한 보수교육의 일환으로 1개월간 재교육이 있었다. 7년 만에 이루어진 홈커밍이었다. 이때 한 달간 다시 덴마크를 방문한 신정순은 1961년과는 다르게 신식 의료시스템에 대한 경탄이나, 외국 생활에 대한 긴장감을 느끼기보다는 여유를 가지고 한국의 의료 현실과 그곳의 것들을 비교하면서 어떻게 한국 사회에 도움이 될 수 있도록 받아들여야 하는가에 초점을 맞췄다. 그가 딸에게 쓴 편지에서 "시내에 병원을 시찰하러 나왔단다. 그러나 눈에만 좋을 뿐이고 엄마가 돌아가서 할 수 있는 것은 아무것도 없다"거나, "우리가 가고 싶은 곳(병원)을 지정하는데 나는 이곳에서 제일 오래된 조그마한 병원을 오늘 택했다. 왜냐하면 엄마가 돌아가서 일할 곳과 비슷하기 때문이다"라고 회고한 것처럼, 한국의 의료 현실과 선진국과의 차이를 다시금 뼈저리게 느끼면서 우리의 것을 발전시키고 싶어 고민했던 한 의사로서의 자각을 확인할 수 있다.

EPILOGUE

1961년 WHO 장학생으로 첫 번째 유학 당시에는 학생의 기분으로 임했고, 해외 선진 의료 기술과 의사들에 대해 놀라는 마음을 금치 못하는 등 들뜬 기분이 어느 정도 존재했다. 처음 해외에서 배우는 입장이었기 때문에 학생으로서의 긴장감도 느낄 수 있다.

하지만 2차 방문 때에는 일부러 작은 규모의 병원을 찾아다니는 등 한국의 실정에 적용할 수 있을 만한 부분을 배우고자 하였다. 마취과 전문의로서 한국 의료의 후진성에 대해 고민하고 한국인 의사로서의 명확한 자의식과 함께 대한민국의 의학발전에 기여하고자 하는 의지를 엿볼 수 있다.

WORLD HEALTH ORGANIZATION

ORGANISATION MONDIALE DE LA SANTÉ

Fellow - Boursier

Dr(Mrs) Jung Soon Shin
81 - 142 Hawolgok-Dong
Soongbok-Ku
Seoul
Korea

Copy for - Copie pour

This is to inform you that, upon the recommendation of your Government, you have been awarded a fellowship by the World Health Organization.

La présente a pour but de vous informer que, sur proposition de votre Gouvernement, une bourse vous a été attribuée par l'Organisation Mondiale de la Santé.

The fellowship is financed from UNDP

Source financière de la bourse

Duration, including travel time, not to exceed : 3 weeks

Durée maximum y compris le temps nécessaire pour les voyages

Field of study 5th Anaesthesiology Refresher Course

Domaine des études

Date 28 February 1968

Regional Director - Directeur régional

Arrangements : Major arrangements are summarized below. Details will be given by « person to contact ».
Rules : Fellows need to be fully familiar with the provisions summarized in the enclosed Information Booklet, especially as to financial matters (travel, etc.) and other requirements and conditions. The Organization would be unable to endorse actions contrary to the Rules, or to obviate their consequences to the fellow.

Arrangements : Les principaux arrangements sont résumés ci-dessous. Des précisions seront données par la personne avec laquelle le contrat doit être établi.
Règles à observer : Les boursiers devront avoir une parfaite connaissance des dispositions résumées dans la brochure d'information ci-jointe, tout spécialement en ce qui concerne les questions financières (voyages, etc.), ainsi que des autres prescriptions et conditions. L'Organisation ne pourrait pas prendre à son compte les décisions qui ne seraient pas conformes à ces dispositions, ni remédier aux conséquences qui pourraient en résulter pour le boursier.

Person to contact for programme and authority for related local travel (notice of arrival must be given, see Information Booklet). Personne avec laquelle vous devez vous mettre en rapport pour régler les questions d'étude et de voyage se rapportant uniquement au programme. (Préavis d'arrivée doit être donné comme mentionné dans la brochure d'information).	Contacting date and length of stay Date de votre présentation prévue et durée du séjour	Stipends Allocations
Dr E. Wainø Andersen Anaesthesiology Centre Københavns Amts Sygehus Hellerup, Copenhagen Denmark	3.6.1968 by 4 p.m. 3.6.-22.6. 1968	Balance payable through WHO Regional Office, Copenhagen via Mr Folmer Nielsen

$50

First advance will be paid by WHO Regional Office for the Western Pacific,
La première allocation, ou la première avance vous sera versée par Manila

International travel : tickets will be supplied by Japan Air Lines 192-11 1-ka Eulchi-ro
Voyage international : les billets seront délivrés par Choong-ku, Seoul

Local travel : It not supplied on the order of the person to contact; tickets for authorized travel should be bought by you against reimbursement.
Voyages dans le pays d'étude : Si, pour vos voyages autorisés, vos billets ne vous sont pas fournis par l'intermédiaire de la personne avec laquelle vous devez vous mettre en rapport, veuillez les acheter vous-mêmes et ils vous seront remboursés.

Ref. No. 68/31/699/0522/2
WHO project - projet OMS

All. 68T Euro 0522

TAB submission - BAT soumission

Enclosures - Annexes

보수교육 승인 공지 및 세부 안내(1968.02.28.)

WHO REGIONAL OFFICE FOR EUROPE
8 Scherfigsvej
Copenhagen Ø
Denmark

STIPENDS

The first stipend is paid in travellers cheques approximately two months prior to the starting date of the fellowship, normally through the nearest office of Thos. Cook & Son or W-L/Cook.

Subsequent stipends are paid monthly in advance, usually through a convenient office of Cook's in the country of study.

It is most important that Fellows confirm to this Office the date of their arrival in different countries of study and their addresses, as this information is essential if payments are to be arranged at the proper time.

The stipend rates vary from country to country and are subject to change from time to time as a result of such factors as devaluation, marked change in the cost of living, etc. The standard rates as at the time of award for the countries you are to visit are:

Country	Resident Rate per month	Travel Rate per month
Denmark	-	DKr 2600.--

The Finance Office here converts the amount due into Pounds Sterling and pays in Sterling travellers cheques. Please note that if a book grant is included in the award, this will normally be paid with the second stipend. The usual grant is $50 (which is £18 in Sterling).

Exceptions to this procedure are:

CZECHOSLOVAKIA: Fellows are paid in local currency through the office of Dr J. CIMICKY, Ministry of Health, Prague.

FRANCE: Fellows are paid through Lloyds Bank (Foreign) Ltd.

UNITED KINGDOM: Fellows are paid through the British Council.

USSR: Fellows are paid through the Ministry of Health, Moscow.

YUGOSLAVIA: Fellows are paid in local currency through the office of the Resident Representative of the United Nations Development Program, Belgrade.

Please read carefully also the WHO Information Booklet, paragraphs 53 - 60.

Please note that travel stipend is intended to cover taxis, airport buses and airport charges. As a result, claims for reimbursement of such expenses cannot be admitted.

- - - - - - - - - - - -

FS/142 (1966)

보수교육 승인 공지 및 세부 안내(계속)

WORLD HEALTH ORGANIZATION

8, Scherfigsvej
Copenhagen

To   W/L Cook
        Copenhagen V

T R A V E L   O R D E R

(Fellowships Unit)

Date 26 February 1968

Allotment No. 68T Euro 0522

You are requested to make the following travel arrangements for a WHO Fellow:

Name and address: Dr(Mrs) Jung Soon Shin
                    61 - 142 Hawolkok-Dong
                    Seoul
                                Korea

Tickets to be provided by: Japan Air Lines 192-11 1-ka Eulchi-ro Choong-ku Seoul

Approximate date on which the Fellow has to report to the first point on his
journey: 2 June 1968

Authorized route: Seoul/Copenhagen/Seoul

Duration of fellowship: 3 weeks

WHO will pay only the cost of the tickets issued strictly in accordance with this
Order. Any deviation must be paid for by the Fellow himself.

Normally the following classes of travel are authorized:

Air travel   -   Tourist class
Rail travel -   First class with double-type sleeper where necessary
Sea travel   -   Cabin class or equivalent accommodation

The maximum expenditure authorized by WHO is the cost of the entire journey by
tourist air fare. In cases of travel to the United States of America it is the cost
of the entire journey by economy air fare that determines the maximum expendi-
ture authorized by WHO.   If a Fellow wishes to travel partly by air and partly by
other means, he must pay himself any additional expense involved.

Reimbursement for any ticket or part of a ticket issued against this Order should
be made only to the Organization and not the Fellow himself.

. . . .
        Travel Office

. . . .
        Fellowship Office

Cook
Travel Office
Fellow
File
P.S. It should be noted that if, for any reason, a Fellow elects to travel by
a class inferior to the one authorized by this Order, the difference saved is
credited to WHO.

EURO 23/59

보수교육 승인 공지 및 세부 안내(계속)

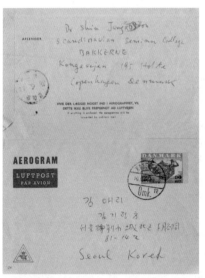

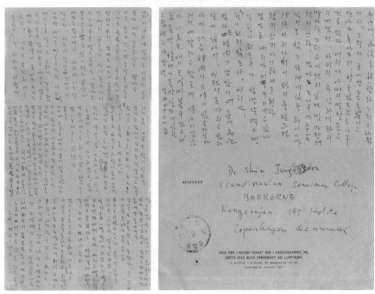

2차 보수교육 당시, 덴마크에서 보내온 서신

"시내에 병원을 시찰하러 나왔단다. 그러나 눈에만 좋을 뿐이고 엄마가 돌아가서 할 수 있는 것은 아무것도 없다."

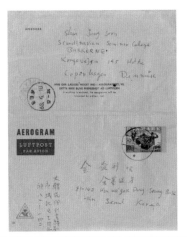

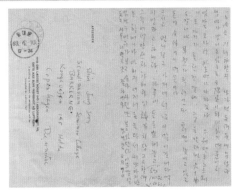

신정순은 한국에서 적용할 만한 것을 찾고자 노력했다. "우리가 가고 싶은 곳(병원)을 지정하는데 나는 이곳에서 제일 오래된 조그마한 병원을 오늘 택했다. 왜냐하면 엄마가 돌아가서 일할 곳과 비슷하기 때문이다."

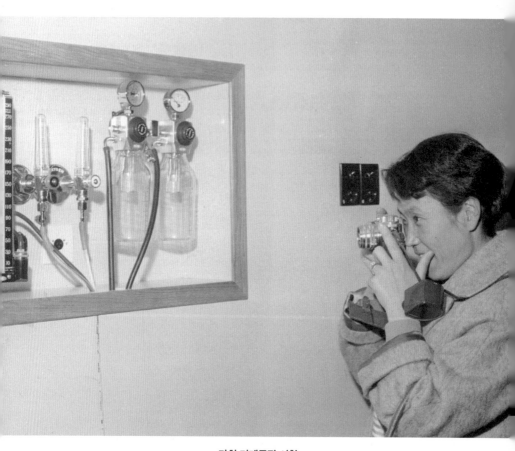

마취 기계공장 시찰

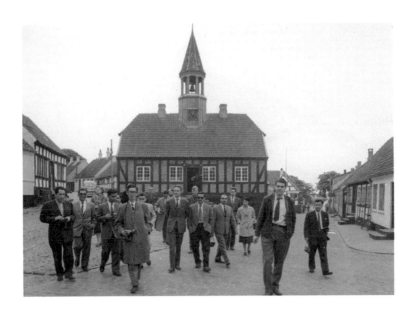

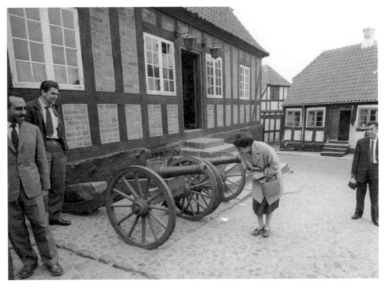

WHO 마취학 센터의 교육은 마취학과 관련된 교육과 수련과 견학뿐 아니라 덴마크 역사를 알 수 있는 전쟁박물관 체험도 포함되었다.

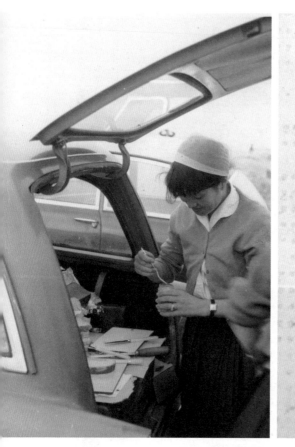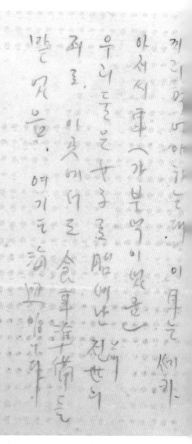

유학중 피크닉 가서 식사 준비하는 모습

'식사 준비는 한국이나 서양이나 여자가 하는 것이 공통적인 문화'라고 신정순 본인이 사진 뒤에 메모를 해두었다.

辛正順　評傳

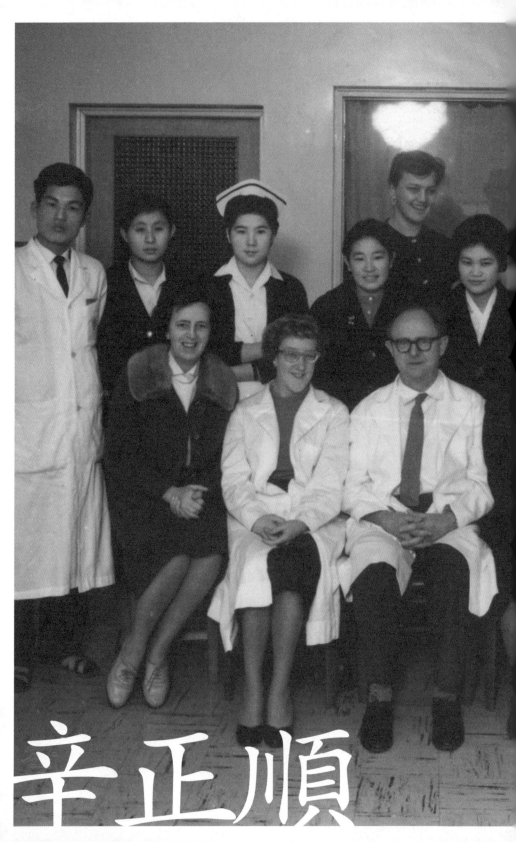

辛正順

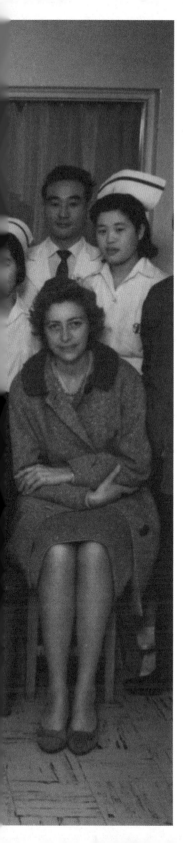

6

국립의료원 마취과
최초의 한국인 과장

Life After Denmark

• • •

1962. 01~1968. 02

評傳

Since anesthesiology was a field that supported surgery, most young doctors wanted to major in specialized departments such as obstetrics, pediatrics, and otolaryngology because it could be used to open a private clinic. In South Korea in the 1960s, it was possible to accumulate considerable wealth in private practice. In contrast, the anesthesiology department could only be operated in large general hospitals or university hospitals that ran operating rooms. Therefore, in the hierarchy of the hospital as well as in public perception, the department of anesthesiology fell low on the totem pole compared to other departments. Naturally, this impacted the number of applicants who showed interest in anesthesiology. Anesthesiology was also a relatively unfamiliar field that was newly established at the time, although its importance became more established after the Korean War. In this situation, it was not easy for Dr. Shin to walk the path as not only Korea's first anesthesiologist, but as a female as well. However, after studying in Denmark, she took a leap forward as an expert and she was cognizant of the fact that she was on the cusp of the beginning of a new chapter in her medical career. In addition to working in the hospital and being an active participant in the Korean Society of Anesthesiology, Dr. Shin also played a major role in resident training.

Meanwhile, in her personal life, Dr. Shin was busy raising her daughter single handedly because her husband, Dr. Kim, had been absent from home; first because he was serving his mandatory military service, and then later, because he was studying abroad in Australia. It was a struggle, but she relished her role as a mother.

1950~1960년대 당시 마취과는 일반적으로 개업에 유리한 분과가 아니었기 때문에 능력 있는 많은 의사들은 산부인과·소아과·이비인후과 등 개원이 가능한 전문과에 지원했다. 당시에는 개원의가 되면 상당한 부를 축적하는 것도 가능했다. 반면에 마취과는 수술실을 운영하는 큰 규모의 종합병원이나 대학병원에서만 운영할 수 있었고 개원이 가능한 분과도 아니었다. 따라서 규모나 지원자도 상당히 제한적일 수밖에 없었다. 또한 한국전쟁으로 인해 주목받았다고는 하지만 당시 새롭게 자리 잡아가고 있었던 비교적 생경한 분야이기도 했다. 이러한 상황에서 당시 여의사로서 최초의 마취과 전문의 길을 걷는다는 것은 쉽지 않은 선택이었다.

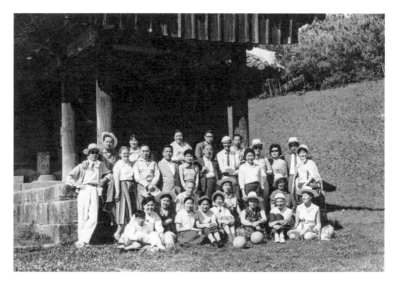

국립의료원 마취과와 외과 직원들이 동구릉으로 간 야유회
당시 마취과는 다른 임상과와 좋은 관계를 유지했음을 알 수 있다.

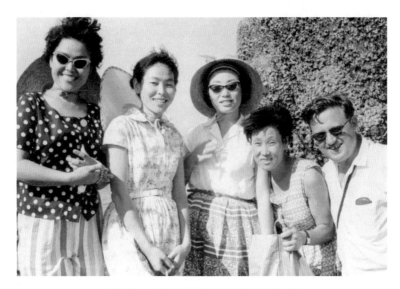

도르프(Dorf) 박사와 비서들이 야유회를 간 사진

당시 중앙국립의료원의 비서들은 대부분 명문대(주로 이화여대 출신) 영문과를 나온 수재들이었고 그 당시의 일류 멋쟁이들이었다. 야유회는 산정호수·동구릉·소요산 등으로 갔었다.

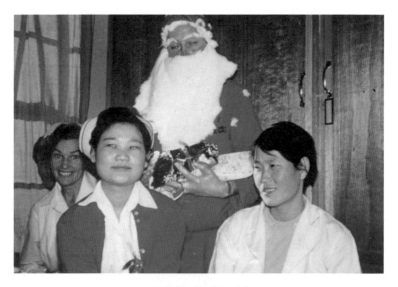

1959년 크리스마스 파티

노르웨이 출신 랑길드, 김미자 간호사와 함께

1960년대
여성 전문의로서의 삶

1960년대 대한민국에서 여성으로 살아간다는 것은 녹록지 않은 삶이었다. 전문직 의사의 삶도 지금과는 상황이 많이 달랐다. 특히 개원의가 될 수 있는 분과가 아닌 마취과 의사일 경우 더욱 그랬다. 마취과를 운영하는 병원도 거의 없었을 뿐만 아니라 당시에는 생경한 전문 분과로 소위 '돈 되는 의사'가 아니었다. 신정순은 외과의사가 되겠다는 꿈에서 출발하여 보다 많은 사람들에게 도움을 줄 수 있는 수술과 가장 밀접한 마취과 의사의 길을 걷게 되었고, 1958년 국립의료원 개원과 함께 마취과 의사로서의 새로운 삶을 시작하게 되었다. 1961년 유학으로 인하여 또 한번 의사로서 한 단계 도약하여 새로운 의사생활을 열어가고 있었다. 그가 유학경험에 대해 기고한 글(신정순, 'Copenhagen의 Anesthesia Institution', 《中央醫學》 Vol.7 No.2, 1964)을 봐도 유학 전과 후가 많이 바뀌었다는 사실을 알 수 있다.

그리고 그에게 1960년부터 3년여간은 인생에 있어서 다이나믹한 변화를 맞이한 순간이기도 했다. 1960년 결혼, 1961년 덴마크 유학, 1962년 출산 그리고 이 과정에서 남편의 갑작스러운 군입대, 때문에 전문직 여성으로서 육아와 의업을 동시에 꾸려가야만 했던 매우 힘

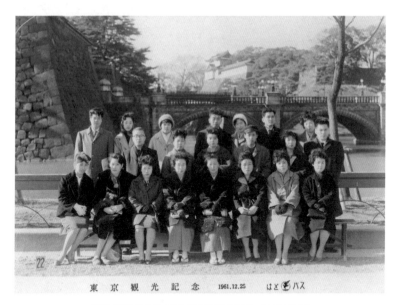

귀국 길에 환승을 위해 동경을 경유했을 때 기념 촬영

신정순의 털옷은 덴마크에서 구매한 밤색 양털 코트이다.
신정순은 맨 앞줄 왼쪽에서 두 번째
딸인 김애리 교수도 저 털코트를 기억했는데, 볼 때마다 곰이 연상되었다고 한다.

들고 낯선 경험의 연속이었다. 결혼 후 신혼생활을 채 만끽하기도 전에 머나먼 타국에서 유학생활을 해야 했고 귀국 후에도 군복무를 위해 떠난 남편의 빈자리를 고스란히 느껴야만 했다. 그런 만큼 부부 간 애정도 각별해졌다.

갑작스러운 정권교체로 군사정권이 수립되자 남편 김기정이 해군에 차출되어 군의관으로 복무하게 되면서, 유학을 마치고 귀국했지만 또다시 이별 아닌 이별을 해야만 했다. 부부는 이렇게 신혼 초였던 1960년부터 1963년경까지 유학(신정순)·군입대(김기정) 등으로 서로 떨어져 있는 시간이 많았다. 하지만 그 와중에도 소중한 딸(김애

232

리, 1962년 생)이 태어났다. 그럼에도 신정순에게는 개인의 일상적 만족보다 한국의 의료 기술을 향상시키고자 하는 열의도 강했기 때문에 상당한 희생을 치르는 노력이 있었다.

특히 당시 부부가 주고받은 서신을 보면, 남편의 배려하는 마음과 부인의 존중과 사랑이 그대로 묻어난다. 서로를 존중하고 뜻하는 바를 이루도록 배려하는 글귀 속에서 화목한 가정의 모습을 엿볼 수 있다. 하지만 한편으로는 신정순이 만삭의 몸으로 혼자서 야간 당직, 응급 출진, 교육 수련, 수술 등 일반적인 의사 활동을 모두 감당했던 현실을 고스란히 확인할 수 있다. 요즘과 비교하면 매우 열악한 근무 환경이었지만 본인도 주변의 그 누구도 당연한 것으로 생각하고 받아들였던 점이 당시의 현실이기도 했다.

1960년대 대한민국 의료계의 인식이나 의사 본인들의 생각, 사회적 분위기가 얼마나 여성 의사에게 가혹한 것이었는지 유추 가능한 부분이기는 하지만, 이를 직시하고 의사로서 그리고 한 명의 인간으로서 또한 어머니로서의 삶을 묵묵히 걸어간 그의 심정은 어떠했을지 이루 헤아려 짐작하기 어렵다.

신정순의 1960년 초반의 삶은 대한민국 근현대사 속 여성 그리고 전문직 의사로서의 고충과 노력을 그대로 살펴볼 수 있는 시간일 것이다.

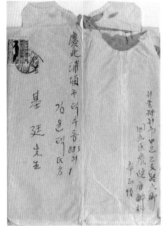
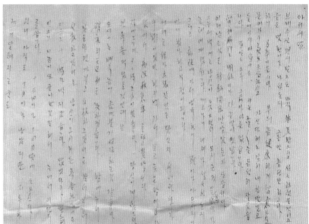
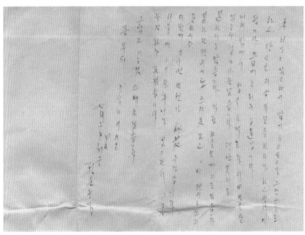
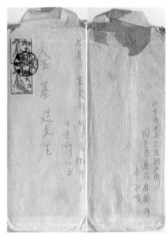

서신

당시의 서신에서는 1961~1962년 유학·임신·남편의 군입대 등 가장 바쁘고 외로운 시절을 보내면서 느꼈던 감정들을 확인할 수 있다. 특히 만삭이 된 상태에서도 마취과 의사 수가 넉넉하지 않아 수술, 당직 등의 병원 근무를 임신 전과 똑같이 해야만 했고, 늘 아이의 상태에 신경을 쓰면서 동시에 아이를 통해 위안을 얻었던 그의 모습이 잘 드러난다. 그리고 귀국 후 곧바로 남편이 군입대를 하자, 임신 기간을 혼자 견뎌야만 하는 정신적 불안감을 확인할 수 있다. "임신 중에는 혼자 있다가 정신이상이 되기 꼭 알맞군요."라는 문구에서 그 어려움을 고스란히 혼자 감당해야 했던 당시 상황을 알 수 있다.

마취과전문의 자격 취득 및
마취과학회 활동

1963년 대한민국 최초의 마취과 전문의고시가 실시 되었는데[1] 이에 따라 신정순도 마취과전문의 자격을 취득(전문의 번호4, 1963년 7월 1일 교부)하여 대한민국 여성 최초의 마취과 전문의가 되었다. 이처럼 그는 1955년부터 마취과 업무를 처음 시작하였고 당시 대한민국 의료기관 중 최초로 독립된 임상과(분과)가 설치된 국립의료원 '마취과'에서 근무하면서 WHO의 지원 하에 실시 된 마취과 전문교육을 수료한 전문의로 성장했으며, 국가가 인정한 우리나라 최초의 여성 마취과 전문의가 되었다. 그의 발자취가 바로 대한민국 마취과의 역사가 되었다. 훗날 모교로 돌아와 마취과 후학 양성과 의학 발전에 살아 있는 증인이 되었던 인물이었다.

---

1) 국립의료원, 「질병치료 50년 국민건강 100년 : 국립의료원 50주년 :1958년-2008년」, 219~221쪽.

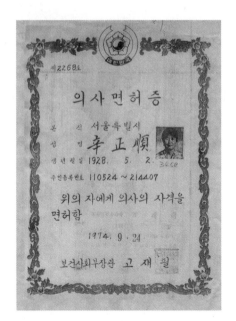

의사자격증

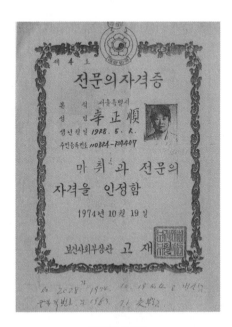

전문의자격증

전문의자격증 아래 메모를 통해 1963년 최초로 마취과 전문의자격증을 발부받았음을 확인할 수 있다.

1958년 세카(Secher) 박사가 초대 국립의료원 과장을 하면서 서울에 근무하는 마취의사들을 모아 매월 집담회를 개최한 것으로부터 월례집담회가 시작되었다.

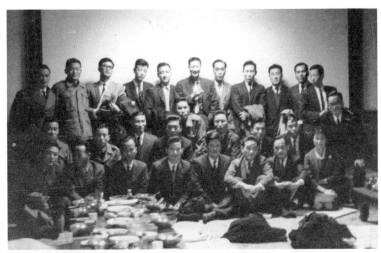

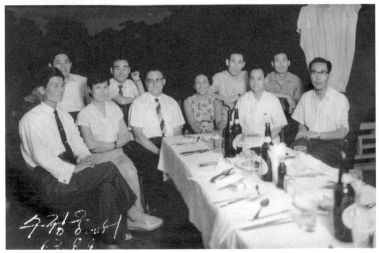

1963년 마취과 학회 활동 후 회식 사진

아래 사진은 1965년 학회활동 직후에 찍은 기념사진으로 도르프 (Dorf) 박사, 연대 이찬영, 정운혁, 조영상, 우석대 출신의 공군에서 파견된 최세진, 오홍근, 김성열 선생 등과 함께 찍은 사진이다. 1950년대 학회 초기에는 몇몇 외과의사들도 마취통증의학회에 참여하였으나 1963년 마취과 전문의가 표방되면서 순수하게 마취를 하는 의사들로만 학회가 운영되기 시작했다.

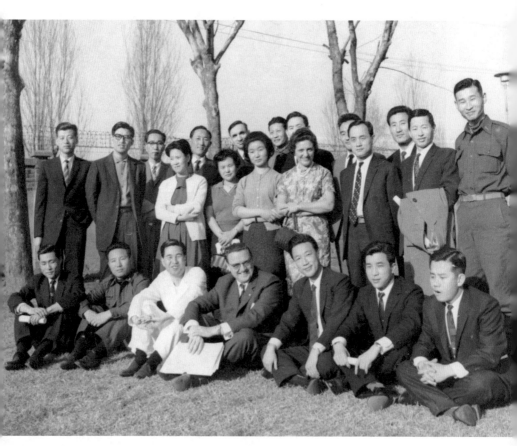

1965년 마취과 학회 기념사진

그런데 아쉽게도 신정순이 마취과 학회의 탄생과 정착에 있어서 구체적으로 어떤 활동을 했는지는 기록이 남아 있지 않아서 잘 확인되지 않는다. 무엇보다도 마취통증의학회에 초기 자료가 별로 존재하지 않는다. 2004년 학회에서 마취통증의학회 창립회원들의 구술로 학회 초기의 활동을 재구성하고자 하는 시도가 있었고, 신정순도 여기에 참여할 예정이었지만 당시 뇌졸중으로 투병 중이어서 아쉽게도 참석하지 못하였다. 그러나 학회사진이나 평의원회의 기록이 남아 있는 것을 보면 그가 꾸준히 학회활동을 했던 사실을 알 수 있다.

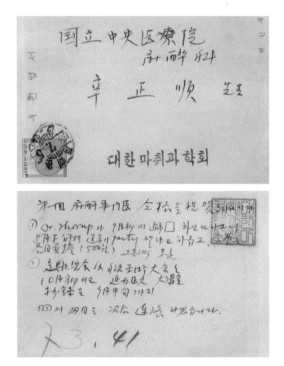

마취과 학회 관련 서신
제1회 마취과전문의 시험 합격 축하와 함께 학회 행사 안내 서신

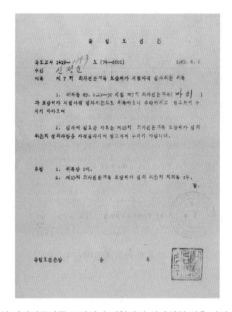

1964년 1월 22일 마취과학회 평의원회 회의록을 정리한 기록

이를 통해 짐작해보면 신정순은 학회활동도 적극적으로 참여했던 것을 알 수 있다.

제7회 의사전문과목 표방허가 시험자격 심사위원 위촉 관련 문서

EPILOGUE

대한민국 마취과의 탄생

대만민국에서는 UN군으로 파견된 서구권 의료지원단의 마취의들에 의해 현대적 마취과학이 처음 도입되었다. 그리고 부산 스웨덴 적십자 병원에서 닥터 노던(Ingrid Norden)과 함께 신정순이 마취교육을 받아 한 국에서 처음으로 마취만 전문으로 담당하는 의사가 탄생하였다.[1] 이후 1955년 서울의대와 부산의대에서 마취학 강의가 시작되었지만 병원이 나 대학에 마취과가 별도로 존재하지는 않았다.

하지만 한국전쟁 이후 마취학에 대한 관심이 어느 정도 커진 상태에서 1956년 30여 명의 발기인으로 마취과학회가 창설되었다. 이후 1958년 국립의료원과 서울대학교에 마취과가 독립적으로 설치되었는데, 국립 의료원에서는 설립과 동시에 마취과를 도입하여 국내 최초로 독립된 임상과로서의 마취과 간판을 달았다.[2] 국립의료원 마취과 초대과장으 로 왔던 세카(Ole Secher) 박사가 코펜하겐 마취학 교육센터의 설립자이 자 신정순의 유학 시절 지도교수로 많은 도움을 주었다.

마취과는 1963년에는 제1회 전문의시험을 치르게 되었는데, 마취과 의 사들끼리 서로 교대로 시험을 출제하고 응시하여 마취과 전문의가 탄 생하였다. 대한민국에서 현대적 마취를 시작한 지 10여 년 만에 마취과 가 전문분야로 인정받을 수 있었다. 1950~1960년대 당시 마취과는 일 반적으로 개업에 유리한 분과가 아니었다. 능력 있는 많은 의사들은 산 부인과·소아과·이비인후과 등 개원이 가능한 전문과에 지원했다.

마취과는 수술실을 운영하는 큰 규모의 종합병원에서만 존재할 수 있었고 따라서 규모나 지원자도 상당히 제한적일 수밖에 없었다. 또한 한국전쟁으로 인해 주목받았다고는 하지만 당시 새롭게 자리 잡아가고 있었던 비교적 생경한 분야이기도 했다. 이러한 상황에서 당시 최초의 마취과 전문의의 길을 걷는 것은 쉽지 않은 선택이었다.

출처:

1 스웨덴 적십자병원에 함께 근무했던 의사 노던(Ingrid Norden)과의 편지에서 '마취의가 된 것을 축하'받는 기록을 확인할 수 있는데, 1956년부터 본격적으로 마취 전담 의사로 근무하기 시작했음을 확인할 수 있다. (신정순 개인서신, 1956년 2월 29일; 대한마취통증의학회 홈페이지, 2021)

2 1958년 국립의료원이 개원하기 전까지 국내에서는 마취과를 별도의 독립된 임상과로 운영하지 않았는데, 국립의료원에서 대한민국 의료기관 중 최초로 독립된 임상과(분과)로서 '마취과'라는 타이틀을 달고 운영하기 시작했다.

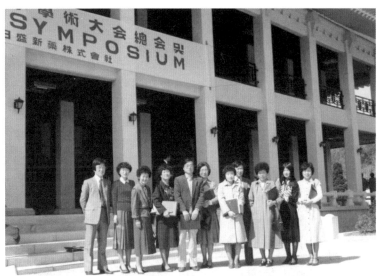

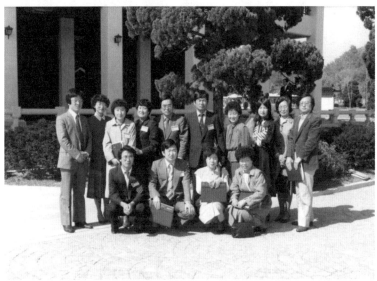

1981년 경주에서 개최된 마취과 학회 기념사진

서병태, 안창근, 이지수 선생 등 국립의료원 마취과 출신들이 눈에 띈다.

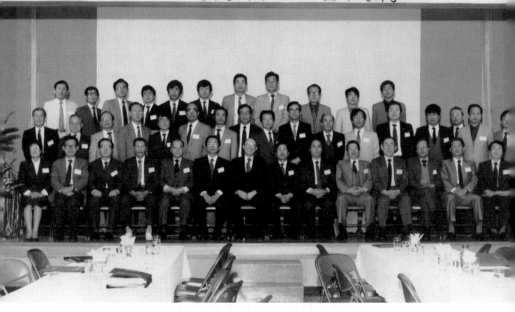

第39次大韓麻醉科學會春季學術大會 및 總

일시 : 87. 4. 4   고매 연회장

1987년 대한마취과학회 학술대회 및 총회

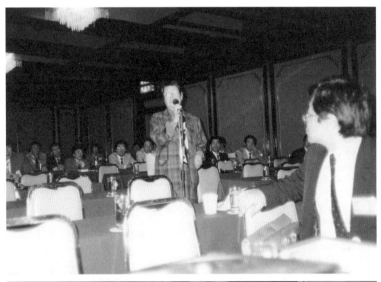

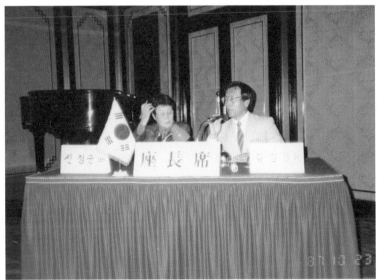

1987년 학회 활동사진

특히 신정순은 일본마취과학회와의 인적·학문적 교류를 선도하였는데 이런 교류는 정년퇴임 직전까지 매우 활발하고 적극적으로 이어졌다. 당시 대한마취과학회와 일본마취과학회의 교류가 활발하여 매년 한일마취과학회 심포지엄을 일본과 한국에서 격년으로 개최하였고, 신 교수는 그 교류에 주축이 되었다. 일제강점기에 태어나 중고등교육을 일본어로 받은 세대였기 때문에 아이러니하게도 일본 마취과 학술지와 전문서적을 읽는 것이 용이했고, 유창한 일본어를 바탕으로 일본마취과학회 인사들과 교류했다.

'한일 연합미팅(joint meeting)'으로 발전하게 된 교류를 1976년 처음 계획하였고 이후 12회 이상 이어졌다. 1991년 3월 일본 오사카에서 열린 한일심포지엄 연설에서 "처음 1976년 후지모리 교수와 이 모임을 계획할 때 매우 조심스러운 마음이었고, 이 모임이 12회나 이어지고 있음을 매우 보람 있고 감격스럽게 느꼈다"는 회고를 확인할 수 있다. 그때 주고받은 서신으로 일본학회 인사들과의 교류가 퇴직 이후까지 계속되었음을 알 수 있다.

The New Otani
OSAKA

Honorable President Fujimori and our
(Coleags) it is my great pleasure
being here at the historic OSAKA Castle
and I can hardly express my sincere
gratitude to you

Looking back, I remember that we were
very careful and coutious when we initiated
the idea of forming Joint Anesthesia
Korean-Japanese
Symposium ~~is~~ about 15 years ago.
Since then we have devoted ourslves to
the development of this symposium.
As a result, we are here to have The 12th
Twelfth Japanese-Korean joint Anesthesia
symposium. today.
one of
We all aware that this meeting was ~~the~~ "the?
first medical association formed between

The New Otani
OSAKA
medical
Japan and Korea and other association s
followed,
I always thought that the two countries
share a great deal of the same culture such as
traditional music and food.
Consequently, we feel very comfortable each
other in a almost every aspects. of our daily
life. I presume that both of our people
come from the same ~~ori~~ origin although others
argue different stories. This can be evidenced
for examples from the fact that the same treatments
are equally effective to the both of our patients..
Accordingly, I strongly ~~di~~ believe that
we can make our societies prosperous if we
work hard together.
we still remember that this joint meeting was
initialed to provide good opportunities for our young
anesthesiologist. To achieve this objective we
should share our different point of view and try
to solve any problems we might have.
I encourage that we (anesthesiologist) should
do best to provide better health service to
our patients.
~~Lastly~~ I sincerely wish you and your family
the best. Thank you very much. ~~medio~~ 991

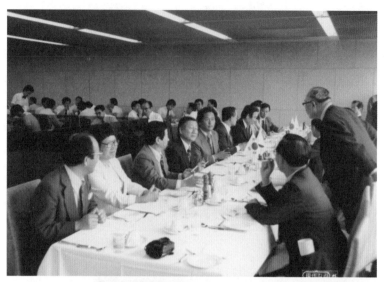

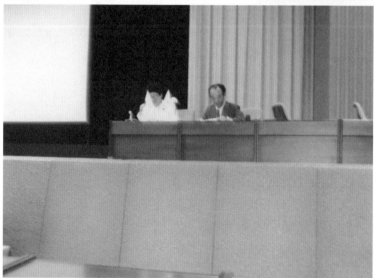

1980년 나고야 한일 심포지엄 참석 당시 회의석상

위에 사진 왼쪽에서 2번째가 신정순 박사이며, 좌장으로 참석하였다.

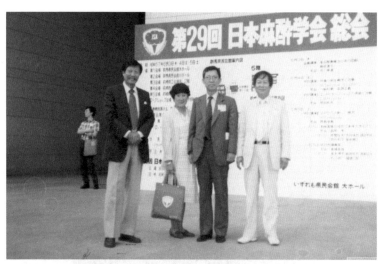

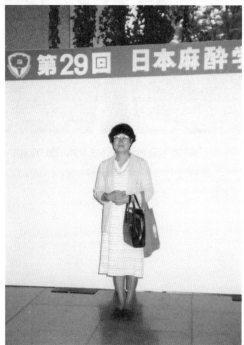

1982년 제29회 일본마취학회 총회에 참석

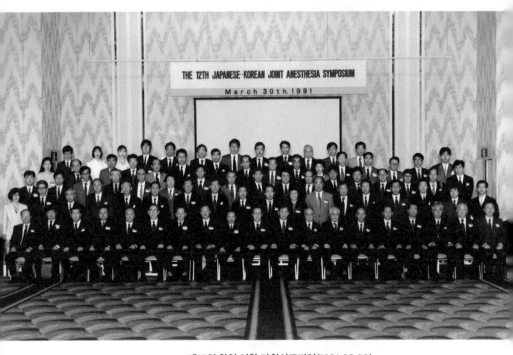

제12회 한일 연합 마취심포지엄(1991.03.30)

밑에서 2번째 줄 오른쪽에서 8번째가 신정순 박사

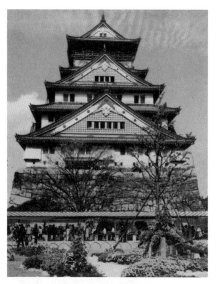

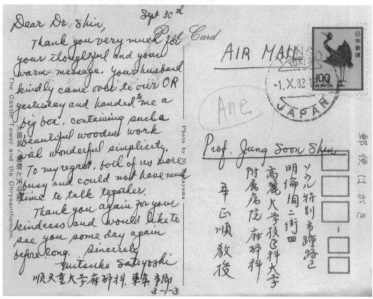

한일학회 관련 서신 자료

1991년 3월 일본 오사카에서 열린 한일심포지엄 연설에서 "처음 1976년 후지모리 교수와 이 모임을 계획할 때 매우 조심스러운 마음이었고, 이 모임이 12회나 이어지고 있음을 매우 보람 있고 감격스럽게 느꼈다"는 회고에서 알 수 있듯, 그 당시 주고받은 서신으로 일본학회 인사들과의 교류가 퇴직 이후까지 계속되었다.

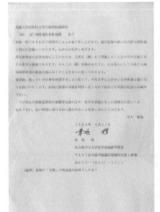
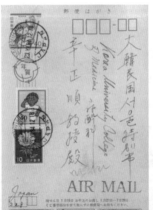
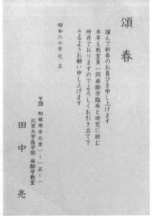

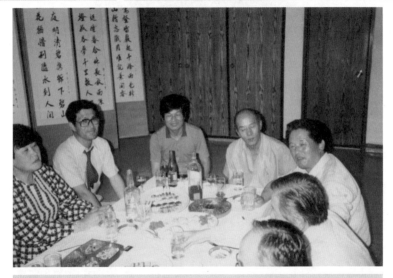

To Dr. Shin & Family
Season's Greetings and Best Wishes
for
The New Year
from
Eijiro & Mitsuko Satoyoshi
I missed you in Hong Kong very much. However, next meeting of the AACA will be held in Seoul in 1990.
Wishing all of you happy holidays and a successful new year 1987 and looking forward to seeing you again before long.

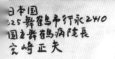

日本国
625 舞鶴市行永2410
国立舞鶴病院長
宮崎正夫

大韓民国
서울市 鐘路區 明倫洞 2-4
100-522
高麗医科大学 麻醉科
辛正順 主任教授 啓

Air ?905047

90·12·07
*140
*02·

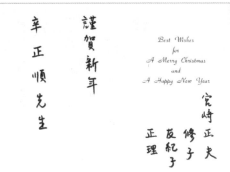

謹賀新年

辛正順先生

Best Wishes
for
A Merry Christmas
and
A Happy New Year

宮崎正夫
修子
友紀子
正理

ASIAN & AUSTRALASIAN REGIONAL SECTION
(World Federation of Societies of Anaesthesiologists)

Masao MIYAZAKI, M.D.,Ph.D.
Professor Emeritus, Kyoto Prefectural
University of Medicine
Director
Maizuru National Hospital Center
2410, Fukinaga, Maizuru City,
Kyoto Prefecture,625
JAPAN

November 29, 1990

Dear

With the cheery Christmas season just around the corner, here's wishing
you and your family a bright and merry, in the good old-fashioned way.
At the same time, I am sure you will join me in praying fervently for
the full realization of "Peace in Middle East, Good Will Toward Men" in
this turbulent world of ours.

Nobuko, my wife, recovered from the surgery of breast cancer and at present
time she has no sign of recurrence and doing well. Yukiko, my daughter is
in Ohio University in the United States, and Masamichi, son, is busy to
prepare for the entrance examination in 1992. So far they are happy.

Though 2 more years left for me until retirement from Kyoto Prefectural
University of Medicine, I was recommended to the director of the national
institute as above described. The institution is located northern part
of Kyoto Prefecture some 2 and a half hours by car from my home in Kyoto,
but large medical center of 640 beds in total. Nobuko and I are back
and forth in weekend between official residence and our private home in
Kyoto. Our Mailing address is as same as previous one.

Home: 9-191, Shimotsubayashi, Tsukuba, Nishikyoku, Kyoto City, 615, Japan
TEL. 075-381-1036

Office of Director: as above mentioned.
TEL. 0773-62-0109 (Direct)
0773-62-2680 (Secretary) FAX: 0773-63-5332

Official Residence: 7540-53, Fukinaga, Maizuru City, Kyoto Prefecture,
625, Japan
TEL. 0773-64-6123

As the year draws to a close I cannot help recalling the many favours which
you have shown us in the past, and I cannot help wishing that your warm and
constant friendship may continue for many years to come. In the new year
I wish you prosperity and happiness.

Yours most sincerely,

Nobuko and Masao Miyazaki

BOARD 1985/1986

MITSUKO SATOYOSHI, M.D.
30.4-20, Shinonmaguchi, Meguro-ku
Tokyo Japan 153

辛 正順 教授
大韓民國 서을 特別市
鐘路區 明倫洞 2街 4
高麗大學校 醫科大學 麻醉科學教室

韓國 서을 特別市 行

X-mas Card

辛正順先生
Dear Dr. Shin,
I hope this card will find you
and your family in good health and
happy.
I am very sorry. I could not
attend the NASA meeting in Seoul
this year because of my illness.
after long hospitalization with hepatitis
and its convalescence, I have regained
myself since September. Now I am
doing fairly well, but no anaesthesia
so far. As you may know, we had
a very hot long summer with 6 attacks
of typhoon and are going to have an
unusually warm winter.
Wishing you all the best for a joyful
year 1991 and looking forward to seeing
you some day again before long.

To Dr. Shin + Family
Season's Greetings
and Best Wishes for
The New Year
from
Eijiro + Mitsuko
Satoyoshi

謹賀新年

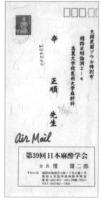

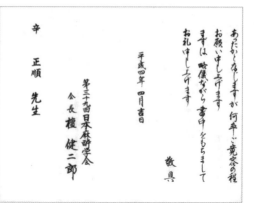

大韓民国ソウル特別市
鍾路区明倫洞2-4
高麗大学校医科大学麻酔科

辛　正順　先生

Air Mail

第39回日本麻酔学会
会長　檀　健二郎

あたたかくなしますが　何卒ご寛容の程
お願い申し上げます
まずは　略儀ながら書中をもちまして
お礼申し上げます

敬具

平成四年　四月吉日

第三十九回日本麻酔学会
会長　檀　健二郎

辛　正順　先生

拝啓
陽春の候　貴台におかれましては益々
ご清祥のこととお慶び申し上げます　この度
第三十九回日本麻酔学会総会を福岡市に
於いて開催致しました所　三千人を超える
会員の参加をいただき、総会の全日程を
滞りなく終了することができました
これも皆様のご指導とご支援の賜と
福岡大学医学部麻酔科学教室員とともに
心からの感謝を申し上げます
会期中は企画運営について満足いただけ
なかった〜　また何かと不行届きの点も多々

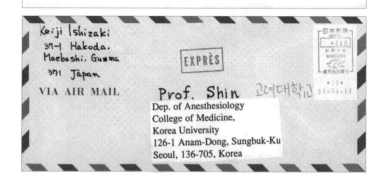

Keiji Ishizaki
37-1 Hakoda,
Maebashi, Gumma
371 Japan

VIA AIR MAIL

EXPRÈS

Prof. Shin 고려대학교
Dep. of Anesthesiology
College of Medicine,
Korea University
126-1 Anam-Dong, Sungbuk-Ku
Seoul, 136-705, Korea

辛教授様

　先日は大変お世話になりました。様々な韓国料理を試し、からいものだけと思っていた先入観の頭にきました。お嬢様で大変楽しいソウルの夜を過ごすことが出来ました。辛教授の暖かい心づかいに感謝しております。日曜日には国立博物館を見学し、青銅器時代のすばらしい文明を目にする事が出来ました。日本では、はにわの時代にすばらしい文化を持っていた韓国に驚くばかりでした。またその他の時代でも、精密さの複合が教授優れていることにびっくり致しました。韓国が兄であり、弟が日本であることをはっきり認識出来たことは私の家族にとって最も有意義であったと思っています。恋しい歴史が兄弟の間にはありますが、日本人がもっともっと韓国にたいし正確な認識と歴史を知るべきであると思っております。前橋に戻りましたら、大学病院の前の桜が満開となっていました。私の韓国、とりわけ高麗大学の麻酔科に対する親愛なる気持ちも満開であります。個人的な旅行にもかかわらず、貴重な時間をさいて歓迎してくれた辛教授に対し心から感謝致します。今後も良い親友好の関係を続けてくださるようお願い致します。

1993年4月5日
石崎恵二

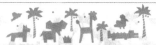

先日は どうも ありがとうございました。
先生に お会い したのは着いた日の夜だったので、
まだ韓国独特の味つけや風味になれていな
かったので 戸惑う点も多かったのですが、日本では
なかなか味わうことのできない珍しい料理が
たくさんあって、他国を訪れた気分が十分味わえま
した。もちろん だんだんなれてくると、おいしいと
思えてきて次々と食べてしまいました。
特に僕達は韓国語はもちろん、英語もままなら
なかったので、日本語を話せる先生には大変 お
世話になりました。お陰で 料理の詳しい
材料が分かって楽しみながら食べる事ができ
ました。僕としては韓国の旅は3日間という
短い期間だったので、韓国料理が一番の想い
出になりました。なかなか 会いできる機会は
少ないと思いますが お体に お気をつけて
お仕事 頑張って下さい。

　　　　　　石崎 卓馬

辛先生へ
　お元気でお過ごしの事と存じます。
先日3日は韓国ソウルへ来て 色々お世話になりました。
何か、つたない日本を使って詳しいパンやみなさまありがとうございました。
それにしても3日で韓国料理の数々が大変珍しく、
興味深くて、日本との共通点など、思いいろいろ多くて、
小皿に五種類いっぱいに盛られて頂く時のあの品々を
眺めるたびにおどろかされ、どちらかというとあの辛いのが私の
辛いのも味の混ざり具合など、どう辛いのか、すごい辛さは
他にあまりないから様々な結果等を楽しんでいました。
気取りもなく気楽に頂ける韓国料理のよさがそこにあった気がします。それから
買って頂いた時もロータリーをめぐる時のドライブなど楽しく景色を
眺めて車に乗せていただきましたこと忘れじ。帰りもずっと色々博物
館に案内していただいて興味深く拝見し。
日本もうっとり風薫香を満喫する時のこと言われた。
自分用のおみやげで菱で、アミエ、しいのみなど たくさんの箱
お菓子同じ等どとてもとても楽しい 韓国旅行でした。
どうぞお体のお変わりなくお過ごし下さい。
また おります。

　　　　　　石崎喬美枝

辛 先生へ
この間は 大変お世話になりました。
韓国の料理に あずきのおかゆに似たものがあるのを
知り 日本の料理と同じようなものもあるんだ
な、と 驚きました。
キムチも、涙が出そうなくらい からかった
けれど、おいしかったです。
　　料理の説明などを 親切に
　　　　日本語で話して下さって ありがとう
ございました。 楽しい時間を過ご せました。
では お元気で。
　　　　　　石崎 舞

국립의료원 한국인 최초의
마취과 과장

    한편, 신정순은 국립의료원 개원(1958년) 초대 멤버이자 국내 최초 마취과 의사로 근무를 시작한 이래로 1963년 국립의료원 한국인 최초의 마취과 과장의 역할을 맡게 되었다. 스칸디나비아 측 지원 희망자가 없어서 발생한 공백으로 인해 비록 길지 않은 기간이었지만 혼자서 마취과의 책임을 맡아 훌륭히 업무를 수행했다. 마취과의 경우는 다른 과들과 다르게 스칸디나비아 측에서 운영했던 10년 동안 제8대에 걸쳐 모두 스칸디나비아 측 의료진이 과장을 맡았던 분과였다. 그럼에도 신정순은 최초의 한국인 과장으로 그 역할과 임무에 부족함을 보이지 않았다는 점에서 고무적이었다고 평가할 수 있을 것이다.

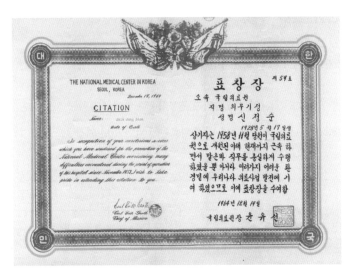

1964년 국립의료원 표창장

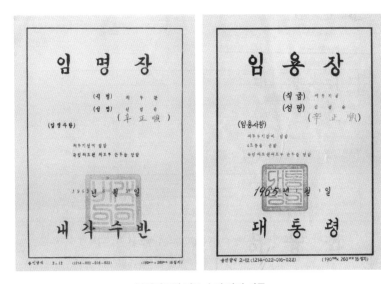

국립의료원 직급 승진 관련 서류

SUPPLEMENT

스칸디나비아 측 의료진 파견 내역

한국인 스텝들도 1년마다 바뀌는 부서장(과장)들에 적응하는 것이 쉬운
일만은 아니었다. 물론 1년 넘게 의료원에 남아 있던 과장들도 있었지

	Number of personnel months			
	Danish	Norwegian	Swedish	Total
NMC				
Administration	78	263	258	599
Supply and technical services	188	182	530	900
Doctors, dentists, pharmacists	479	1,039	487	2,005
Nurses, physiotherapists	964	920	1,503	3,387
Laboratory technicians	218	46	228	492
Total	1,927	2,450	3,006	7,383
CNMC				
Administration	24	17	—	41
Supply and technical services	61	26	—	87
Doctors, dentists, pharmacists	—	16	46	62
Nurses, physiotherapists	45	11	64	120
Laboratory technicians	—	6	—	6
Total	130	76	110	316
Total				
Administration	102	280	258	640
Supply and technical services	249	208	530	987
Doctors, dentists, pharmacists	479	1,055	533	2,067
Nurses, physiotherapists	1,009	931	1,567	3,507
Laboratory technicians	218	52	228	498
Total	2,057	2,526	3,116	7,699

In all, 370 Scandinavian staff members (94 Danish, 139 Norwegian, and 137 Swedish) worked at NMC and/or
CNMC during the period 1958-1969 for various lengths of stay. Of these, 41 came back for a second assignment and
3 returned for a third period. The average length of stay was 18.6 months.

NMC와 CNMC에서 근무한 스칸디나비아 3국 직군별 파견의료인 수

(1958~1969년, 단위: 명)

출처: F. Schjander·J. Bjørnsson, *The National Medical Center in Korea*, 1971, p.93.

만 대부분 1년의 임기를 채우고 귀국했으며 원활한 지원이 이루어지지 않아 공백이 생기는 경우도 발생하였다. 신정순의 경우도 국립의료원 최초의 마취과 과장을 맡으면서 이러한 상황 속에서도 훌륭히 마취과를 이끌었는데 이는 비단 마취과뿐만 아니라 여러 임상과에서도 비슷한 상황이었다.

특히 스칸디나비아 3국의 파견의료진 내부 구성 비율은 각국의 내부 사정에 영향을 받았다.[1] 의사는 노르웨이 출신이 가장 많았으며, 간호사는 스웨덴인들이 많은 비중을 차지하고 있었다. 여기에는 복합적인 이유가 있었는데 노르웨이의 경우, 의사들의 본국 급여가 스웨덴이나 덴마크보다 적었기 때문에 상대적으로 지원자를 쉽게 확보할 수 있었던 반면에 스웨덴이나 덴마크에서는 해당 업무의 적임자가 있다 하더라도 거절하는 경우가 많았다.[2]

당시 북유럽의 의사들에게 한국이라는 낯선 곳에서 1년이란 기간 동안 의술을 실현하고 전파하는 것은 단순한 금전적 보상보다도 인도적 차원의 봉사정신이 어느 정도 필요한 것이었기 때문이다. 그들 개인에게 있어서는 쉽지 않은 선택이었고 때문에 국립의료원에 파견된 의료진들의 각오와 노력을 쉽게 평가해서는 안될 것이다.

출처:

1 "1958년부터 1969년까지……국립의료원 및 충남의료원에서 종사한 스칸디나비아 3국의 인원은 덴마크 94명, 노르웨이 139명, 스웨덴 137명 등 370명이 대한민국 의료계를 위해 헌신하였다." (국립의료원, 「질병치료 50년 국민건강 100년 : 국립의료원 50주년 :1958년-2008년」 66쪽.)

2 F. Schjander·J. Bjørnsson, The National Medical Center in Korea, 1971, p.48.

국립의료원 사직과
가톨릭병원 마취과에서의 근무

신정순은 국립의료원 운영권의 국내 이양을 몇 년 앞두고 최초의 마취과 스텝 및 초대 한국인 과장까지 역임한 이후에 그 직을 사임하게 된다. 국립의료원 탄생과 마취과의 역사를 함께 했던 한국인 마취과 의사로서의 모든 역할을 마치고 가톨릭대학교 의과대학 마취과로 자리를 옮겼던 것이다. 그리고 앞서 잠시 언급했지만 부산대학교에서 인연이 있었던 장기려 박사와도 다시 만날 기회가 있었다.

그의 회고에 따르면 이직한 가톨릭 의대에서의 1년 간의 시간은 전화위복이 되어 스스로를 새 사람으로 다시 태어나게 해준 시간이었다. 그동안의 삶을 되돌아보며 "절약하는 것, 시간에 인색하지 않고 봉사하는 것, 철저한 환자 관리 등을 수녀님들을 통해" 배우고 실천할 수 있는 시간이 되었다. 다시금 의사 본연의 자세로 돌아갈 수 있는 계기가 되었던 것이다. 당시 그를 이끌어 주었던 것은 정운혁(鄭雲赫) 교수였다. 그리고 이때 우석대학교(현 고려의대) 이수종 병원장의 권유로 모교에 돌아오게 되어, 이후 남은 평생 동안 후학양성과 환자를 돌보는데 헌신하게 되었다.

EPILOGUE

한국에 필요한 의료분야에 선구적 기반을 마련한 부부의 공은 함께 높이 평가할 필요가 있다. 신정순 본인은 마취과 전문의였고 남편 김기정은 방사선(X-ray)과 전문의였다. 당시 의료분야 중에서 소위 개원하여 돈을 벌 수 있는 분과가 모두 아니었다. 하지만 대한민국의 의료발전을 위해 반드시 필요했던 분과에서 두 부부가 헌신했던 것이다. 근대 의료분야 발전에 선구적 기반을 마련한 부부의 공은 함께 높이 평가할만 하다.

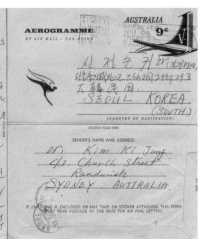

호주로 유학 중이던 남편과의 서신(1966년)

"직장을… 이번 기회에 그만두기로 마음 먹었다니… 한편 잘한 것도 같습니다만은 … 무슨 일이 있어도 당신이 잘못하고 나갔다는 소리는 들어서는 안 되니 끝까지 뒷일을 잘 처리하십시오."

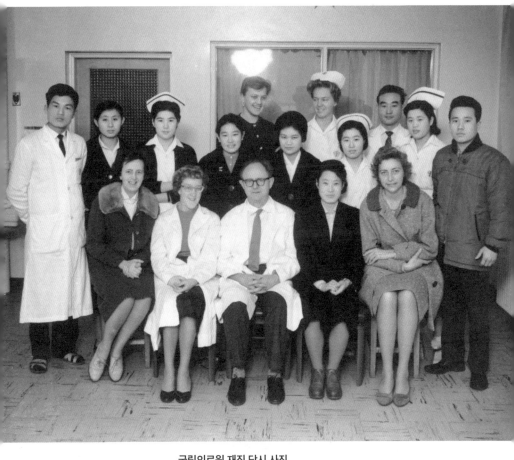

국립의료원 재직 당시 사진

국립의료원 제3대 외국인 과장인 오토 몰스태드(Otto Mollestad)가 한국에 재직 당시, 신정순이 덴마크 유
학을 떠나게 되어 기념으로 과원들과 찍은 사진이다. 당시 국립의료원의 외국인 의사들은 여자 의사들에
대한 대우가 비교적 동등했다. 뿐만 아니라 직책이나 지위에 따른 차별도 비교적 적었던 것으로 보인다.
사진에 당시 국립의료원 마취과 1기 전공의인 서병태 선생, 간호사, 청소하시는 분까지 함께 기념촬영을
한 것을 보면 짐작할 수 있다.

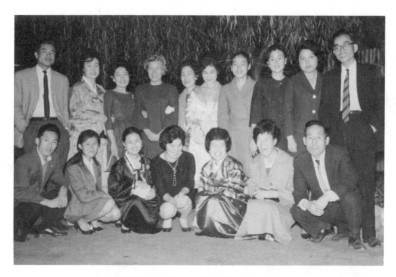

마취과에서 구성원들이 과 행사를 한 후 찍은 사진

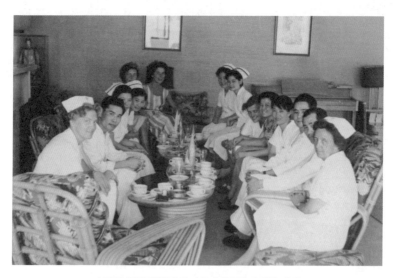

스칸디나비안클럽에서 마취과 식구들과 찍은 사진

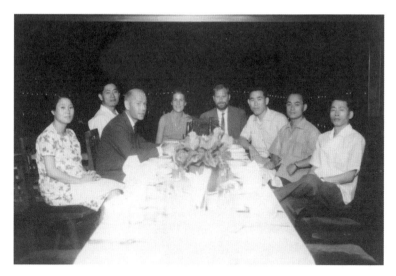

NMC 마취과 과장 피터슨(Helge Peterson) 부부가 마취과학회 사람들과 인사(1962년 8월)

차석인, 라이다호프, 신정순, 오흥근, 정운혁, 조영상 선생과 수정궁에서

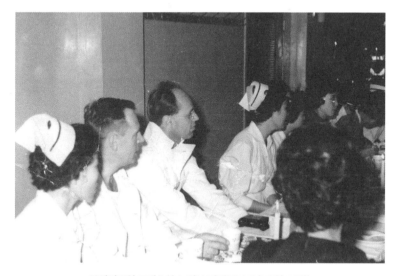

국립의료원 크리스마스 이브 파티(1964년 12월 24일)

해마다 크리스마스, 망년회 파티는 병원의 큰 행사였다.

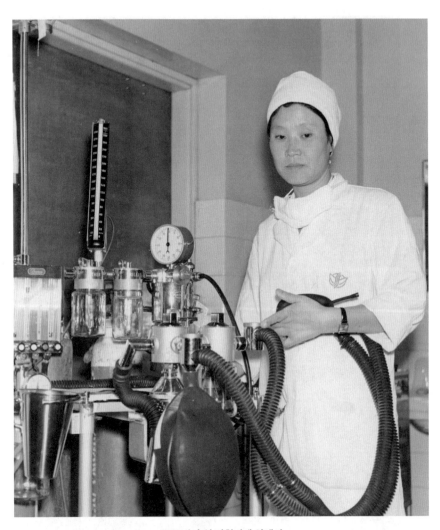

NMC 수술실 마취기계 앞에서

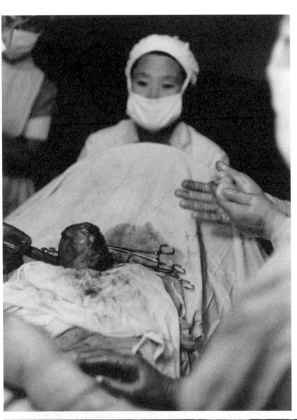

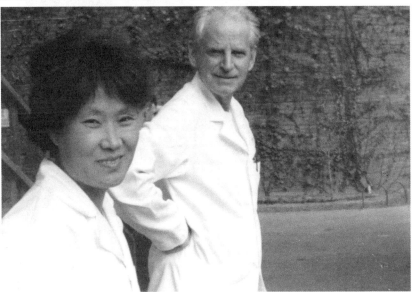

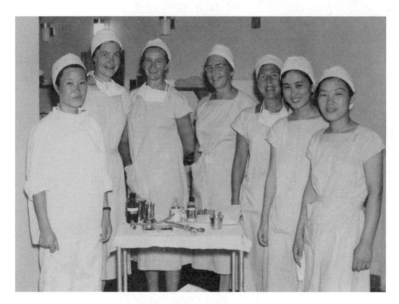

국립의료원 마취과 간호사들과 함께(1959)

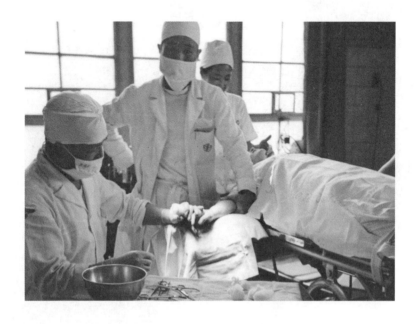

辛正順　評傳

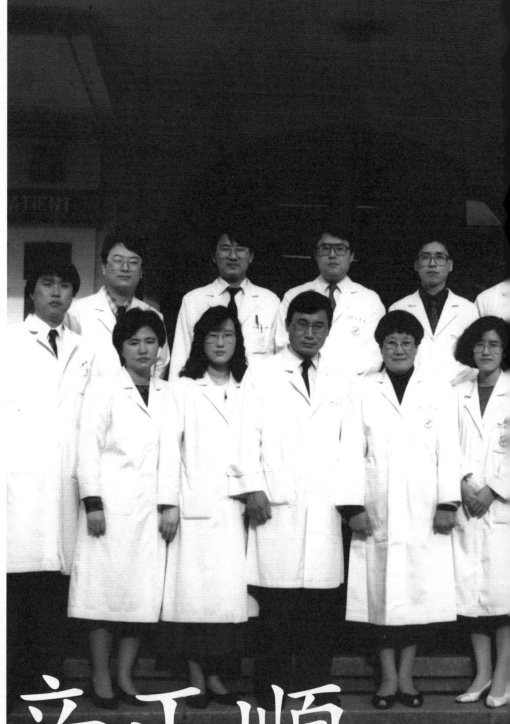

辛正順

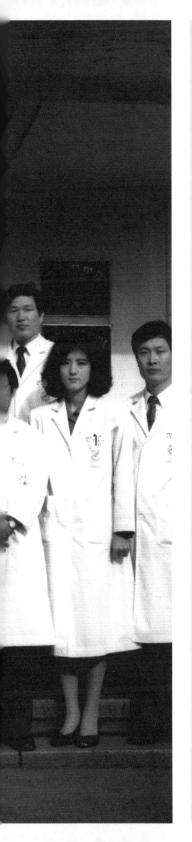

7

모교에서의
새출발과 헌신°

The Student Becomes the Teacher

. . .

1968. 02~1993. 08

° 7장은 신정순 박사의 후배 및 제자분들과의 인터뷰를 통한 구술내용을 바탕으로 재구성하였습니다. 인터뷰에 응해주신 마취과 의국 선생님들, 김용혁·이혜원·김재환·채병국·박정원·이일옥·서병태·김난숙 교수님, 그리고 외과 구범환 교수님, 소아과 최창희 선생님, 흉부외과 백광제 교수님, 피부과 송해준 교수님께 감사드립니다.

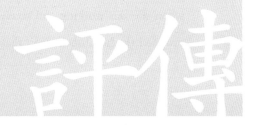

Dr. Shin Jung-soon worked at NMC for the next eight years and then moved to the Catholic University. She stayed there for two years, but she realized that she had a desire to go back to her alma mater, Gyeongseong Women's College of Medicine. Since its creation, the school had undergone several name changes, and was now known as Woo-Seok University. Lee Soo-Jong, the president of Woo-Seok University, had been actively searching for the right person to take charge of its anesthesiology department and operating rooms to update it and make much needed changes. He was thrilled when he learned that Shin Jung-soon wanted to return to the University hospital as a doctor and she soon joined the staff in 1968. Wooseok University would eventually become Korea University Medical Center in 1970. Updating the operating room environment and culture in the hospital proved more challenging than Dr. Shin anticipated. There had been no meaningful changes in the hospital system since its opening, and in fact, there had been no anesthesiology department in the beginning as it was a new field of medicine created in the early 1950s, In Korean hospitals, surgeons used to administer the anesthesiology themselves, and some of the older surgeons resented having a young doctor, especially female, telling them what to do in the operating room.

At the time of her retirement, Dr. Shin gave her heartfelt thanks to Professor Kim Ki- Hong, director of the hospital. She recalled the day when she was working and received a visit from professor Kim. He dropped the bombshell news that Dr. Shin would be unable to join the university hospital without a doctorate. As Dr. Shin had been so busy working, it had never occurred to her that this was a problem. Therefore, she made immediate plans to obtain a doctorate degree in order to become a professor. Dr. Shin Jung-Soon also recalled that it was a very difficult and bitter time, and that she would not have been able to complete her work at her alma mater without the encouragement of several upperclassmen, Choi Deok-Kyung, Lee Hyun-Geum, Choi Pyeong-Hwa, and Na Bok-Young. When she started working at her alma mater, she made a promise to herself not to complain and endure silently until her retirement, and if she couldn't endure it, she would leave quietly instead.

Over the next decade, the Korean Society of Anesthesia had made rapid progress, and Department of Anesthesiology in her school had expanded into several cities. Shin retained her position as Chair of the department for more than 20 years, and in her retirement speech, she expressed her gratitude to all the innumerable faculty members, who began as students in the school, and eventually joined the hospital as a faculty member who shared in her vision for the hospital.

Looking back, she was very proud of the achievements that she and her colleagues were able to do in all the Korea University affiliated hospitals. For Dr. Shin, her journey began as the first person in the Department of Anesthesia and Pain. Decades later, her dreams were fulfilled when her school secured recognition in the Korean Society of Anesthesiology.

友石大의 이수종 病院長님의 권유로 母校에 돌아왔고 선배이신 최덕경, 이현금, 최평화, 나복영 교수님의 격려없이는 그 뒤 母校에서의 근무를 지탱하지 못하였을 것이다. 참으로 힘들고 쓰라린 시기였다. 以後 나는 不平을 하지 않기로 결심하고 견디지 못하면 조용히 떠나리라는 각오로 이날까지 버티었다.

그 사이에 大韓麻醉科學會는 비약적인 發展을 하였으며 우리 敎室도 그에 따라 많이 成長하였다. 많은 후배 교수와 제자들이 인내하며 따라주었고 나는 이에 힘을 얻고 자리를 떠나지 않았으며 이점 항상 고맙게 생각하고 있다.

무심히 歲月을 보내며 患者診療에 專念하는 어느 날 院長 金箕洪 敎授로부터 엄한 命令이 있었으니 博士학위를 취득하지 않고는 學校에 있을 수 없다는 말씀이었다. 몇 번 다짐하고 母校에 온 以上 따르겠다고 순응하였다. 지금도 한가한 시간에는 고마우신 어른이라고 고개 숙여 감사하고 있다.

우리 마취과 교실이 한 사람으로 시작하여 4個 附屬病院 수술실을 현재와 같이 크게 發展시킨 것, 學會에서의 당당한 위치, 또 敎授들의 努力하는 모습을 볼 때 흐뭇한 심정은 비할 데 없고 그 무엇을 준다해도 바꿀 수 없이 소중하다. 他意로 시작했다 했으나 다시금 伯父, 伯母님, 從兄께 감사드리며 그간 나를 이끌어 주시고 격려해 주신 많은 선배님들 그리고 교수님들, 오늘까지 버티게 해주신 학교 당국, 그리고 믿고 따라준 후배들과 끝으로 부모님과 형제들에게 감사드린다.

신정순, '지난 날을 回顧하며', 「신정순 교수 정년퇴임 논문집」 (고려대학교 의과대학 마취과학 교실, 1993)에서 발췌

모교에서의
새 출발

　신정순은 1968년 우석대학교(현 고려대학교 의과대학) 이수종 병원장의 권유로 모교에 돌아왔다. 1960년대 말, 1970년대 초 우리나라는 마취과 전문의가 절대적으로 부족했다. 하지만 마취과 의사에 대한 사회적 인식이 거의 존재하지 않았던 시절이었다. 당시 1970년대 학번 의사 선배들의 회고에 따르면, 혜화동 병원 구관 시절에는 수술 수요에 필요한 인공호흡기도 부족한 형편이었다. 때문에 신정순은 상황에 맞춰 수술환자를 마취유도 한 후 인턴이나 전공의들에게 앰부배깅(ambubagging)을 맡겨가며, 직접 두세 곳의 수술방을 오가며 수술을 진행할 수밖에 없다고 한다. 이것이 당시 마취과의 현실이었다.

　지금은 너무 당연하게 수술 중에 하는 거즈 카운트(gauze count, 수술부위를 꿰메기 전에 수술 중 사용한 거즈의 갯수를 확인하는 작업)도 하지 않고, 수술 중에 집도의가 사라지는 일도 있는 등 한마디로 수술실의 체계가 갖추어지지 않은 시절이었다. 한국전쟁 이후부터 본격적으로 우리나라에 마취를 전문으로 하는 마취의가 탄생했지만, 1970년대 초까지도 외과 의사들이 직접 마취를 하거나 '마취 조수'를 고용하여 수술을 진행하는 병원도 있었다. 따라서 마취과 전문의들을 자신의 수

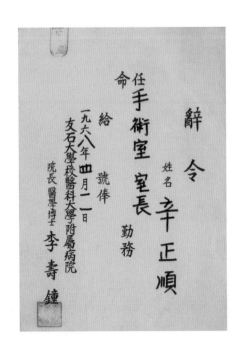

辭令

任 手術室 室長

姓名 辛 正順

命 給 號俸 勤務

一九六八年四月一日

友石大學校醫科大學附屬病院

院長 醫學博士 李 壽 鐘

술을 돕는 종으로 생각하는 행태가 상당히 만연해 있었다. 넥타이를 매고 수술을 하러 수술실에 들어온 외과 교수가 목격되기도 했으며, 수술과 관련된 절차와 과정이 제대로 지켜지지 않았던 시절이었다. 1980년대까지도 환자가 수술실에 들어오고 소독을 하고 드레이핑(draping, 수술부위 소독 후 소독포로 절개부위만 제외하고 덮는 작업)을 한 한참 뒤에 교수가 드레스셔츠 위에 덧가운을 입고 수술실 모자는 머리에 얹고, 마스크 줄은 한 쌍만 묶은 상태로 뒤늦게 들어오는 경우도 있을 정도였다. 아마도 대부분의 외과의사들은 수술의 준비과정을 포함한 전체의 진행보다는 자신의 수술에만 신경쓰기 때문일 것이다.

하지만 마취과 전문의의 역할에는 환자 하나하나의 마취를 담당해야 하는 것은 물론, 수술이라는 전쟁에 참여하여 전반적인 진행과 전체적인 방향을 잡아주는 것이 중요하다. 따라서 마취과 의사에게는 수술실에서의 개인적인 성과나 욕심보다는 단 하나의 목표 즉 한 명의 환자에 대한 안전을 최우선 목표로 삼고, 거기에 더해서 전체적으로 수술을 조망하여 수술 진행에 관여되는 모든 상황을 컨트롤 하는 것이 중심이 된다. 환자들의 안전과 안녕, 수술실의 효율적인 운용, 함께 일하는 사람들의 능력을 최대치로 끌어올리는 것 등이 가장 중요한 책임이자 완수해야 할 업무이다. 그래서 수술을 집도하는 외과의사들이나 간호사들, 이해 당사자들과의 사이에서 중재자 및 조율자가 되어야 하며, 이들에게 어느 정도 욕먹을 각오를 해야만 하는 업무이기도 하다. 서양 의료시스템에서 의사로 성장한 신정순은 항상 지위고하를 막론하고 과별로 동등하게, 간호사나 의료기술적 심지어는 청소하시는 분, 이송을 담당하시는 분들과도 동료로서 환자를 진료하기 위해 모두 협력관계에 있다고 생각하였다. 그리고 이러한 소신과 신념을 관철하기 위해서 항상 수술실의 안과 밖에서 고군분투하였기 때문에 언제나 이상과 현실에서 오는 차이에서 괴로워할 수밖에 없었다. 특히 신정순의 이상과 당시 모교의 수술실 환경은 큰 차이가 있었을 것이다. 또한 이들과 함께 동료로서 수술 과정 동안에 환자의 바이탈(virtal, 체온, 맥박, 호흡, 혈압)을 책임진다는 사명감을 가진 마취과 전문의로서 필연적으로 수술을 담당하는 외과의사들과의 갈등이 발생할 수밖에 없는 상황이었다.

그렇지만 이러한 그의 태도는 '마취과 전문의랍시고 여자의사가 수술실에서 자신들의 활동을 제약하거나 방해'한다는 반감을 샀을 뿐 아니라 심지어는 노골적으로 괴롭히는 외과의사도 있어 그때의 갈등은 이루 다 표현할 수 없을 정도였다. 여러 제자들도 이러한 그의 모습을 떠올리며 가슴 아파했다. 당시 선진국의 수술실과 중환자실의 시스템에서 교육받은 신정순은 진료과정에서의 체계와 절차를 매우 중요하게 생각하여 모교에 임용되자마자 수술실 체계를 정비하는 것을 첫 번째 과제로 생각하였다. 마취과와 수술실에서 근무하는 의사, 간호사들뿐 아니라 모든 실습학생, 외과의사들 그 누구든 수술실에 출입하는 경우에는 복장부터 시작하여, 수술실에 들어가기 전 손을 씻는 절차, 수술실 안에서 신는 신발까지 지적하였다. 뿐만 아니라 수술 후 회복실에서 병동 간호사에게 인계가 끝날 때까지 환자는 반드시 해당 과에서 담당하여 지켜보도록 했고, 수술실을 바삐 오가면서 의사가 보이지 않으면 탈의실에까지 가서 해당 의사를 찾아 환자 곁에 있도록 하였다. 이런 행동 때문인지 마취과 복도 끝에 그가 나타나면 수술실 복도를 오가던 의사들이 순식간에 수술실로 몸을 숨기는 장면이 연출되기도 했다.

당시 그의 이러한 모습은 '남자 탈의실까지 뒤지는 집요한 사람'이라는 소문과 함께 다른 이들의 반감을 사기에 충분했다. 김용혁 교수의 회고에 따르면 "당시 우리 병원의 수술실, 회복실, 중환자실의 체계를 잡는데 그분 아니었으면 가능한 일이 아니었을지도 모르겠다"고 하였다. 그래서인지 신정순 본인 스스로도 모교에서의 근무는 고충이 많았던 시절로 기억하였는데, 근무기간 동안 '참으로 힘들고 쓰라린 시기'라고 회고했던 적이 있다. 다행히 최덕경, 이현금, 최평화, 나복영 교수의 격려가 모교에서의 근무를 지탱하게 해주는 큰 위안이 되었다.

1980년대가 지나가도록 임상과와의 갈등이 신정순을 힘들게 한 것으로 추정된다. 흉부외과를 전공하고 현재 건국대병원 응급의학과에 근무하는 백광제 교수도 당시 외과 교수들은 과정과 절차는 필요 없다고 생각하는 경우가 많았으나, 신정순 교수는 과정과 절차를 중시하여 시스템을 구축하도록 노력했기 때문에 그 절차와 과정이 무시되던 분위기가 만연했던 시절에 '아마 신 교수님이 힘드셨을 것'이라고 회상했다. 단순히 여자의사라는 무시뿐만 아니라 전문과의 체계적 분업 시스템이 자리 잡지 못했던 상황이었고 지금에 돌이켜보면 격세지감을 느낄 뿐이다. 그리고 의과대학뿐 아니라 학술단체의 분위기도 남성 중심으로 운영되었으므로 그가 고립감을 느끼는 것은 어쩌보면 당연한 것이었다. 남자 교수들은 술자리, 골프 등의 회동에서 소통을 하거나 중요한 의견을 조율하는 경우가 많았지만 당시는 여자들이 이런 모임에 참여할 수 있던 시절도 아니었고 또 신정순은 정치적인 성격이 아니어서 어려움이 많았을 것으로 보인다.

후에 이혜원 교수는 "마취과 의사를 하면서 외과계 임상의사들과 함께 일하면서 항상 당당할 수 있었고, 이러한 마취통증의학과 의사로서의 위상과 진료 환경을 갖춘 다른 병원은 찾아보기 드물었다"고 말했다. 그리고 이는 신정순 교수가 동등한 위치에서 일하는 분위기와 시스템을 마련했기 때문에 가능한 것이었다고 회고하였다. 그렇지만 신정순에게 그것은 지키기 쉽지 않은 소신이었고, 힘든 자기와의 약속이었던 것 같다. 딸 김애리 교수(현 고려대학교 의과대학 병리학교실 주임교수)도 후배 의과대학생으로 병원에 실습을 나왔을 때, 항상 '잔소리' 때문에 외과의사들과 갈등을 빚지 않으려 많이 인내하던 어머니의 모습을 기억하고 있다.

한편, 모교의 병원에 돌아와 병원 업무에 정신없이 몰두하고 있을 무렵 어느 날, 새로 부임한 원장이었던 김기홍 교수가 박사학위가

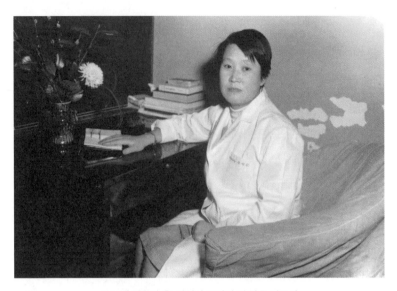

모교에 임용된 후, 마취과 준비실 옆 작은 연구실

수술실 안에 이 연구실은 후에 신관이 지어진 후 임상병리과가 되었고, 안암병원으로 이전하기 전까지 김인선 교수가 연구실로 사용하였다.

없으면 모교에 계속 있을 수 없다고 이야기해 주었다. 신정순도 모교에 돌아온 이상 원장의 지시에 따르기로 결심하였다. 그리고 당시 박사과정 입학에 늦지 않도록 조언을 해준 김기홍 교수에게는 퇴직 때까지 감사함을 전하곤 했다. 수술실과 수업을 오가며, 바쁜 시간을 쪼개서 논문을 작성하느라 하루하루를 정신없이 보냈다. 그리고 학업 중에 우석대학교 재단이 부도가 나는 상황도 있었다. 향후 재단이 바뀌었을 때, 불안정한 현재의 위치가 그를 혼란스럽게 했지만 결국 이를 극복하고 1971년 의학 박사학위를 취득할 수 있었다. 또한 다행히 고려대학교가 우석대학교를 인수하여 모교에서 계속해서 헌신할 수 있게 되었다.

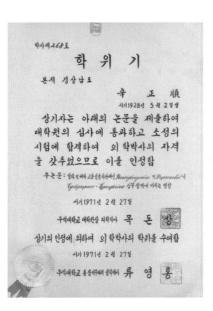

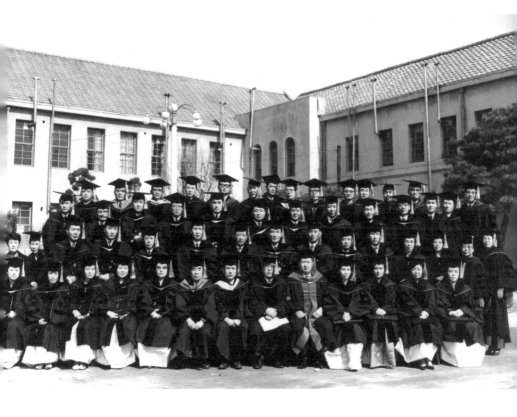

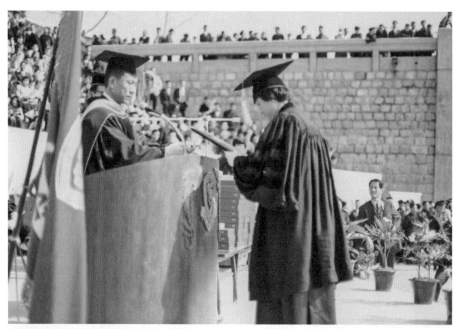

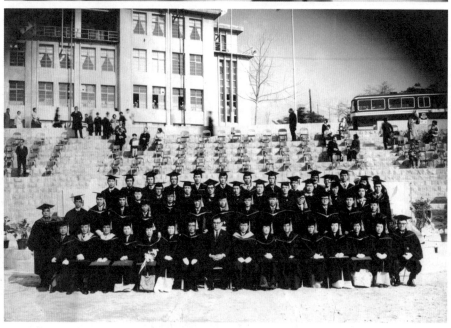

박사학위 수여식(1971.02)

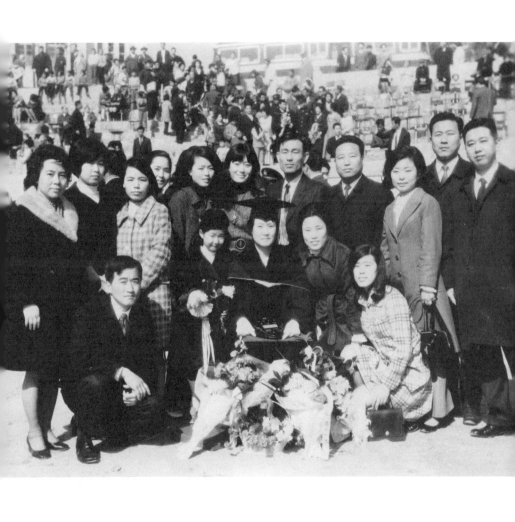

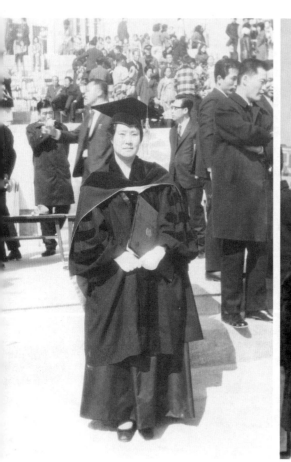
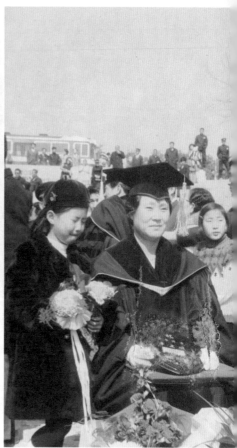

의성「히포크라테스」서약서

이제 의업에 종사할 의사로 되었음에
1. 나의 생애를 인류봉사에 바치겠음을 엄숙히 서약하노라
2. 나의 은사에게 대하여 존경과 감사를 드리겠노라
3. 나의 양심과 위엄으로서 의술을 베풀겠노라
4. 나는 환자의 건강과 생명을 첫째로 생각하노라
5. 나는 환자가 알려준 모든 내정의 비밀을 지키겠노라
6. 나는 의업의 고귀한 전통과 명예를 유지하겠노라
7. 나는 동업자를 형제처럼 여기겠노라
8. 나는 인종, 종교, 국적, 정당, 정파 또는 사회적 지위 여하를 초월하여 오직 환자에게 대한 나의 의무를 지키겠노라
9. 나는 인간의 생명을 그 수태에서 비로부터 지상의 것으로 존중히 여기겠노라
10. 비록 위협을 당할지라도 나의 지식을 인도에 어긋나게 쓰지 않겠노라
이상의 서약을 나의 자유 의사로서 나의 명예를 받으며 하노라

우석대학교 교가

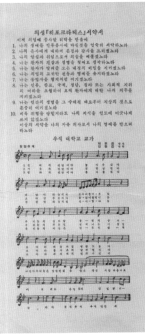

우 석 대 학 교

1970학년도

학 위 수 여 식

일시 : 1971년 2월 27일 (토)
오전 11시
장소 : 본 교 교 정 (정능)

국민교육헌장

우리는 민족 중흥의 역사적 사명을 띠고 이 땅에 태어났다. 조상의 빛난 얼을 오늘에 되살려, 안으로 자주독립의 자세를 확립하고, 밖으로 인류 공영에 이바지할 때다.

이에, 우리의 나아갈 바를 밝혀 교육의 지표로 삼는다.

성실한 마음과 튼튼한 몸으로, 학문과 기술을 배우고 익히며, 타고난 저마다의 소질을 계발하고, 우리의 처지를 약진의 발판으로 삼아, 창의와 협력을 바탕으로 나라가 발전하며, 나라의 융성이 나의 발전의 근본임을 깨달아, 자유와 권리에 따르는 책임과 의무를 다하며, 스스로 국가 건설에 참여하고 봉사하는 국민 정신을 드높인다.

1968년 12월 5일

대통령 박정희

박사 학위 수여자

문학박사	이학박사	약학박사

석사 학위 수여자

문학석사	법학석사	이학석사	약학석사

식 순

사회 학생처장

1. 개 식 사 ······································ 사 회 자
2. 국기에 대한 예배 ···················· 일 동
3. 애국가 봉창 ···························· 일 동
4. 국민교육헌장낭독 ···················· 총 장
5. 학 사 보 고 ·························· 대학원교무과장
6. 졸업증서 수여 ························ 총 장
7. 「히포크라테스」서약문낭독 ········ 이과대학장
8. 석사학위 수여 ························ 총 장
9. 박사학위 수여 ························ 총 장
10. 상장 및 상품수여 ···················· 총 장
11. 총 장 식 사 ······················ 총 장
12. 기념품 증정 ·························· 학생대표
13. 교 가 제 창 ······················ 일 동
14. 폐 식 사 ·························· 사 회 자

辭 令

(姓名) 助敎授 辛正順

副敎授에 任함

八號二級俸을 給함

友石大學校醫科大學　勤務를 命함

西紀 1967年 4月 10日

學校法人 友石學院 理事長

제51호

임 명 장

우석대학교 부교수 辛正順
1928년 5월 2일생

학교법인의 합병에 의하여 고려
대학교 부교수에 임하고 의과 대학
근무를 명함

1971년 12월 10일

학교법인 고려중앙학원 이사장 이 활

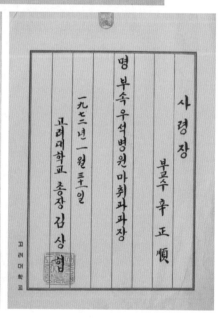

사령장

부교수 辛正順

명 부속 우석병원 마취과과장

一九七二년 一월 三十一일

고려대학교 총장 김상협

고려대학교

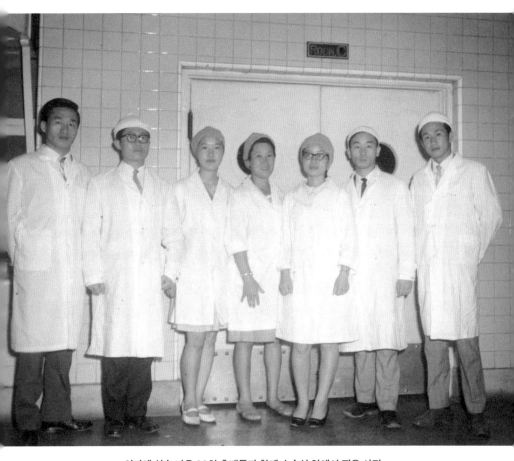

외과에 실습 나온 28회 후배들과 함께 수술실 앞에서 찍은 사진

왼쪽부터 어가무, 이훈갑, 이왕림, 신정순, 김윤아, 홍국식, 장준영 선생(최창희 선생 증언)

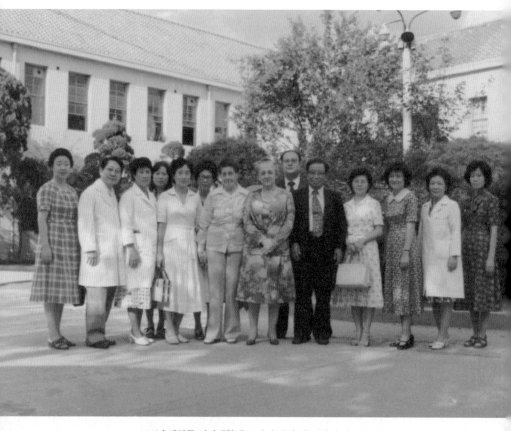

1976년 혜화동 의과대학에 모라니 박사 방문 당시 찍은 사진

모라니 박사 옆에는 김세경, 최평화, 손무식, 이수종, 이현금, 최창희, 오정희 교수 등이 보인다.(모라니 박사는 한국전쟁 당시 선교활동을 하며 경성여의전 졸업생들의 진로를 위해 힘썼고, 신정순이 스웨덴 적십자병원에서 일 할 수 있도록 추천했던 장본인이다.)

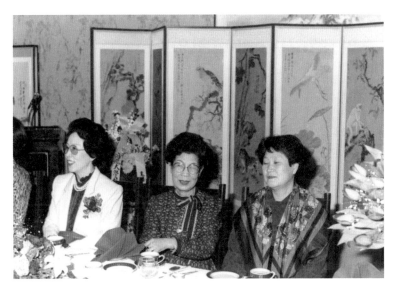

모교 재직시절 가장 의지하고 지낸 나복영, 최평화 교수

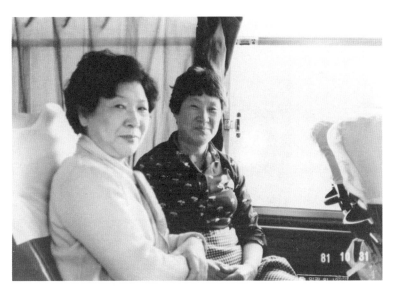

이화여고 선배이자 의과대학 9회 동기로 절친하게 지낸 오정희 교수

의료원 및 3개 병원의
마취과·수술실 기획

    모교에서도 그가 조교수로 임용되자, 1969년부터 본격적으로 마취과 전공의 교육을 시작할 수 있었다. 1970년 대학원에 마취과학 과정이 개설되어 진료와 교육에 있어 교실 발전의 형태가 갖추어지기 시작했고, 이후 혜화동 병원 신관이 증축되었다.

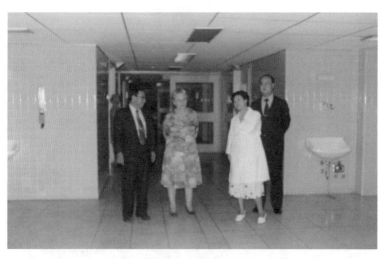

1976년 모라니 박사가 혜화동 병원 방문(혜화동 병원 신관 2층 수술실)

사진 왼쪽 끝은 이수종 학장, 오른쪽 끝은 안과 손무식 교수

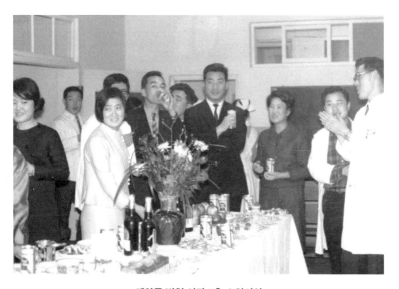

혜화동 병원 신관 5층 소회의실
비뇨기과 고성건 교수, 조재홍 교수, 신정순 박사, 오른쪽에는 소아외과 신택수 교수

　마취통증의학과 김재환 교수에 따르면 "1983년 구로병원, 1984년 여주병원, 1985년 안산병원이 개원하면서 고려대학교는 의료원 체제를 갖추게 되었고, 1991년 혜화병원이 안암병원으로 증축 이전하면서 고려대학교 마취과학교실도 의료원과 함께 비약적인 발전을 하였는데, 이러한 발전의 중심에 항상 신 교수님이 있었다"고 회고하였다. 신정순 교수는 혜화동 병원 신관이 건립될 당시에, 신관으로 새로 옮겨갈 수술실, 구로와 안산, 여주병원 개원 당시 3개 병원의 수술실, 중환자실, 또 안암동으로 이사했을 때 안암병원 수술실 등을 세팅하는 데에 핵심적인 역할을 담당했다. 당시 수술실 등의 계획 및 설계에 모두 참여했는데, 특히 구로, 안산, 여주병원은 건축 당시 독일의 차관으로 지어졌기 때문에, 모든 설계도면을 독일 측에 보내 검

토와 수락을 받지 않으면 안 됐다.

건축설계에 문외한이던 신정순은 이를 추진하기 위해 당시 서울
대 건축과를 졸업하고 현대건설에서 과장까지 지내다가 뒤늦게 고려
대학교 의과대학에 입학하여 임상실습을 돌던 후배가 있어서 그에게
많은 자문을 받았다. 현재 구로병원은 신관에 비해 개원 당시부터 본
관의 층고가 낮아 병원을 답답하게 지었다는 불평이 많았다. 그러나
1980년대 우리나라 경제 상황을 고려하여 층고를 낮게 건축하면 비
용이 적게 드는 이점이 있었고 최소한의 비용으로 병원을 건축할 것
을 당시 재정을 지원했던 독일 측이 요구했기 때문에 이러한 설계로
건축되었던 것이다. 당시 의료원을 운영하던 이비인후과 신흥수 원
장은 수술실과 중환자실이 병원에서는 가장 중요한 부분이었기 때문
에 틈이 날 때마다 신정순 교수를 호출하여 함께 구로 및 안산병원의
건축 현장을 돌아다녔다고 한다.

채병국 원장도 고려대학교 재직 시 1991년 안암병원으로 이전하
였을 당시 신 교수를 도와 이전 준비과정을 도왔는데, 사용하게 될

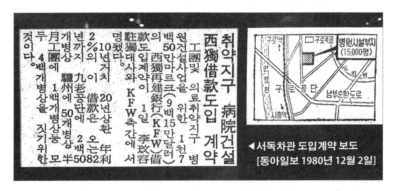

고대 구로병원의 안내문

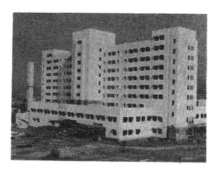

高大醫大 九老병원 개원

고려대의대구로병원(사진) 1층 지상9층 (연건평 이 1일 서울九老구九老1 천2백63환)의 이 병원은 구획145현장에서 개원했 의대부속병원으로서의 교육 당 지난81년11월 서독정부 진료 연구외에 특히 구로 재정차관과 정부의 점검금 공단주변에서 발생하는 한 융등 모두 1백60여억원을 국적인 직업병을 연구치 들여 시설및 최신장비를 갖 료하여 산업노동자에 대한 추어 이병원은 기둘립상수5 의료봉사에 크게 기여할 것 백개 가운데 우선 2백50병 으로 보인다. 상으로 문을 열었다. 대지 1만3천평에 지하

고대의대 구로병원 개원 기사(《동아일보》, 1981.11.04)

장비의 정확한 전압과 위치가 맞는지, 정확한 진압(voltage)이 출력되는지, 또 모든 마취 장비를 점검하며 늘 꼼꼼하게 확인하도록 지시했던 그의 모습을 잊을 수가 없었다고 한다. 직접 확인해야 한다고 귀에 못이 박히게 들어가면서 새로운 병원 시설을 세팅했던 경험과 그 가르침은 후에 분당제생병원장을 역임하면서 병원을 운영하는 중요한 교훈이 되었다고 회고했다.

김재환 교수도 혜화동에서 안암동으로 병원이 이전하면서 교실 살림을 정리하던 기억에 더하여 새로운 안암병원에서 시설과 장비 세팅에 여념이 없었던 상황을 생생하게 기억하고 있었다. 당시 신정순 교수가 교실의 원로교수로서 모든 일들을 묵묵히 지켜보면서 차질 없이 진행되도록 든든하게 지켜준 것이 인상에 남는다고 회고하였다.

구로병원이 개원할 때에 서병태 교수가 마취과장으로 한양대에

서 영입되었다. 서 교수는 1961년부터 시작된 마취과 전공의제도 첫 기수로 신정순이 코펜하겐 유학시절 NMC에서 마취의 수련을 시작했던 제자였다. 당시 학교 후배를 교수에 추천하지 않고 외부의 인물을 추천하자 많은 원망을 여러 동문들과 제자들에게 들어야 했다. 하지만 신정순 교수는 그 자리에 서병태 교수가 적합한 인물이라는 신념이 있었기 때문에 소신을 갖고 추진했다고 한다. 이때 서울대에서 박평완, 한성민 교수를 그리고 NMC에서 윤석민 교수를 구로병원에서 근무할 마취과 교수로 임용하기도 했다. 초기 구로병원 수술실, 중환자실 기계들은 서병태 교수의 의견을 고려하여 다메카(Dameca) 사의 장비들 도입했는데 이 장비는 NMC에서 근무했던 경험이 있는 신정순에게도 익숙했던 장비였다.

신정순 교수가 꿈꾸고 만들어가고자 했던 고려대학교 마취과학교실의 미래는 무엇보다도 마취과가 학교 병원들에서 의사들의 진료활동를 잘 지원하고, 각 교실의 교수 연구역량 기반을 닦고, 학회활동을 활발하게 하여 고려대학교 나름의 역할을 하는 것이었다. 이를 위해 성실하게 마취과 전문의들을 양성하고 의국 출신 마취과 전문의들이 우리나라 의료계에서 큰 과오 없이 제 역할을 하도록 교실의 기틀을 잡는 과정이 필요했다. 그러자면 기본적인 인적 자원이 갖춰지지 않고는 힘든 일이었기 때문에, 학교 및 마취과학교실 발전에 초석이 될 수 있는 인재들을 영입하는데 최선을 다했고, 거기에는 단지 모교출신 후배라는 배경보다는 실력과 인품을 중심으로 하는 명확한 기준이 있었던 것이다. 이후 혜화병원에서는 서울대학교에서 장성호 교수를 영입하였고 제자였던 최영석, 임상호 교수도 충원하여 근무하게 된다.

전문의 양성의
기틀 마련

   3개 병원(1983년 구로병원, 1984년 여주병원, 1985년 안산병원)이 하드
웨어적인 골격을 갖추어가는 동안에 신정순 교수는 환자 안전을 위해
수술실을 지키며 밤낮을 가리지 않고 몰두하는 열정을 보여주었다.
동시에 끊임없이 학문에 정진하는 노력을 기본으로 하는 고려대학교
마취통증의학 교실은 후진 양성의 요람이 되어갔다. 이러한 기틀을
마련하는데 중요한 구심점이 된 것이 바로 신정순의 존재였다. 그는
마취과 수련의 중요한 원칙을 제시하였는데 그 기본이 공부를 열심히
하는 것이고, 그 이상 중요한 것으로 환자에 대한 안전과 정성 및 물
자절약이었다. 그의 이러한 교육방침은 국립의료원 시절부터 터득한
북유럽식 전공의 수련프로그램의 경험과 노하우에 기반한 것이었는
데, 이후에 모교에서 전공의 수련, 복지에 많은 영향을 미쳤다.
   제자 채병국 원장은 마취과 수련과정에서 신정순 교수로부터의
가르침은 기초적이면서 중요한 평생의 지침이 되었다고 말했다. 본
인이 평생 지키는 행동습관이 되었을 뿐 아니라 교수가 되어 제자들
을 교육할 때도 이러한 가르침을 계속 이어나가게 되었다고 회고했
다. 신 교수로부터 받은 이 모든 가르침은 '마취과 의사로서 살아가

는 마취의의 기본자세, 마취의 시작과 끝, 회복실에서 병실로 갈 때까지 환자의 곁을 지켜야 한다는 원칙, 마취하는 동안에는 한눈팔지 말고 환자에게 집중하는 태도'였으며, 이는 단지 마취과정에 국한되는 것이 아니라, 의사로서 일하면서 지켜야 될 인생의 철학이 되었다. 때문에 누군가에게는 융통성이 없어 보이는 모습으로 비칠 경우도 많았지만 마취과 의사로서 귀감이 되는 가르침이었다. 수술을 받는 환자의 생명과 직결되는 바이탈(vital)에 대해서는 수술 전 마취부터 수술 후 안정에 이르기까지 마취과 의사만이 유일하게 신경을 쓴다. 따라서 신정순 교수는 지독할 정도로 이러한 지침을 지켰고 또한 지킬 것을 강조했다. 수술환자를 돌보는 동안 한눈파는 것에 대해 너무 지독하고 엄격했기 때문에 다른 의사들과 마찰도 많았지만 이러한 가르침은 아무리 시대가 변해도 불변의 진리인 것만은 틀림없는 사실이다.

김재환 교수는 "환자 마취에 있어서는 무척 엄격하셨습니다"라고 회고하였다. 1년 차 초기의 미숙함으로 인해 조그마한 실수를 했어도 엄격하게 지적해 주었고, 환자를 마취에서 깨울 때 외과의사가 서두르면 무척 싫어했던 신정순의 모습을 추억하기도 했다. 환자를 볼 때는 화장실 갈 때조차 꼭 환자를 제2당직자(back duty, 전문의나 시니어가 뒤에서 당직을 지도하는 것이 원칙)에게 인계하고 가도록 할 정도 철저했는데, 당시에는 그렇게까지 엄격할 필요가 있을까 하는 생각도 많이 들었지만 본인이 어느 정도 나이가 들어 돌이켜 생각해 보니, 환자 감시장치 하나 변변히 없던 시절에 수술환자의 목숨을 책임지는 마취과 의사의 역할을 개척하면서 본인 스스로 엄격함이 습관화되었고, 또 그런 엄격함을 교육한 것이었다는 사실을 새삼 깨닫게 되었다고 한다. 당시 신정순의 그 엄격했던 모습이야말로 요즘 환자들이 진정으로 원하는 의사의 모습이 아닐까 생각된다.

EPISODE

신정순의 환자에 대한 세심한 관심과 정성은 유별났는데, 특히 어린 환자는 각별히 챙겼다고 한다. 어린 환자의 수술이 잡히면 무조건 첫 수술로 스케줄에 넣었다. 어린아이들의 금식과 불안한 시간을 줄여주자는 뜻이었다. 그리고 어머니와 떨어지기 싫어하는 아이를 손수 안고 수술실로 들어가는 경우도 종종 있었을 만큼 아이들을 챙겼다고 한다.

박정원 교수는 신 교수가 마취를 하는 환자 이름을 갑자기 물어보고, 만약 이름을 모르면, "어떻게 이름도 모르면서 마취하냐고 … 압빼(충수염)환자가 아니라 김○○ … "라고 하면서 첫날부터 엄청 혼이 났던 기억을 떠올렸다. 그 이후 환자를 만나면 먼저 환자 이름 외우고 마취를 깨울 때 '환자분'이 아니라 꼭 환자 이름을 불러주면서 깨우는 버릇을 가지게 되었고, 지금까지 환자 이름을 부르고 있다고 회고했다. 환자를 대하는 의사의 기본적인 태도부터 중요하게 생각했던 단면을 보여주는 에피소드이다. 그리고 신정순 교수가 아침마다 손톱 검사를 했던 기억을 떠올리며, 첫날 무심하게 길어있는 손톱을 30센티 자로 내리쳐 '무지 아팠던' 기억을 회상했다. 신정순은 "그런 손톱으로 마스크 피팅하고 기관 삽관할 때 환자 다치게 하면 어떻게 하냐"고 지적했는데, 이후 본인 스스로 "매일 손톱 검사를 하고

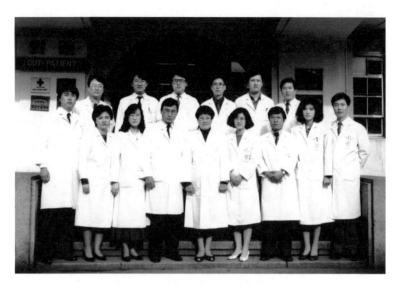

혜화동 병원에서의 마지막 의국 앞에서(1991년)

마취 중에는 반지며 팔찌며 절대 하지 않는 습관을 가지게 되었다"고 한다. 그 당시 적지 않은 나이에 맞은 것으로 따지면 "화나는 일이겠지만 교수님의 뜻이 무엇인지 알았기에 저는 불만 없이 고쳤습니다"라고 회고했다. 또 신정순 교수는 수술방이 어지럽고 지저분한 것도 못 참아 했다고 한다. 정리정돈이 기본적으로 되어있어야 효율이 오르고 응급상황에 대처하기 쉽다는 사실을 강조했는데 본인도 몸소 체험했기에 "교수님의 그런 요구가 절대적으로 옳다고 생각했다"고 했다.

절약에 관한 에피소드는 수도 없이 많다. 주사기 하나, 면봉 하나, 종이 하나, 허투루 쓰는 것을 싫어했는데, 후배들이 기억하기를 '마취과 인턴 돌 때에 과장님께서 손수 목반창고를 찢으시며 "이렇게

찢어야 깨끗하게 붙고 아껴 써진다"고 하셔서서 높은 사람이 하찮은 것까지 세밀하게 신경쓰는 것'에 놀랐으며, 절약정신과 후배를 챙기고 학교를 사랑하는 마음을 깊이 느끼게 되었다고 한다. 그리고 외과의사들이 거즈를 막 쓰는 것도 야단을 쳤고, 수술용 장갑을 싸는 종이 커버를 모아서 빳빳하게 펴서 이면지로 사용하기도 했다. 많은 사람들 눈에는 정말 이해할 수 없는 쫀쫀함으로 비칠 수 있었지만, 작은 것 하나하나 절약하는 모습은 몸에 밴 것으로 다른 이들에게 항상 모범이 되었다. 특히 닳을 때까지 입어 가장 허름했던 수술복은 이러한 본보기였다. 여교수들이 수술모자와 수술복을 예쁘게 맞춰 입는 것을 매우 못마땅하게 생각하기도 했다고 전해진다.

EPISODE

안암동 의국으로 처음 이사했을 때 의국방에 수돗물이 너무 졸졸 나와서 고장이라고 생각해 관리기사를 불렀더니, "신 교수가 물이 너무 콸콸 나와서 애들이 물을 낭비한다고 수압을 반이나 줄여서 들어오게 했다"는 이야기를 듣고 당시 후배들이 울지도 웃지도 못했던 에피소드도 있다.

신정순은 수련의에 대해 '제자이기도 하지만 환자를 보는 중에는 동료'로 대우한다는 것을 원칙으로 삼았다. 이일옥 교수가 1년 차 때 구로병원에서 혜화병원으로 파견 온 첫 주말 당직을 하는 토요일 오후, 한 통의 전화를 받게 되었는데, 아무 설명 없이 "나, 닥터 신인데

오전에 끝난 응급 어린애 괜찮아요?"라는 내용이었다. 그때까지만
해도 구로병원에서는 대부분 호칭을 누구누구 선생님으로 해오던 터
라 이 교수는 '닥터 신'이라는 호칭이 낯설었고, 과도 안 밝히면서 대
뜸 남의 과 환자 상태부터 물어오길래, "그런데 무슨 과, 누구시라고
요?"라고 되물었다고 한다. 아주 잠시 정적이 흐르다가 '나, 마취과
닥터 신인데'라는 답이 오고 2~3초쯤 또 정적이 흐르다가 "아 네 과
장님, 별일 없습니다"라고 대답했다고 한다. 나중에 알게 된 것이지
만 1년 차에게 당직 업무를 맡기되 뒤에서 충분히 백업(back-up) 할 수
있도록 면밀하게 체크하고 챙겼던 것이다. 소위 '닥터 신' 전화는 이
렇게 당직 업무를 맡게 된 수련의들을 확인하고 도움을 주려던 신정
순 교수의 배려였다. 하지만 많은 후배들에게 사람을 쉽게 신뢰하지
못하는 스타일이라는 인식을 갖게 만들기도 했다. 하지만 대부분 훗
날 가르치는 교육자의 입장이 되어본 이후에는 그 깊은 뜻을 이해하
고 헤아릴 수 있었다고 한다.

　　백광제 교수도 흉부외과 전공의 시절 마취과 회복실에서 심장수
술 후 환자를 관찰하며 마취과와 밀접한 수련기간을 보냈는데, 슬리
퍼 신다가 걸린 일, 수술실 들어갈 때 손 씻는 시간 짧다고 지적받는
일이 많았다고 한다. 병원 심사나 자문을 하러 가서 특히 수술실 감
염관리 항목들을 심사하다 보면 문득, "'신정순 교수님이 그때 이걸
말씀하신 거구나'하는 생각과 느낌이 들곤 한다"고 회상하였다. 또
전공의 시절에 다른 병원에 가서 일을 시작하거나 병원 첫 세팅을 하
는 기회가 오면 공간을 꼭 많이 확보하라는 조언을 해주었는데, "공
간이 있어야 사람도 생기며, 하다못해 과에 창고라도 있어야 여유가

생긴다"는 것이었다. 싸워서라도 공간을 꼭 확보하라는 이러한 가르침에 따라, 이후에 청주성모병원, 민중병원, 인하대, 건국대에서 병원이나 과를 개설하면서 매번 그 조언을 상기하며 공간을 확보하는데 최선을 다했다고 한다. 그리고 4년 차 때 신 교수님이 상당히 잘해주시면서 '곧 전문의가 되어 나갈 사람들에게는 잘해줘야 자부심과 자존심을 가지고 일할 수 있는 것'이라고 하셨다. 모든 후배들에게 그렇게 하는 것을 보고 그동안 후배들을 모질게 대한 것이 단지 후배 의사들을 바보 취급한 것이 아니라 뜻깊은 배려였다는 사실을 나중에야 깨닫게 되었다고 했다.

피부과 송해준 교수의 기억에도 이러한 신정순의 모습이 고스란히 남아 있다. 송 교수의 회고에 따르면 수술에 참여한 의료진이 감염환자에게 사용했던 바늘에 찔리는 사고가 있었는데, 감염 사실을 알리지 않고 있다가 신 교수가 이를 알고 불같이 화를 내고 호되게 꾸짖었다고 한다. 지금은 원내 감염에 대한 경계가 병원 내에서 일반화되어 있고, 일상으로 몇몇 기본 감염에 대해서는 수술환자나 그 환자로부터 나온 검체에는 표식을 하는 것이 의무화되어 있다. 하지만 1980년대에는 그런 규칙이 없었기 때문에 이러한 문제에 민감하게 대응했던 그에 대해 모두들 "마취과 과장님이 좀 지나치고 과도하면서도 집요하다"고 생각했던 것이다. 신정순은 이처럼 감염관리에 있어서 집요하리만큼 철저했는데, 수술실을 출입하는 실습 학생들부터 교수들까지도 모두 경계(watch)했고, 이를 어길 경우 단호하게 대처했다. 때문에 처음 수술실에 들어오는 실습 학생들 경우에는 스크럽(scrup, 수술장에 들어가기 전 손 세척) 과정에서부터 본인이 손수 베타딘 비누를 상박의 소매자락 위까지 칠해서 그 색깔이 없어질 때까지 씻는지 지켜보곤 했다. 슬리퍼나 수술복을 입고 수술실 밖을 나가는 것을 신 교수에게 걸리면 요즘 말로 '죽음'이었다. 하지만 송 교수의 기억에도 그는 TEN(toxic epidermal necrolysis; 독성표피괴사용해) 환자를 무균 상태에서 드레싱을 할 수 있도록 기꺼이 수술실을 내어주었던 감사한 스승이기도 했다. 이처럼 수술실 사용뿐 아니라 비축하여 놓은 일회용 수술 가운 등 드레싱에 필요한 무균 세트를 드레싱이 필요할 때마다 1주일 이상 사용하도록 내어주시곤 했다고 한다. 그만큼 감염 관리에 관한 이해와 실행은 오늘날의 기준 이상으로 철저했었다.

신정순은 이처럼 의사로서의 여러 가지 노력에도 불구하고 구성원들과 소통 문제로 어려움이 많았다. 모든 말을 직설적으로 하지 않아 처음 접하는 사람들이 말의 본의를 이해하지 못하고 '괴팍하고 이상하다'는 생각을 많이 하게 됐다는 것이다. 말을 돌려서 하는 스타일로 잘 생각해야 비로써 그 뜻을 이해할 수 있는 화법이 그만의 특징이었다. 좋은 뜻의 말도 쉽게 알아듣게 말하지 않고, 대화 중에 뚝뚝 끊어서 이야기하는 경향이 있어서 상대방으로부터 오해를 많이 샀다. 뿐만 아니라, 처음 그를 접하는 사람들은 항상 그 뜻을 오해하기도 했다. 이야기의 앞뒤를 생각하고 한 수를 내다보고 듣지 않으면 맥락 없는 주장이나 뜬금없는 야단처럼 들리는 대화였다. 그 만큼 오해받기 쉬운 화법의 소유자였다. 그래서 아무나 쉽게 그 뜻을 이해하고 가르침을 받을 수 없었다. 말의 행간을 읽으려고 노력하면 '아, 그 뜻이구나'하고 이해하게 되는데, 그런 공감을 갖은 이는 많지 않았다. 많은 사람들이 이러한 모습 때문에 까다롭거나 가까이하기 싫은 사람으로 기억한다. 특히 혼내면서 이유를 자세히 설명해주지 않은 경우가 많아서 전공의들 입장에서는 더 까다로운 스승으로 기억되었다.

자녀인 김애리 교수도 "어머니가 여자는 결혼을 하면 뇌가 반으로 줄고, 자녀를 갖게 되면 거기서 또 뇌가 반으로 준다"고 했던 말을 기억하면서, 이것이 여성을 비하하는 것이 전혀 아니라 결혼을 하여 다른 환경, 남편, 시댁까지 신경 쓸 일이 많아진다는 말을 돌려 말한 것이며, 아이를 키우게 되면 당연히 더 신경 쓸 일이 많아진다는 뜻으로 한 말이었다고 기억한다. 아쉽게도 그 속내를 이해하지 않으면 누구에게라도 오해받기 쉬운 표현을 사용했던 것이다. 곁에서 오랜 기간 함께 지내지 않으면 쉽게 이해할 수 없는 맥락의 표현이기 때문에 그 깊은 뜻을 이해하기란 여간 어렵지 않았다.

그러나 채병국 원장도 누구보다도 따뜻한 마음을 가지고 제자들의 환경을 잘 이해하고 있던 스승이자 선배로 신정순 교수를 기억한다. 신 교수는 원래 제자들을 위해주는 일을 빈말로 하는 사람이 아니었고, 단지 본인이 가진 엄격한 기준으로 제자들이 성장하기를 바랐던 인물이었기 때문에 그 기준을 벗어나서 행동하면 다가가기 어려웠을 뿐이었다고 회고했다. 이처럼 직접적으로 표현하지 않고 에둘러서 비유하듯 당신의 뜻을 전하곤 했던 습관과 성격으로 신정순은 많은 사람들에게 오해를 사기도 했지만, 시간이 지나 이러한 화법에 적응하고 그 맥락을 이해하면 그 깊은 배려와 따뜻함을 깨닫는 이들이 많았다. 그들에게는 자연스럽게 상대방으로 하여금 깨닫게 하여 가르침을 주었던 스승으로 기억되었다.

이일옥 교수는 신 교수가 누구를 가장 좋아하셨는가를 되돌이켜 생각해 보면 '마취를 시작하면서부터 수술을 하고, 환자가 깨어날 때까지 환자 곁을 떠나지 않는 사람, 마취 이외에 다른 일에 한눈팔지 않고 외골수로 성실하게 일을 하는 의사로서 기본을 갖추었던 사람' 을 가장 좋아했다고 한다. 그만큼 의사로서의 본분을 지키는 것을 가장 중요시했다. 그리고 채병국 교수도 '제자 사랑의 마음가짐, 마취과 의사로서의 태도, 오로지 어떻게 일을 해야 학교가 발전하느냐에 대해서만 신경을 쓰고, 청탁, 부정, 뇌물에 신경 쓰지 않도록 하는 가르침을 주었던 스승'으로 기억한다. 또 이러한 신 교수의 품성을 본받고 스스로 체득하게 되어 훗날 마취과 의사로서, 행정가로서 재생병원에서 원장으로 활동하는 데에 큰 도움이 되었을 뿐만 아니라, 생활인으로, 가장으로의 역할에 그 가르침이 자리 잡고 있어서 여러 어려움을 극복하고 성공할 수 있었다고 회고하였다.

EPILOGUE

의료원장을 역임한 구범환 교수도 후에 회고하기를 외과에서 마취과 파견을 도는 동안 신정순 교수가 무슨 생각이었는지 척추마취를 손수 가르쳐 주었다고 했다. 후에 구범환 교수가 여주병원 원장을 할 때 응급수술인데 마취과 선생이 부재할 경우에는 손수 척추마취를 하고 환자의 상체를 높이며 마취 레벨(level, 마취가 되는 부위)을 조절하며 간단한 개복수술을 했다고 한다. 좀처럼 본인의 환자를 다른 사람에게 맡기지 않는 것으로 유명한 신 교수가 왜 자신에게는 마취를 가르쳐 주었는지 아직도 의문이라고 했다. 아마도 구범환 원장을 이미 환자를 맡겨도 되는 의사로 생각하였던 것으로 보인다.

전공의 수련환경
개선을 위한 노력

　　신정순은 국립의료원에서 전공의 수련프로그램을 수립한 경험을 바탕으로 전공의 수련에는 잘 짜인 프로그램이 필요하다는 사실을 일찍부터 깨닫고 있었다. 특히 전공의 수련환경이 프로그램 못지않게 중요하다는 사실도 현장에서의 경험을 통해 일찍부터 절감했던 인물이었다. 이러한 선구적 경험은 전공의들의 수련환경 개선을 위해 누구보다 앞장서서 노력했던 모습으로 나타났다. 하지만 전공의 수련은 한 사람의 의지로 이루어지는 것이 아니고 병원의 시스템, 교실원들의 공감대가 필수적이다. 재직하는 동안 제대로 된 전공의 수련시스템을 접해본 교원들이 없을 뿐 아니라 전공의를 보조적 차원의 일손 정도로만 생각하는 분위기가 만연해 있었을 때라 신정순의 이러한 노력은 오히려 많은 오해를 사기도 했고, 때로는 갈등의 원인이 되기도 했다. 더군다나 어려운 환경에서 근무하던 여의사들을 각별하게 챙겼던 모습은 당시 여의사를 기피하던 그 시절에는 쉽게 받아들여지지 못할 행동이었다.

　　박정원 교수가 기억하는 신정순 교수도 레지던트들의 처우와 교육에 대해 항상 관심을 가졌던 스승이었다. 당시 구로병원은 새벽 2

시까지 일을 해야 그 다음날 오전에 4시간 쉬게 해주었는데 이에 반해서 안암병원은 당직을 서면 수술 여부에 상관없이 다음날 오전에 쉬게 해줬다. 신 교수는 "레지던트는 배우는 사람들인데 전날 병원에 서 있는 것만으로도 힘들고 스트레스이니 오전에 쉬게 해줘야 한다고 하면서, 그래야 그 시간에 공부도 할 수 있다"고 했다. 이런 원칙에 관해서 다른 교수들은 불만이 많았지만, 신 교수는 이 원칙을 꼭 지켰을 뿐만 아니라 점심·저녁 식사시간이 되면 최우선으로 레지던트 밥부터 챙겨 먹였는데, 이는 그의 철학이자 소신이었다.

특히 신 교수는 출산 후 복귀하는 여자 전공의들을 각별히 챙겼는데, 출산을 하고 한 달만에 근무에 복귀하면 "애는 출산하고 아직 산후조리가 끝나지 않아서 뇌세포 손상을 입은 거나 마찬가지이니 내가 다시 트레이닝을 시켜야 한다고 하면서 한 달 동안 자신의 방에만 넣으라고 했다"고 한다. 그러면 다른 레지던트들도 한 달간 야단 맞을 일이 없게 되기 때문에 해당 여전공의가 신 교수 방에 한 달간 배정받은 것을 무척 좋아했다고 한다. 김난숙 교수도 전공의 시절, 신 교수가 한 달 동안 밀착하여 일거수일투족 백업(back-up)하며 교육했던 것이 제일 기억에 남는다고 회고하였다. 이처럼 신정순은 입버릇처럼 "교육 수준이 높고 사회생활을 하는 지혜로운 여의사와 같은 여성들이, 결혼을 하여 2세를 키워야만 한다"고 입버릇처럼 이야기하면서 여의사들의 임신·출산을 장려하였다. 그리고 임신·출산을 하는 경우에는 많은 힘이 되어주는 존재가 되기를 자청했다.

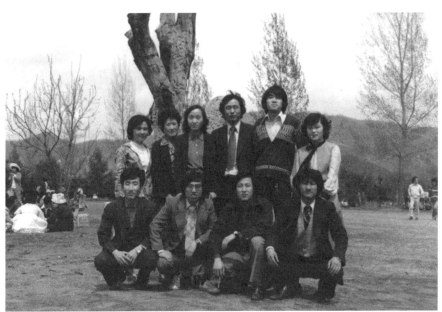

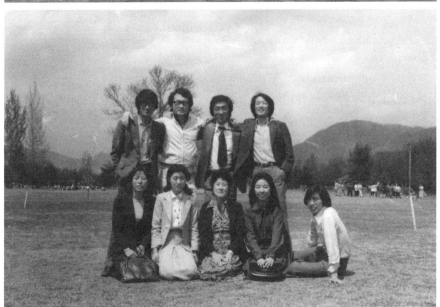

1974학번 학년 담임을 맡아, MT 책임자로 배석(아랫줄 가운데 신정순)

신 교수는 학부 학생들에게도 관심을 기울였는데 담임반 학생 및 지도학생들에게 멘토 역할을 충실히 하
였다. (위에 사진, 윗줄 왼쪽부터 임혜자, 신정순, 차경수, ○○○, 이광철, 주영숙이고, 아랫줄 왼쪽부터
임성균, ○○○, 목필수, 박웅채이다. 아래 사진, 윗줄 왼쪽부터 최인석, 박영순, ○○○, 강신삼이고, 아랫
줄은 이정남, 임능재, 신정순, 한성희, 손경락이다.)

EPISODE

딸 김애리 교수의 기억에 어머니가 "죽어서 다시 태어나도 마취과를 하리라"했던 말씀은 아직도 잊히지 않는다고 한다. 그만큼 마취과 전문의를 자신의 천직으로 삼아 평생을 헌신했던 신정순이었다. 그리고 은퇴 후에 작은 집으로 이사할 것을 권유드리자 "마취과 교수가 되어 퇴직하여 이 정도 집에는 살아야 제자들이 전공을 선택할 생각을 하지"라고 이야기했다고 한다. 은퇴 후에도 마취과 전문의로서의 위상을 후배들에게 몸소 보여주고 싶었던 마음을 알 수 있다.

마취과학교실의
미래를 위한 헌신

1980년 중반 당시, 신정순 교수는 자신의 뜻을 이해하고 따르는 제자들이 많이 없었는지 힘들어하는 기색을 보이기도 했다. 실제로 약리학교실의 천연숙 교수(이화여고 후배, 고려의대 17회, 신정순의 8년 후배)에 따르면 "당신께서 계획한 고려대학교 마취과학교실에 대한 여러 가지가 목표가 있었고, 이것을 정년을 앞두고 마무리하고 싶은데

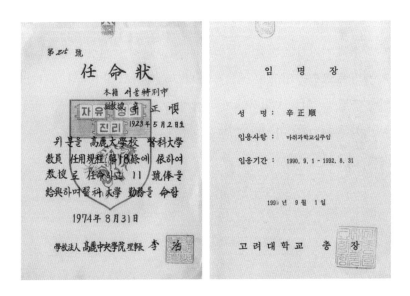

함께 할 제자나 동료 교수들의 이해나 도움이 없어 아쉬울 뿐 아니라 교실 구성원들의 갈등으로 힘들어 했다"고 한다. 1984~1985년쯤 구범환 교수가 여주병원장을 할 무렵, 신정순 교수는 경력 있는 교수들을 여주병원에 보내고 싶었으나 실현이 어려웠고, 갓 전문의가 된 전임의에게 병원을 맡게 하고 싶지도 않았던 것 같다. 결국 본인이 교실의 젊은 교수들이 밤 당직하는 것을 도와주기로 결심하고 밤에 응급수술이 생기면 여주병원으로 가서 응급수술에 참여하였다. 그때마다 구 원장이 직접 신정순의 집에 들러 병원까지 에스코트 하곤 했다.

어떤 조직이나 인적 자원은 그 조직 발전에 아주 중요한 동력원이다. 최영석, 임상호, 박영철 교수가 유학을 미루자 시스템을 갖춰 교실을 발전시키고자 했던 신정순은 퇴직을 5년도 채 남기지 않은 시점에서 주임교수로서 젊은 교수들의 성장에 기대를 걸었다. 1989년부터 1993년에 걸쳐 채병국, 임혜자, 이미경 교수 등이 지속적으로 연수를 가도록 지원했다. 젊은 교수들이 새로운 분야를 경험하고 돌아오기를 기대하며 미래에 그들이 중심이 되어 세부 분야별로 교실이 발전해 나가기를 바랐던 것으로 짐작된다. 결국 신정순의 의도대로 채병국 교수는 연수 후 귀국하여 당시 흡입마취 일변도의 마취 방법에서 정맥마취를 도입하였고, 임혜자 교수는 산과 마취, 구로병원 이미경 교수는 연수를 가서 심장마취를 공부하고 돌아와 마취과학교실 발전에 이바지했다.

제 27 호

평 생 회 원 증

신 정 순

1928년 5월 2 일생

위의 사람은 우리 학회에서 정한 규
정에 따라 평생회원으로 천거되였으
므로 이에 평생회원증을 수여함.

1972 년 10 월 28일

대한마취과학회

회장 정 운 혁

The Korean Society of Anesthesiologists

Founded 1956

Hereby Certifies that

Jung Soon Shin M.D.

having met the requirements and having been
recommended by the Executive Committee is
hereby declared a

Permanent Member

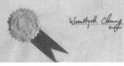

Woonhyok Chung
President

第 8093 號

委 囑 狀

姓名 신 정 순

貴下를 大韓麻醉科學會
評議員으로 委囑함

期間: 自 1987 年 1 月 1 日
至 1987 年 12 月 31 日

1987 年 1 月 1 日

大韓麻醉科學會 會長 姜 熙 嵩
理事長 金 鍾 來

제 13 호

회 원 증

신 정 순

년 월 일생

위 사람은 대한통증학회 회칙
제 5조에 의하여
본 학회의 정회원임을 증명합니다.

1992년 11월 21일

대한통증학회
회장 오 흥 근

The Korean Pain Society

Founded 1986

This is to certify that

Jung Soon Shin M.D.

having met all the requirements of the
constitution and by-law, is duly enrolled
as an Active Member of this Society

HungKun Oh
HungKun Oh M.D. D.M.Sc
President
The Korean Pain Society

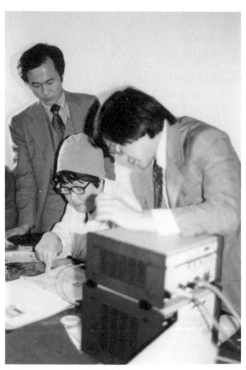

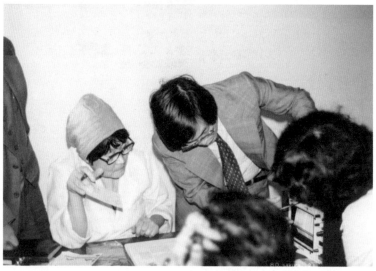

마취과의 발전을 위하여 항상 새로운 기계 도입과 사용에 주저하지 않았던 신정순의 모습

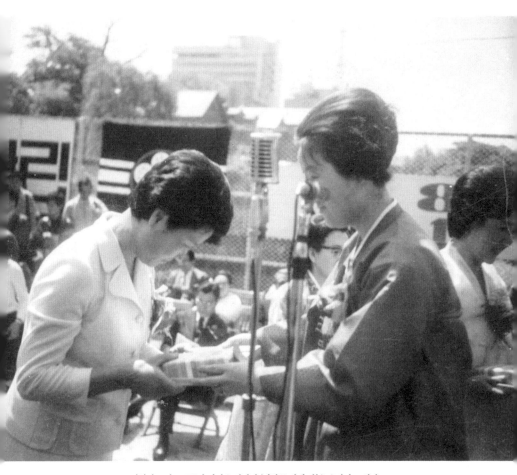

정희경 교장으로부터 신정순 박사가 '이화를 빛낸 상'을 수상하고 있다.

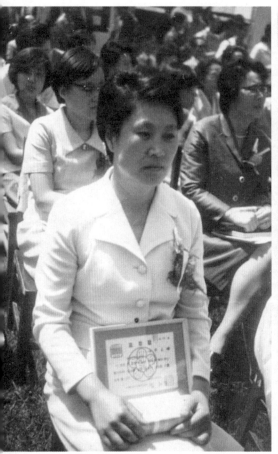
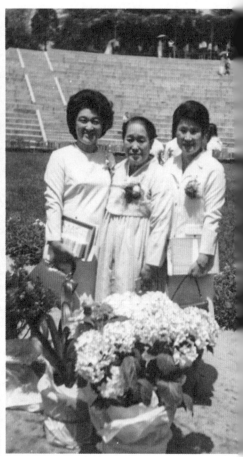

'이화를 빛낸 상' 수상(1972년 5월)

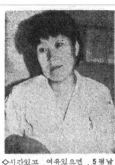

反機械的性品의 機械的生活

高麗醫大麻醉科長 辛 正 順 씨

"麻醉醫 輕視풍 조是正을"

23년간 麻醉와 因緣맺은 활달한 女性

「많은일은 自身이처리」가 생활신조

신문에 실린 신정순 교수의 기사

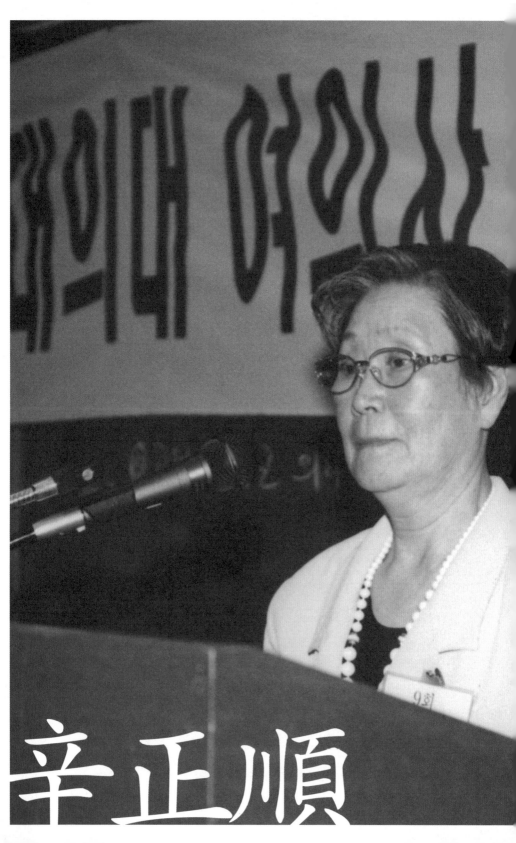

辛正順

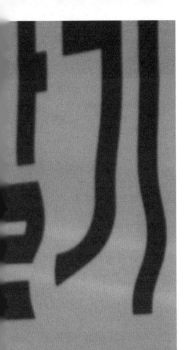
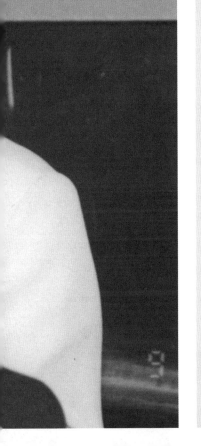

8

은퇴 후의
일상

Bitter Sweet Goodbye

● ● ●

1993. 09~2010. 08

評傳

In August of 1993, she retired at the age of 65. After 25 years serving in her alma mater, she left the university hospital. It was a moment of mixed feelings. Although the hospital was a great success, Dr. Shin constantly battled a rapid turnover rate in the anesthesiology department, and this created a shortage of manpower. For over 20 years, Dr. Shin had dreamed of expanding and creating a unified and collaborative anesthesiology department among the three Korea University hospital branches. Unfortunately, she wasn't able to fulfill this goal. Ultimately, she established the foundation for the anesthesiology and pain medicine department at the Korea University medical center. As well, Dr. Shin had always ensured that female doctors were given the same opportunity in her department. Therefore, to this day, her influence can still be felt as Korea University's anesthesia pain school has more female professors than any other university in Korea.

While it was customary for retired doctors to work as a senior consultant, Dr. Shin refused on grounds that her employment would mean that two young anesthesiologists wouldn't be able to find work. Therefore, she chose to fill her days spending time with her grandchildren and family.

As Korea's first anesthesiologist, the first Korean director of the National Medical Center, and the architect of Korea University's Medical School's Anesthesiologist Department and its post-graduate program, Dr. Shin became a part of the very fabric of Korean anesthesiologic history. She pioneered the difficult path of professional doctors as a woman who was among the first wave of doctors to receive an education abroad, but returned to help and contribute to patient care and modernizing anesthesiologic practices in South Korea.

1993년 8월, 65세의 나이로 정년퇴직을 하게 되었다. 1968년 모교에 부임한 지 25년 만에 학교를 떠나 또 다른 인생을 살게 되었다. 만감이 교차하던 순간이었지만 이루지 못한 마취과학교실에서의 의무와 사명감으로 아쉬움이 더 컸다. 20년 넘게 후배와 학교와 마취과학교실의 발전을 위해 헌신했지만 후회되지는 않는 삶이었다.

많은 이들의 축하를 받으며 학교를 떠났고 이후에는 소소한 일상의 삶에 만족하며 절에 나가거나 손녀딸들을 지켜보며 소일하였다. 아쉽게도 2004년 2월 28일 외동딸이 2년간의 미국 연수에서 돌아온 지 한 달도 안 되어 뇌출혈로 쓰러진 후에 6년 반 동안 병원생활을 하다가 2010년 8월 상태가 악화되어 영면하였다.

하지만 대한민국 최초의 마취과 전문의이자 국립의료원 최초의 마취과 한국인 과장, 그리고 모교인 고려대학교 의과대학 마취과학교실의 설계자로서의 삶을 살아왔던 그의 발자취는 대한민국 마취과의 역사 그 자체였다. 또한 대한민국 사회에서 근현대를 살아간 여성으로서 전문직 의사라는 쉽지 않은 길을 개척했던 선구자이기도 했다.

정든 모교를
떠나며

1993년 모교에서 근무한 지 25년 만에 정년퇴임식을 치르게 되었다. 당시 신정순은 마취과학교실의 주임교수로 의국 출신 연장자였던 최영석 교수 대신에 서울대학교 출신 장성호 교수를 추천한 바 있었는데, 이것이 원인이 되어 정년퇴임 즈음하여 의국 출신 다른 교수들의 반발이 강하게 있었다. 항상 소신있게 능력있는 인물을 추천하고 발탁해왔던 신정순의 선택이 많은 반발을 불러왔던 것이다. 특히 그는 당시 대한마취통증의학회의 임원들이 서울대학교 출신으로 구성되었기 때문에 장성호 교수가 향후에 제자들의 학회 활동에 도움이 될 것이라고 판단했고, 머지않아 고대 출신 제자들이 학회 이사장을 역임하는 그림을 미리 그렸던 것이었다.

하지만 다른 학교 출신에 주임교수 자리를 추천한 것에 대한 내부적 반발이 쉽게 수그러들지 않았다. 이러한 교수들 간의 갈등으로 인해 퇴임 당시 의국 분위기가 나빠졌고, 때문에 의국 출신 전문의들조차 "고대 마취과는 전문의 따면 절대로 다시 가고 싶지 않은 곳이었다"고 회고하는 이들까지도 있었다고 한다. 이러한 의국 분위기를 수습하기 위해서 신정순은 은퇴에 즈음하여 채병국 교수를 불러 당신 은퇴 후, 장성호 교수를 잘 돕고, 한편으로는 잘 이용하라고 신신당부했다고 한다.

신정순의 이러한 선택에는 앞서 잠시 언급했지만 학회에서 제자들의 역할을 확대시켜주고자 하는 의도가 컸다. 신정순 본인이 대한마취통증의학회 첫 여자 회장—당시 이사장제도가 없었으므로 회장은 학술단체의 대표였음—을 역임하였으나, 여자로서 많은 한계와 어려움을 분명히 절감하였고, 고려대학교 마취통증의과학교실이 학회에서 주도적인 역할을 하도록 제자들을 뒷받침해 주지 못했던 현실을 극복하고 싶었던 것이 그 의도였다. 그러나 이러한 원로교수의 바람을 모르는 모교 출신 시니어 교수들은 자신들이 교실의 책임자가 되지 못한 사실에 매우 반발하였고, 일부 후배 교수들은 정년퇴임식에 협조하지 않는 일까지 발생했다. 1993년 8월 거행된 정년퇴임식에 일부 교수들이 아예 참석을 하지 않았고 이런 반쪽짜리 퇴임식에서 신정순의 표정은 어두울 수밖에 없었고 동시에 매우 슬픈 마음이었을 것이다.

신정순 교수 정년퇴임식(1993년 8월)

은퇴 후의 삶
그리고 영면

그가 모교에서 퇴직하자 한때 봉직했던 가톨릭의과대학 병원(수원 병원)에서 수술실을 정비하는 일을 도와달라는 요청이 있었다. 하지만 정중히 사양하면서 "내가 이 일을 수락하면 젊은 마취과 전문의 두 명의 자리가 없어질 수 있다"는 말을 전했다고 한다. 본인의 지위나 역량보다 앞으로 성장하여 대한민국의 마취학을 이끌어 나갈 후배들을 생각하는 마음이 컸다. 어쩌면 이 제안을 받아들이고 계속해서 마취과 전문의로서의 삶을 지속하였다면 좀 더 오랜 시간 후학양성과 개인적인 성과를 거두면서 생을 이어갈 수 있지 않았을까 하는 아쉬움이 남는 선택이었다. 그러나 후배들을 배려하는 마음이 더 컸기에 거절했던 것이다.

퇴직 후에도 마취과학회와 통증의학회 학술행사는 되도록 빠지지 않고 참석하였다. 비록 의사의 직분은 그만두었지만 본인의 전공 분야에서의 최신 지견이나 학회 후배들의 활동에 항상 관심을 가지고 있었다.

그런데 평생을 고강도의 스트레스와 노동으로 바쁜 일상으로 보냈던 신정순에게 가정에서만의 생활은 무척 무료하고 지루했던 시간

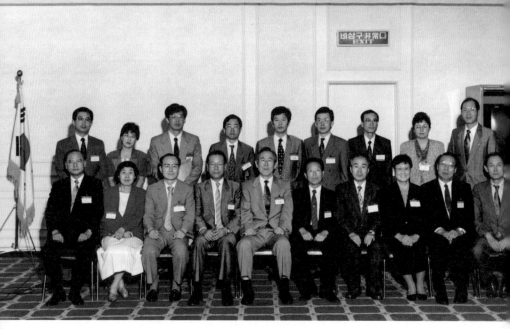

마취통증의학회 학술대회

앞줄 왼쪽에서 세 번째가 신정순 박사

이었던 것 같다. 오로지 본인만을 위해서 쓸 수 있는 시간을 예지원, 요리 강습, 압구정동 주민센터에서 개설한 평생교육 중국어 강좌 등 자신을 위한 공부로 채워나갔다. 열심히 요일별로 나누어 공부하러 다녔고 『주역(周易)』을 공부하며 인간의 운명에 대해서도 많은 관심을 가지게 되었다. 특히 강영숙 원장이 운영하는 예지원에 성실히 참여했는데 이곳에서 주관하는 일본 여행까지 기꺼이 동반했다.

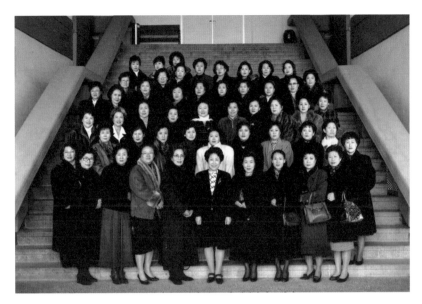

예지원 수료 기념사진

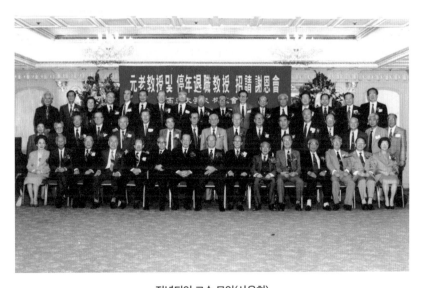

정념퇴임 교수 모임(사은회)

그는 고려대학교 퇴직 교수들의 모임에 즐겨 나갔는데, 스승의 날 즈음하여 개최되는 모임에서 특히 수술실에서 같이 일 했던 성형외과 정전운 교수 및 여러 옛 동료들과의 조우를 즐겼다. 이화여고 시절 수학 선생님이었던 토목공학과의 서영갑 교수도 이 모임에서 만나게 되어 매우 반가워했다고 한다. 그러나 동료 교수들이나 선배 교수들을 만나는 기쁨도 잠시, 하나둘씩 건강이 악화되어 불참하는 빈도가 잦아지자 서운함을 감출 수 없었다고 한다.

집에서는 외동딸인 김애리(현 고려대학교 의과대학 병리학교실 주임 교수)가 전공의 과정을 시작한 지 2년째 되던 시절이어서, 바쁜 딸을 대신하여 손녀를 돌보는 것이 일과 중 가장 많은 부분을 차지하였다. 물론 아기를 돌보는 도우미가 입주해 있었지만 평생을 안전사고로 병원을 방문하는 아기들과 어린아이들을 봐왔던 그였기 때문에 한시도 긴장을 늦추지 않았고, 수시로 딸의 집에 방문하였다. 꼼꼼하고 까다로운 그의 성품 때문인지 입주 도우미와 항상 부딪혀서 딸의 입장이 난감해질 때가 많았다고 한다.

般若波羅蜜多故得阿
耨多羅三藐三菩提故
知般若波羅蜜多是大
神咒是大明咒是無上
咒是無等等咒能除一
切苦真實不虛故說般
若波羅蜜多咒即說咒
曰揭諦揭諦波羅揭諦
波羅僧揭諦菩提薩婆
訶 般若心經
八月二十日

摩訶般若波羅蜜多心經
觀自在菩薩行深般若
波羅蜜多時照見五蘊
皆空度一切苦厄舍利
子色不異空空不異色
色即是空空即是色受
想行識亦復如是舍利
子是諸法空相不生不
滅不垢不淨不增不減
是故空中無色無受想
行識無眼耳鼻舌身意

般若波羅蜜多故得阿
耨多羅三藐三菩提故
知般若波羅蜜多是大
神咒是大明咒是無上
咒是無等等咒能除一
切苦真實不虛故說般
若波羅蜜多咒即說咒
曰揭諦揭諦波羅揭諦
波羅僧揭諦菩提薩婆
訶 般若心經
八月二十日

無色聲香味觸法無眼
界乃至無意識界無無
明亦無無明盡乃至無
老死亦無老死盡無苦
集滅道無智亦無得以
無所得故菩提薩埵依
般若波羅蜜多故心無
罣礙無罣礙故無有恐
怖遠離一切顛倒夢想
究竟涅槃三世諸佛依

반야심경 필사본

둘째 손녀가 태어나던 1997년 8월부터 수양하는 마음으로 「반야심경」을 필사했다.

EPISODE

고려대 의대 여자교우회 창립(1998)

신정순은 한국여자의사회나 마취과학회에서도 학교의 몫 이상으로 많은 활동을 하지는 않았다. 아마도 마취과 전문의이자 모교의 교수로서의 역할이 최대의 명예라고 생각했기 때문일 것이다. 그러나 능력 있는 후배들, 특히 여자 후배들이 좀 더 큰 일을 하기 위해서는 동창회나 동문들의 지원이 필요하다고 늘 생각했다.

예를 들어 한국여자의사회 회장을 하려고 해도 학교마다 여교우들의 힘을 보태야만 하는데 모교에는 교우들의 힘을 합칠 구심점이 없는 것이 한계라고 생각했다. 또한 과거에는 여의전 출신의 전설적인 선배들이 있어서 어렵지 않게 고대의대 교우회 회장도 역임한 적이 있었으나 어느 순간부터 남자 교우들과 경쟁하여 의대 교우회장이 되기 어려운 상황이 되었다고 판단했다. 따라서 신규덕, 이향애 선생들과 함께 고려의대 여자교우회를 창립하여 여러 대외활동을 지원할 수 있는 구심점을 마련하고자 했다. 이러한 의도로 고려의대 여자교우회를 창립했던 것이다.

여자교우회 창립을 추진하자 당시 여자교우회가 왜 필요하냐며 "그러면 우리는 남자의사회를 만들어야겠다"고 이야기했던 남자 선배들이 많았다. 여성 교수들 사이에서도 "왜 쓸데없는 일을 하시는지 모르겠다"는 반응을 보이기도 했다. 그러나 신정순은 본인이 남성 중심의 사회에서 생활하며 절감했던 부족함을 후배들이 대물림하지 않길 바라면

서 후배들을 도와 의대 여자교우회가 창립될 수 있도록 중심적인 역할

을 맡았다.

고려의대 여자교우회는 1998년 그렇게 탄생하였다.

女醫會報 1998年 9月 1日 【3】

고려의대 여동문회 창립 준비

준비委 구성 … 위원장에 辛正順회원

　　고려의대 여동문모임인 (가칭)明
安女醫會가 오는 9월 15일 창립총회
를 갖고 정식으로 출범한다.
　　고려의대 여동문모임은 최근 창립
준비 모임을 통해 준비위원회를 구성
하고 辛正順(9회·마취과학·고대 명예
교수)회원을 준비위원장으로 선출하
고 졸업생중 2백20명을 발기인으로하
여 이날 오후 6시30분 모교회의실에
서 창립총회를 갖기로 했다.
　　고려의대 여동문은 지난 42년 9월 30일 47명의 첫 졸업생을
냈으며 지금까지 2천19명의 졸업생을 배출했으며, 1회 졸업생
의 경우 현재도 15명 정도가 정기적인 모임을 갖고 있다.
　　고려의대 여동문회 준비위원회는 다음과 같다.
　　△준비고문:김동순(7회·동북신경정신과), 주일억(7회·주일
역산부인과) △준비위원장:신정순 (9회) △준비위원:오세춘
(12회), 이옥주(17회), 이용주(19회), 김정혜(21회), 최차해
(21회), 이향애(29회), 박선숙(31회), 신규억(31회), 박경아
(32회), 조동일(34회), 김숙희(36회), 윤애리(39회)

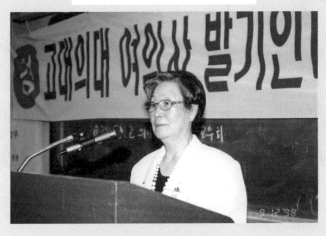

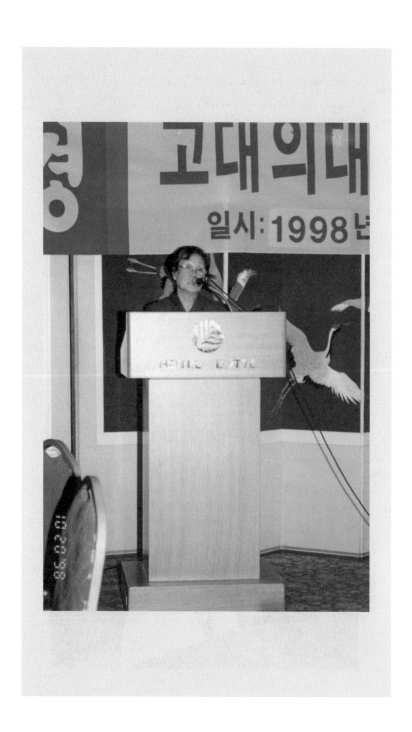

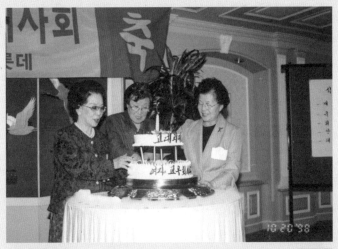

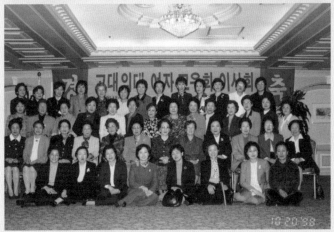

고대의대 여자교우회 발기인 대회 및 이사회 기념사진(1998)

EPILOGUE

의과대학 감은탑 건립 후원

1995년 고려대학교 의과대학 학장이었던 해부학교실 전용혁 교수가 "우리 학교 학생들이 직접 인체를 배울 수 있도록 시신을 기증해주신 분들과 유가족들에게 감사함과 그들의 숭고한 뜻을 기리자"라는 차원에서 기념탑 건립을 추진하였다. 이때 교우회 모임에서 그 재원 마련에 어려움을 호소했고, 신정순은 그 자리에서 2천만 원을 쾌척하여 추모탑 건립에 필요한 경비 모금 운동에 힘을 보탰다.

그의 뒤를 따라 모교에서 의사로서 후학을 가르치는 딸 김애리 교수는 지금도 감은탑을 지나갈 때마다 어머니가 떠오른다고 한다.

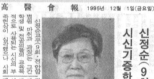

高 醫 會 報 1995년 12월 1일(금요일)

신정순(9회) 교우 1천만원 기탁

시신기증한 추모탑 건립비용으로

◇신정순 교우

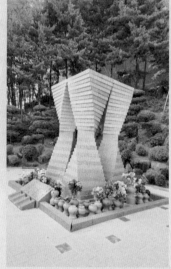

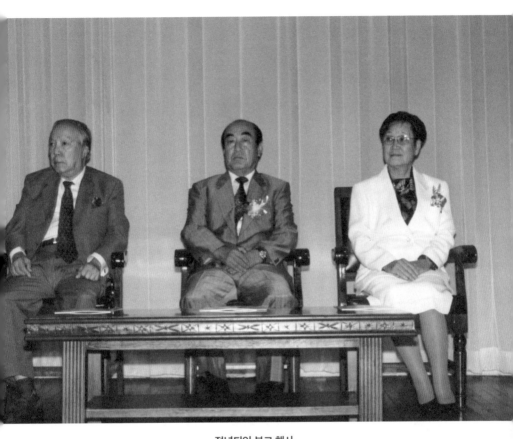

정년퇴임 본교 행사

김상만 이사장, 정전운 교수, 신정순 교수

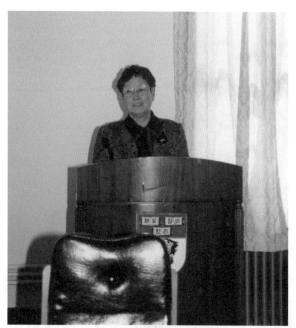

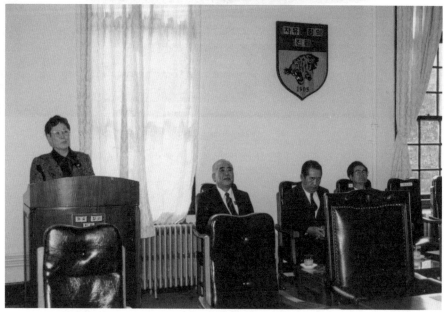

퇴직교수 모임

신정순이 퇴직한 이후 고대의대 마취과학교실은 장성호 교수를 중심으로 발전을 도모하였으나, 주임교수 선정문제로 인해 커져버린 후배 교수들 간의 갈등은 그에게 학교를 떠나고도 큰 부담으로 남았고, 이로 인해 많이 힘들어했다. 그렇지만 결국, 장성호 교수가 대한마취통증의학회 이사장을 역임하였고, 이후 그녀가 기대했던 것보다는 많이 지체되었지만 2015년 11월 구로병원의 이일옥 교수가 제20대 대한마취통증의학회 이사장으로 당선되었다. 학회 경선에 의한 첫 여자 이사장이 되었다. 이일옥 이사장이 평의원들과 선거를 도와준 많은 회원, 동문들의 축하를 받던 중, 타 대학 원로 교수 한 분이 '신 교수님께서 살아계셨더라면 지금 엄청 기뻐하셨을 거'라고 축하해주었다고 한다.

이 이야기를 듣는 순간 이일옥 교수는 자신도 모르게 45도 허공 어딘가를 응시하면서 '감사합니다. 잘 하겠습니다'라고 가슴 뭉클한 감사의 다짐을 하였다. 1980년 신정순이 여성으로서는 처음으로 대한마취과학회 회장을 지낸 것처럼, 그 제자가 첫 여자 이사장으로 선출된 순간, 그가 퇴직할 때까지 소신을 굽히지 않고 노력하여 그린 밑그림에 비로서 채색이 시작되었다. 그 이후 2019년 안산병원 마취과 김재환 교수가 제22대 대한마취통증의학과 이사장에 다시 선출됐다. 이뿐만 아니라 이일옥, 신혜원 교수가 대한민국의학한림원 정회원이 되었다. 현재 의국의 후배 교수들은 활발한 학회활동과 학술활동을 하고 있으며 이를 통해 나날이 교실이 발전하고 있을 뿐 아니라 모교 병원에서 마취과 수련을 받고 배출된 전문의가 현재 200여 명에 이를 정도로 발전하게 되었다.

한편, 신정순은 퇴임 후 10여 년이 흐르고 외동딸이었던 김애리 교수가 2002년부터 2년간 미국 연수를 떠나게 되자 한국에 남은 손녀딸들을 돌보는 일에 모든 것을 집중하게 된다. 특히 아란유치원에 다니던 둘째 손녀딸을 위해서 통학버스를 타고 등원하는 유치원생들의 승하차를 하루도 빼지 않고 날마다 도왔다. 때문에 어떤 친구들은 그를 유치원 선생님으로 오인할 정도였다고 한다. 손녀딸 유치원 졸업식 때는 유치원으로부터 공로상을 수여 받았다.

딸이 유학에서 귀국하고, 둘째 손주의 유치원 졸업을 마친 며칠 뒤인 2004년 2월 28일 토요일 저녁, 신정순은 뇌출혈로 병원에 입원하게 된다. 당시에는 증세가 가벼워 두 달의 입원 치료 후 퇴원하여 일상생활로 복귀하였으나 같은 해 10월 9일 새벽에 뇌출혈이 재발하여 재입원한 후 약 6년간의 긴 투병 끝에 2010년 8월 4일 영면하였다.

그는 대한민국 근현대 역사 속에서 여의사로서 또 최초의 마취과 전문의로 쉽지만은 않았던 파란만장한 인생을 보냈고 마지막을 가족들 품에서 조용히 마무리하였다. 항상 자신의 분야와 직분에서 최선을 다했고 한 아이의 어머니로서, 후배 의사들을 키우는 스승으로서, 마취과라는 분야의 선구자로서 최선을 다했으며, 은퇴 후 오롯이 가족을 위해 헌신했던 82년 간의 삶을 조용히 마감하는 순간이었다.

부고기사

신정순(고려대 마취통증의학과 명예교수) 씨 별세, 김기정(전 순천향대병원 영상의학과 주임교수) 씨 부인상, 김애리(고려대 병리학과 교수) 씨 모친상, 이형욱(종합건축사무소 도가 대표) 씨 빙모상, 4일 오전 3시 고대구로병원, 발인 6일 오전 7시,

《중앙일보》(2010.08.05.) https://news.joins.com/article/4361711

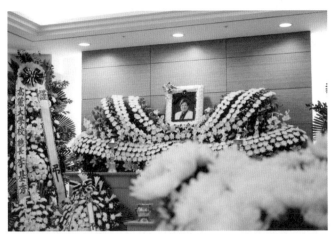

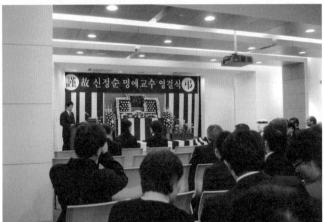

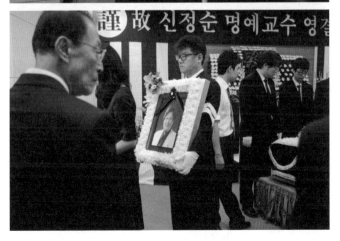

2010년 8월 장례식 사진

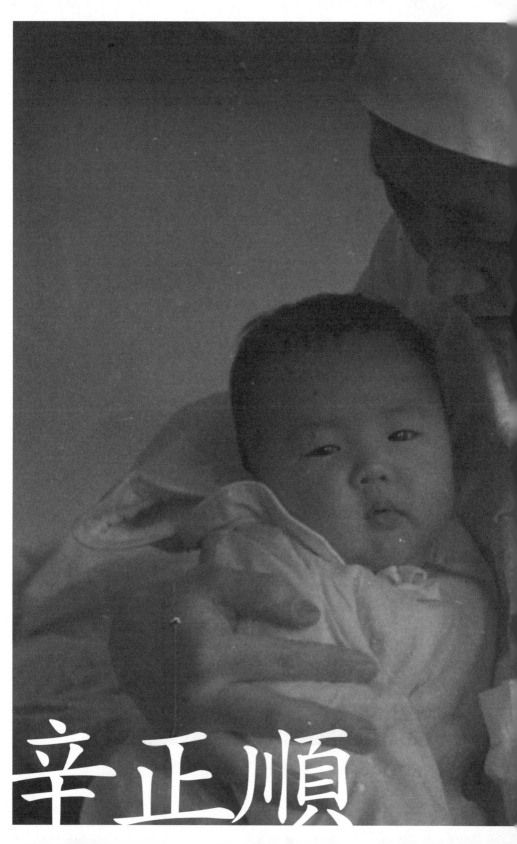

辛正順

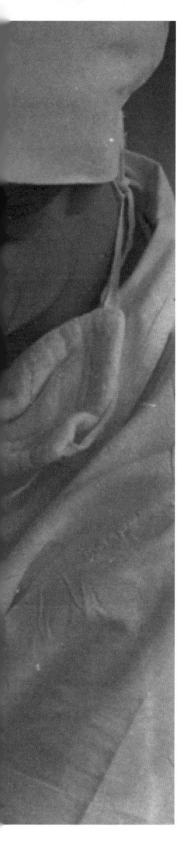

9

가족이야기

부모를 따라 의사가 된 딸의 회고

Her Legacy Continues

· · ·

고려대학교 의과대학 병리학교실
김애리

o 9장은 1~8장과는 별도로 구성된 챕터입니다.

해당 내용은 신정순 박사의 외동딸이자 고려대학교 의과대학 후배인 김애리 교수의 회고 형식으로 작성된 부분임을 알려드립니다. 필자가 기억하는 가족 구성원으로서의 신정순 박사를 가족들과 주고받은 편지와 사진을 토대로 재구성하였습니다. 부군이 되는 김기정 박사의 가족사에 대한 자료와 글을 제공해 주신 신정순 박사의 시조카인 세종대학교 김문현 명예교수님과 울산대학교 김두현 명예교수님, 고려대학교 독문과 김용현 교수님께 감사드립니다.

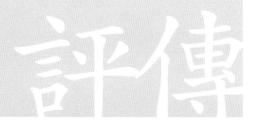

While Dr. Shin may have broken new grounds as a female doctor in the field of medicine in Korea, during her career, when she returned to her home each night, she reverted to her role as a traditional Korean daughter, wife, and mother. During her lifetime, Dr. Shin had to assume many roles. While she was always clear-sighted about her own goals, Dr. Shin was also mindful about the expectations from her family as the eldest daughter and sister where she played the role of matriarch and head of the family. As a wife, her husband often said, "She is my wife, older sister, mother, friend and colleague." As a daughter-in-law, she loved and took care of her mother-in-law until she passed away. Finally, as a mother, Dr. Shin always respected her daughter's opinions and decisions, even when they differed from her own. She encouraged her daughter to pursue her own dreams and follow her own life path. After all, Dr. Shin always recognized that in large part, her success was only made possible by the love and support she received in turn from her family and friends. Therefore, she strongly believed that she needed to return the love and encouragement that she received to others around her, including her patients and the many doctors she mentored. She maintained this belief until the day she died, and her daughter and granddaughters continue to follow and honor her traditions to this day.

한 집안의 장녀였던
어머니

어머니는 독실한 기독교 집안의 8남매 중 장녀로 태어나셨다. 나의 막내 이모 둘은 1948년, 1953년에 각각 태어났는데, 어머니가 대학교에 다니던 시절 등록금을 구하러 집에 갔을 때 직접 아기를 받고 며칠 동안 외할머니의 산모 구완을 하셨다고 한다. 일제강점기와 한국전쟁을 겪으면서 가세가 기울어 집안에서 동생들의 학업이 중단될 위기에 처할 때마다 어머니는 동생들의 진로 결정에 조언과 경제적인 지원을 아끼지 않았고 장녀로서의 역할을 도맡아 하였다. 둘째 삼촌은 의대에 가기를 원했지만 어머니는 삼촌에게 여러 가지 집안 형편을 고려해 수의대에 진학하라 충고하였고, 이후 농림부 소속 공무원으로 고향에서 부모님을 모시고 사신 삼촌은 공무원 퇴직 후 80대 중반이신 지금도 고향에서 작은 가축병원을 운영하시고 계신다. 삼촌은 누님의 여러 가지 지원으로 부모 공양하며 소소한 행복을 누리면서 고향에서 사실 수 있었다고 회고하셨다. 그러나 어머니는 품성이 바른 삼촌에게 의과대학 교육을 지원하지 못한 것을 매우 후회하셨다. 코펜하겐 유학 당시에도 낙농국가인 덴마크에서 삼촌이 공부할 수 있는 분야가 없을까 궁리를 하신 것을 보면, 두고두고 삼촌의 진로에 영향을 미친 것을 어머니가 마음의 빚으로 가지고 계셨음을 알 수 있다. 뿐만 아니라 그 시절 딸과 같은 연배의 어린 동생들에게도 경제적으로 독립할 수 있는 전문적인 직업을 갖도록 조언하셨던 것 같다. 당시 작은 이모는 서울여상을 졸업하여 회사에 취직하였지만, 어머니는 대학에 진학할 것을 지속적으로 종용하셨다. 의과대학 공부도 할 수 있으면 하라고 하였으나 이모는 나이나 여러 형편을 고려하여 병리사가 되었다.

국립의료원 개원 초기인 1959년 초에 어머니가 새해 인사와 함께 외조부님께 보낸 편지에는 전공을 마취과로 정하고 이것에 집중할 생각이며, 결혼하는 것은 주부로 한 가정에 책임을 져야 하는데 아직 결혼할 형편이 안되니 기반을 만들지 않고는 결혼할 생각이 없다는 각오를 당시 부모님께 밝히고 있다. 아마도 한동안 어머니는 한 집안의 장녀로서 부모님을 도와 동생들의 교육을 경제적으로 돕겠다고 결심하셨던 것 같다.

어머니는 이화여고 시절부터 외할아버지와는 지속적으로 편지를 주고받으셨는데, 특히 어머니 유학시절에 "일본인 의사와는 잘 지내는지?", "일본인에게는 절대로 지지 말라"는 할아버지의 편지 내용이 매우 인상적이다. 그리고 "마음껏 배울 수 있는 곳에서 건강히 좋은 경험하라", "너희들의 장래를 위해 다시는 없을 좋은 기회이니 더 배울 수 있으면 배워서 더욱 발전하기를 바란다"고 하셨고, 어머니는 "기반도 없는 여자가 무슨 큰일을 할 수 있을까"하는 의문이 있었지만 죽을 때까지 이 직업에 최선을 다하겠다고 항상 다짐하셨다. 삼촌, 이모들이 서울에서 공부하실 때, 우리 집에서 얼마간씩 지냈고 특히 이모들은 직장 생활을 하는 엄마 대신 나를 돌봐 주곤 하셨다.

외할아버지는 내가 중학교 때 직장암으로 수술을 받으신 후에 7년간 더 사시다가 돌아가셨다. 인공항문을 만드신 할아버지는 장루 주머니(colostomy bag)를 사용하셨어야 했는데, 수입에 의존하여 수요공급이 원활하지 않았던 당시에 떨어지지 않게 구입하여 보충해 드리던 기억이 난다.

아버지 –
방사선 전문의 김기정 교수

아버지와 어머니의 결혼이야기는 앞서 4장에서 자세히 서술했기 때문에 여기에서는 주로 아버지에 대한 이야기를 중심으로 소개하겠다.

나의 아버지인 김기정(金基廷)은 김동열(金東熱, 김해 김씨)과 조우태(趙又太, 함안 조씨)의 5남 3녀 중 막내아들로 태어났다. 할아버지께서는 20세기 초에 삼천포 건어물 객주를 하시며 일본에 수출을 하셨고, 당시 제법 큰 제재소인 '삼화상공'을 삼천포에서 운영하셨다. 할아버지는 1950년대 '경남비료'에 투자를 하시면서 경남권에서는 큰 사업을 하셨고 삼천포 지역이 태풍으로 피해를 입을 때마다 큰 돈을 내서 수재민을 도우셨다고 한다.

일제강점기였던 당시 큰아버지(김기만, 金基滿)께서 경성제일고보(지금의 경기중·고등학교)에 합격하여 경성에서 유학하고 있었는데, 학생대표로 부민관(지금 서울시의회 건물)에서 연설한 것이 문제가 되어 1927년(17세) 퇴학을 당하게 되어 경신고등학교로 전학을 가야만 했다. 하지만 1929년 12월에 광주학생운동 서울시위에 참여하였고 이로 인해 이듬해(1930년) 5월 고향 삼천포에서 경찰에게 검거되었다. 이후에도 여러 차례 옥고를 치루시다 20대 초반에 돌아가시는 큰 슬픔이 집 안에 있었다.

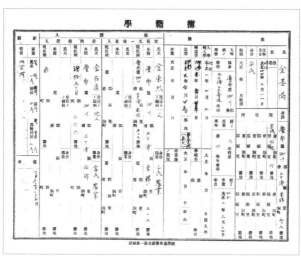

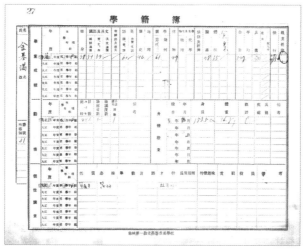

큰아버지의 일고 학적부

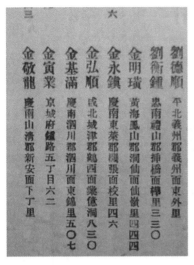

경신고 재학생 명단

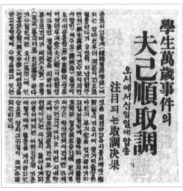

부기순(夫己順) 검거 관련 기사
《중외일보》(1930.05.13.)

김기만은 해당 사건으로 구속되었다.

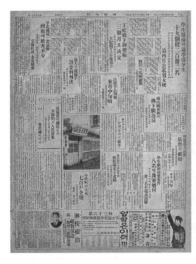

학생소요 퇴학생 명단

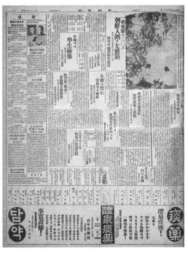

학생검거 관련 신문기사

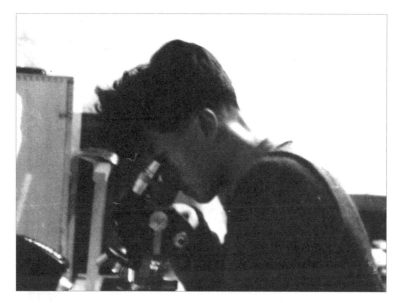
아버지 김기정이 의과대학 시절 현미경으로 실습을 하던 모습

　　장자를 잃은 조부께서는 막내아들이었던 아버지를 항상 애지중
지 키우셨다고 한다. 아버지는 서울에 유학하면서 중앙고보에서 공
부했는데, 가회동에서 자취를 하면서 용돈이 떨어지면 집에 전보를
치고 동대문시장의 지점에서 돈을 받아 쓰셨다고 하셨다. 중앙고보
를 졸업하고, 1950년 서울대학교 의과대학에 입학하셨지만 곧 한국
전쟁이 발발하게 되어 부산 전시연합대학에서 교육을 받다가 전쟁이
끝나고 나서 서울로 돌아와 학업을 마치셨다. 비교적 부유한 학창시
절을 보낼 수 있어서 전쟁 당시에도 서울과 부산 시가지 풍경이나 학
창시절 해부학실습 및 현미경 실습 장면, 연건동 서울대학교 의과대
학 옛 교정에서 친구들의 모습을 카메라에 담을 수 있었다.
　　아버지는 1956년 서울대학교 의과대학을 졸업한 후 부산 스웨덴

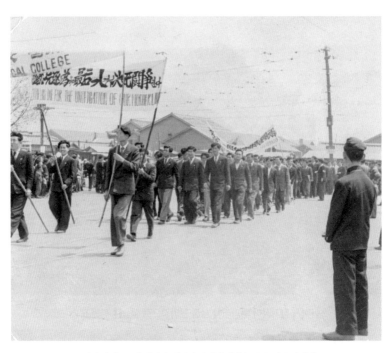
졸업식 사진으로 추정된다. 정확한 날짜나 배경은 알 수 없어 아쉽다.

적십자병원에서 인턴에 해당하는 의사생활을 시작하셨다. 어머니와 처음 만난 것이 이 무렵이었고, 1년간 스웨덴병원에서 함께 생활하셨다. 하지만 아버지는 2살 연하에 4년 이상 후배였던 탓에 처음부터 결혼을 전제로 교제를 시작한 것은 아니었다. 당시 부산에서 우리나라를 지원하던 서양 군병원에서 함께 근무하던 의사들과 함께 삼천포 집으로 야유회 갔던 일이 있었는데, 사촌 오빠들은 어머니를 동행한 여의사들 중 한 분으로 기억하고 계신다. 그 시절 부산에서는 전시연합대학에서 같이 공부한 몇 안 되는 의사들이 서로 선후배처럼 동료로 친하게 지냈다. 스웨덴 적십자병원에 어머니, 아버지와 같이 근무하신 이봉선 간호사 선생님은 아버지를 매우 친절하고 재미있는 분으로 기억했는데 매우 사교적이셨다고 한다.

아버지는 스웨덴 적십자병원이 철수하여 문을 닫자 같은 부산에 있었던 서독 적십자병원으로 자리를 옮겨 영상의학이라는 전문과목 수련을 시작하셨다. 1959년 국립의료원에 취직하기 위해 독일 적십자병원에서 발급해준 경력증명서에 따르면 1958년 5월부터 1959년 3월까지 약 2년 동안 토모그라피, 기관지조영술(bronchography), 복강조영술(pneumoretro and pertoneography)을 익히고 수행했으며 호흡기 영상판독을 수행했다는 경력을 확인할 수 있다.

EPISODE

서독 적십자병원도 본국으로 철수하게 되자, 그 병원의 영상 장비와 마취 장비 등 의료장비를 인수하여 두 분이 개원을 계획하셨던 것으로 미루어보아 1958년 이전에 아버지와 어머니가 어느 정도 교제를 시작하셨던 것은 아닐까 추측해 본다. 그러나 서대신동 조카들의 자취 집에 맡겼던 장비가 도난되는 사고가 있었고, 이후 아버지는 1959년에 국립중앙의료원 영상의학과에서 수련을 계속하게 되었다.

한편 어머니와는 1960년 4·19의거가 한창이던 때에 결혼하셨는데, 이미 1958년 말 외할아버지의 편지에서—혼기를 놓친 딸(당시 만 29세)에 대한 걱정과 함께—혼사에 대한 내용이 나오는데 "결혼은 부모가 시키는 것이 아니라 두 사람이 하는 것이니 서로 상의하여 합리

GERMAN RED CROSS HOSPITAL
Röntgenstation, Pusan, Südkorea

Pusan, den 10.März 1959

Z E U G N I S

     Herr Dr. KIM Ki Jung war vom 15.5.1958 bis
9.3.1959 in der Röntgenstation des Deutschen Roten
Kreuz Hospitals tätig.
     In dieser Zeit hatte er Gelegenheit sich an
einem großen Krankengut umfangreiche Kenntnisse in
der Röntgendiagnostik zu erwerben.
     Die Diagnostik erstreckte sich auf alle Ge-
biete der Allgemeinen und der Unfallchirurgie, der
Gynäkologie und der Internen Medizin. In diesem Rah-
men wurden auch zahlreiche Spezialuntersuchungen wie
Tomographie, Bronchographie, Retro- und Pneumoperito-
neum etc. durchgeführt.
     Besonders auf dem Gebiet der Lungen und Ma-
gendiagnostik arbeitete Dr. Kim selbständig. Allen
Problemen gegenüber zeigte er sich stets aufgeschlos-
sen und interessiert. Seine Arbeiten führte er korrekt
und zur vollen Zufriedenheit aus. Es bestand nie ein
Anlaß zu Klagen.
     Dr. Kim verläßt nach Auflösung das Hospital,
um seine Kenntnisse in der Röntgenologie im National
Medical Center zu erweitern und zu vertiefen.
     Meine besten Wünsche begleiten ihn auf sei-
nem weiteren Lebensweg.

Prof.Dr. Günther Huwer
Direktor

Dr. Josef Arenz
Facharzt f. Röntgenologie
und Strahlenheilkunde

부산 서독 적십자병원 근무 당시 서류

이 추천서는 아버지가 국립의료원 근무 지원을 위해 당시 부산 서독 적십자병원에서 영상의학과 수련을
받은 내용이 잘 기술되어있다.

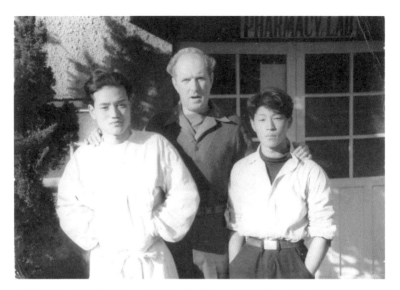

아버지가 서독 적십자병원에서 근무하셨을 때, 경북의대를 졸업하신 나의 오촌당숙(아버지와 한 살 차이 사촌형)도 함께 근무하셨다.

적으로 생각하여 정하라"는 말씀을 하신 것으로 보면 결혼을 염두에 두시고 있었던 것으로 보인다. 이미 부산에서부터 교제를 하셨고 어머니께서 국립의료원에 합류하시게 되자 아버지께서도 서독 적십자 병원이 철수하자마자 국립의료원 영상의학과로 자리를 옮기신 것으로 보인다.

EPISODE

국립의료원 방사선과는 1958년 개원과 함께 신설되었는데, 초대과장 으로 스웨덴인 의사였던 릴리야(Lilja B.)가 부임했고, 노르웨이 의사 요한슨(Johannessen)이 수석전문의(senior staff)로 아버지를 포함한 강석린, 권태수, 천세영 선생님 등 4명의 한국인 의사들과 함께 근무했다.

아버지는 1961년 군사정권이 들어서자 해군 군의관으로 징집되어 군복무를 마친 후에 다시 국립의료원으로 복귀하셨다. 1967년 강석린 선생님이 한국인으로는 처음으로 제6대 과장을 맡으셨고, 다음으로 아버지가 제7대 과장을 역임하셨다. 그리고 1974년 7월에 서울 용산구 한남동에 새롭게 개원한 순천향대학병원으로 자리를 옮기셨는데, 방사선과 초대과장으로 부임하여 이후 순천향대학교 의과대학 진단방사선과 학교실의 초석을 다지는 데 매진하셨다.

또 삼촌의 편지에 경상도 김 선생 형님이 방문하시겠다 하여 손님 이불도 새로 꿰매고, 대문을 새로 짜 달았다는 내용으로 보아 1959년 큰집의 큰아버지가 부안을 방문하시어 아버지와 어머니의 혼인을 정하신 것 같다. 이후 계속해서 결혼 준비가 양가에서 진행된 것으로 보인다.

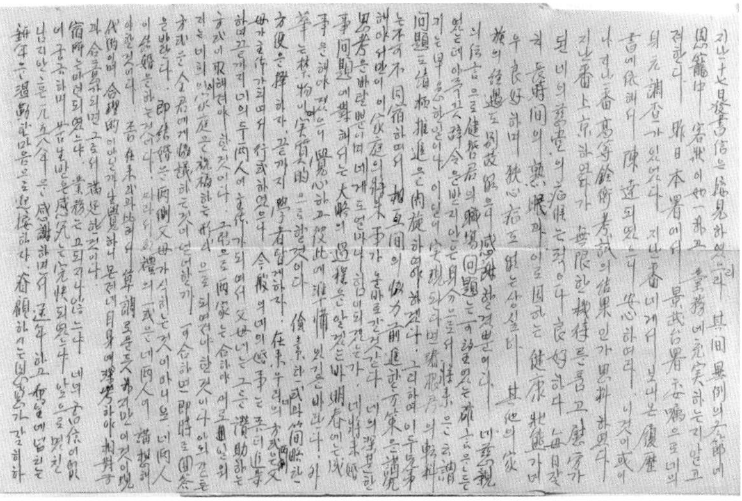

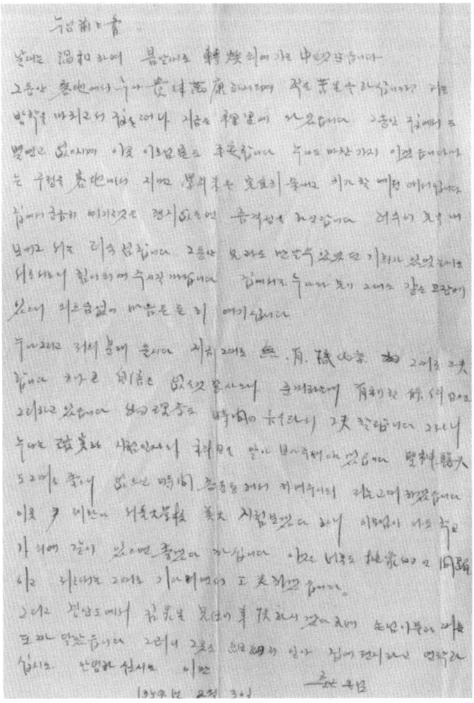

아버지와 어머니의 혼인과 관련하여 외삼촌이 어머니에게 보낸 편지

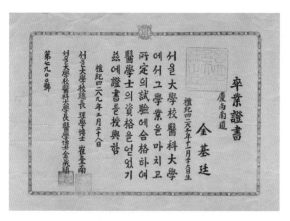

김기정 서울대학교 의과대학 졸업증서

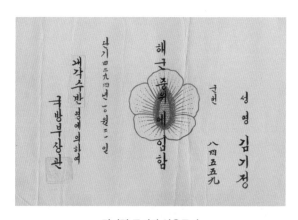

김기정 군의관 임용문서

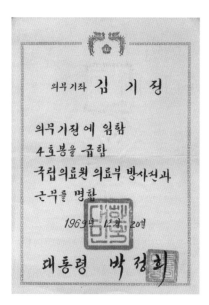

국립의료원 의무기정 임명서류

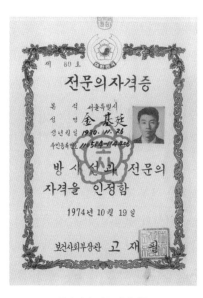

방사선과 전문의자격증

아버지와 어머니, 그리고 우리 가족

　신혼생활도 잠깐. 어머니는 WHO 지원 장학생으로 선발되어 코펜하겐 마취학 교육센터에서 공부하기 위해 1961년 1월 10일에 덴마크로 출국하여 유학생활을 시작하였다. 그동안 두 분은 100여 통의 편지를 주고받으셔서 당시 서로의 일상을 공유했는데 서로에 대한 그리움, 병원 동료 및 가족들의 소식과 안부, 한국에서 일어난 주요 뉴스를 전하며 소식을 주고받았다.

　어머니는 보통 '아저씨 안녕하신지요?' 등의 안부로 편지를 시작하여 '따순 밥을 잘 챙겨 먹고 술은 자제하라'는 당부와 함께 남편을 챙기지 못하는 자신을 자책하며 입이 짧은 남편이 입에 맞지 않는 반찬을 대할 때 찡그리는 얼굴 표정이 떠올라 가슴이 뭉클하다거나 돈을 절약하여 닭고기라도 사다 먹으라며 아버지의 식사 걱정을 많이 하셨다. 칼스버그 맥주 공장 견학을 할 때에는 술 좋아하시는 아버지를 생각하시는 등 아버지와 연관된 것을 접하면 남편을 향한 그리움으로 이어졌다. 어느 일요일, 아버지가 외출해 돌아오니 어머니의 첫 편지가 도착해 있어 밥도 안 먹고 답장을 쓰신 것을 보면 내 아버지는 참으로 정이 많고 감성적인 분이었다는 것을 새삼스럽게 깨닫게 된다. 아버지는 자신을 '능땡이 아저씨 기정'으로, 어머니를 '정순 아가씨', '정순 아주머니', '아가씨', '아주머니', '정순'으로 부르며 편지를 시작했고, '울지 말고 건강히', '예쁘게 하고 늙지 말라'는 인사 등으로 편지 마무리했다. 아버지는 당신 선물에 신경 쓰지 말고 어머니나 좀 이쁘게 하고 다니라고 신신당부하셨지만, 막상 어머니가 보내준 넥타이와 스웨터 선물에 병원 사람들이 색이 모두 좋다고 야단이라며 기쁨을 감추지 못하셨다. 어머니가 너무 집 걱정을 하시니 아버지가 집 걱정말라고 하니 '집 걱정 안하면 집 생각을 하지 말라는 것이냐'며 서운해 하시는 것이 멀리 떨어진 30대 초반 젊은 부부의 어린 모습으로 그려진다.

그러면서도 경제적인 어려움을 아버지께 남기고 와서 미안하고, 치마·블라우스·스웨터 등 의복을 구입하고는 한국 돈으로 삼만 환을 썼다며 소비에 대한 죄책감을 표하셨다. 또 빨리 우리 집을 사서 재미있는 가정을 꾸리자고 미래를 다짐하며 외롭고 힘든 생활을 달래셨다. 객지에서 반달을 보며 느끼는 처량한 기분, 엄마가 좋아하는 한국의 푸른 하늘, 여치 우는 소리, 풀벌레 소리를 그리워하면서 아버지에게 "당신이 내 몫까지 느껴주세요"라고 부탁하기도 하고, 결혼기념일 즈음해서는 작년 결혼 준비하느라 청첩장 돌리고 바빴던 추억을 전하며 꿈에 아버지가 보였다고 그리움을 표하셨다. 아버지 생일에는 삼천포 가서 미역국 먹으라고 하며 어머니께 빈손으로 가지 말고 할머니 좋아하시는 것을 사가라고 시모님을 헤아리는 마음을 전하였다.

아버지는 어머니 유학 동안에 혼자 이사하시고 서울에서 공부하시는 외삼촌들 일을 도와주시는 할머니 한 분과 함께 생활하며, 주부가 있는 생활을 그리워하셨다.

　결혼할 때까지 입대를 미뤘던 아버지는 5·16이후에 갑자기 군의
관으로 징집되어 해군에 입대하여 진해로 가게 되셨다. 집을 떠나기
전에 집주인들이 모두 집을 비우게 되어 집 걱정에 눈물이 앞을 가려
편지를 쓸 수 없다고 괴로워하다가도 당신 올 때까지 어떤 일이 있어
도 울지 않겠다고 다짐하셨다. 훗날 편지에 아버지는 어머니가 김포
공항으로 귀국하는 날 '예전과 다른 씩씩한 모습'으로 어머니를 마중
나가겠다고 여린 말씀을 하신 것을 보면, 어머니는 아버지에게 누나
같은 존재이기도 했던 것 같다.

　어머니는 유학을 떠난 지 3개월쯤 지난 시기에 노르웨이 병원에
서 몇 개월 더 일하고 공부하고 싶다는 소식을 전한 후 어떻게 하면
아버지가 이곳에 와서 같이 있을 수 있을까 궁리도 하셨다. 당시 국
립의료원에는 스칸디나비아로 가거나 오는 한국인, 서양인 의료진이
많아 인편으로 소식을 전하는 경우가 많았는데, 아버지는 어머니로
부터 편지가 뜸하고 어머니 소식을 다른 사람으로부터 전해 듣게 되
면, 그곳에서 어디를 가면 간다고 옮기면 옮긴다고 알려달라고 편지
에 쓰시면서 어머니의 소식을 남을 통해 듣기는 싫다고 하셨다. 그리
고 아버지는 우리 가정도 어머니 주변도 생각해야 한다면서 편지에
섭섭함을 여러 번 전하셨다. 한편, 어머니도 아버지를 생각하면서 하
루빨리 집에 가고 싶기도 하다며 미안하다고 여러 번 전하셨다. 부모
님은 한때는 그곳에 이주하려는 계획도 세우신 듯하지만, 마음에 드
는 집에 이사 가서 아버지와 한국에서 지냈으면 좋겠다는 마음을 전
하기도 하셨다. 내가 태어났을 때 내 이름을 '당시에 흔하지 않은 애
리(愛利)로 지은 것'도 두 분이 유럽이나 미국에 이주할 생각을 하셨

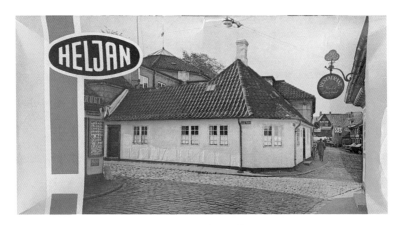

안데르센 생가 모형

기 때문이었다.

　신혼에 아이도 없이 유학을 떠나야만 했던 어머니는 어디서든 어린이를 만나면 늘 "애기가 예쁘다"고 하셨다. 안데르센 생가에 다녀와서 아버지께 한글로 된 안데르센 동화집을 구해 보내달라고 하셨고, 후에 안데르센 생가 모형을 사오시기도 했다. 내가 초등학교에서 글을 배워 한글을 읽자마자 어머니는 안데르센 동화책을 제일 먼저 있는 대로 사서 읽게 했다.

　부모님은 부부가 되신 이후 서로에게 멘토와 멘티의 역할을 하셨다. 어머니는 덴마크에서 공부를 하면서 영어로 하는 과정이 힘들다는 사실을 몸소 느끼셔서인지 아버지에게 영어공부를 열심히 하라는 당부를 하셨고, 아버지에게 필요한 책 있으면 사서 보내겠으니 책 이름 적어 보내라 하셨다. 어머니는 무슨 기회가 있을지 모르니 아버지에게 책 많이 읽으라 당부하신 것과 영어공부를 강조하신 것은 내가 자랄 때 내게도 늘 하시던 말씀이셨다. 당시에는 정보를 얻기가 매우 힘든 시절로 아버지는 어머니께 아버지가 공부할 곳이 있는지 좋은 곳을 알아봐 달라는 부탁도 하셨다.

아버지께서 1970년 스웨덴 스톡홀름(카롤린스카대학병원)으로 유학 가셨을 때에도 어머니는 아버지께 책뿐 아니라 어머니 박사학위 실험에 사용할 레지틴(Regitine) 마취 약물 200mg을 사서 급히 등기항공편으로 보내 달라고 부탁하기도 하셨다. 어머니와 아버지가 크게 다른 점은 아버지는 당시 큰 인기를 끌었던 〈사운드 오브 뮤직(Sound of Music)〉 영화가 들어오면 보라고 하셨고, 가수 카펜터즈(Carpenters)의 노래 '탑 오브 더 월드(Top of the world)' 같은 서양의 대중문화에 대한 정보도 전해주시곤 하셨다. 어머니는 한국의 소식을 전달하는 방편으로 구독 중인 신문을 아버지께 보내 드렸다. 그 당시 우석대학 재단이 부도가 나서 학교가 넘어가게 되어 실직될까 불안해하셨고 시끄러운 마취를 그만두고 기초나 할까 하는 생각을 아버지께 하소연하셨는데, 아버지는 어머니에게 "요즘 병원 일이 어떤지? 힘들어도 짜증 내지 말고 참으라"고 하셨다. 뜻대로 되지 않는 것이 우리 환경이니 엄마 생각과 애리 생각을 하고 살라고 멀리서나마 정신적인 지원과 위로를 전하셨다. 1965년 호주 시드니 유학시절에도 국립의료원에서 수술하다가 의료사고가 나서 어머니가 힘들어하셨던 것에 대해 흔들리지 않도록 용기를 주는 편지를 보내신 것을 보면 두 분이 의료지원 전문 분야를 전공하시면서 서로 든든한 정신적인 지원과 조언을 주고받으셨음을 알 수 있다.

어머니의 편지를 보면 중요한 대목(귀국할 날짜)에 빨간 줄이나 동그라미를 쳐서 강조하시거나, 갑자기 변덕이 나서 이색(異色)인 초록색으로 편지를 쓴다고 하시는 것을 보면 좀 엉뚱한 부분이 있으셨

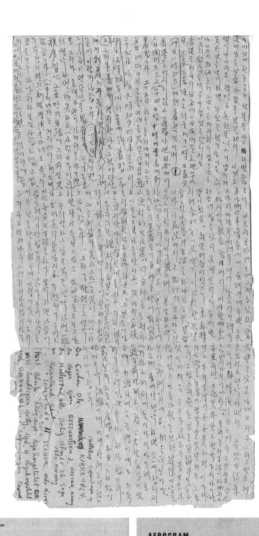

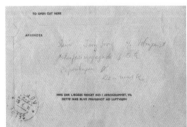

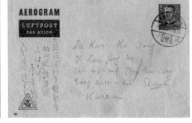

귀국한다는 편지를 남편에게 보내면서 중요한 대목은 편지글에 붉은 밑줄, 동그라미로 강조를 하였다.

던 것 같다. 나의 엉뚱함도 어머니를 닮은 것은 아닐지 가끔 생각해
본다.

내가 초등학교 저학년 시절에는 늘 전쟁이 날 것을 염려하여 유
사시에는 "엄마·아빠 병원에 찾으러 오지 말고 꼭 집으로 올 테니 집
에서 만나자"고 하셨다. 학교 다닐 때 차 조심하라고 당부하시고 낯
선 사람 따라가지 말라고 늘 걱정하셨다. 비가 오는 날이면 물이 고
인 곳은 절대로 밟지 말라고도 하시면서 늘 어린이들이 겪을 수 있는
여러 가지 안전사고를 염려하셨다. 후에 알게 되었지만, 어머니와 아
버지는 함께 해외학회에 참석하시는 일이 없으셨다. 되도록 격년으
로 해외학회에 참석하기로 정하고 각 분야의 해외 최신 동향으로 살
피셨다. 심지어 삼천포 제사에 가실 때도 각각 시차를 두고 고속버스
를 타셨다. 그것은 만약에 같이 타고 가던 차가 불의에 사고가 나면
혼자 남을 나를 늘 염려하셨기 때문이다. 어머니는 아버지의 일에 아
버지는 어머니의 업무에 서로 간섭하지 않는 것을 원칙으로 정하셨
던 것 같다. 아버지께서 순천향병원 개원 당시 옮기실 때도 단 한 번
도 간섭하시지 않으셨다고 하셨다.

내가 어릴 때는 아버지·어머니와 함께 꽃시장에서 화초를 사다
가 집 마당에 심고 잡초 뽑고, 우리 동네 장미원이라는 곳에서 장미
묘목을 사다가 집 화단에 심었다. 같이 시골에 가서 깻묵을 구해다
물에 타서 비료로 주고, 양계장에 가서 닭똥을 구해와 거름으로 썼던
기억이 난다. 1970년대 초반에는 지금 고려대 경영대 뒤편에 좀 큰
온실이 있었던 것 같은데 당시 키우던 열대식물인 소철이 생각대로
잎을 내지 않자 초봄에 그곳에 가서 화초 기르는 것을 자문했던 것
같다. 어머니는 죽어가는 화초를 살려내는 '금손'을 가지셨는데 쥐를

빼고는 천성으로 모든 생명체에 사랑과 정성으로 대하는 품성을 지니셨다.

아버지가 국립의료원에 계실 때, 어머니와 함께 여름방학 토요일이면 을지로4가 우래옥에서 소쿠리같이 큰 사발의 냉면과 불고기를 먹고 세운상가 지하에 있던 슈퍼마켓에서 같이 저녁 장을 보거나 동대문시장에서 생선을 사오시곤 했는데, 동대문시장의 생선 아줌마는 생선이 좋지 않을 때는 팔지 않으셨다. 삼천포 팔포 바닷가가 고향인 아버지가 생선에 대해 너무 잘 아셨고 아주머니도 그 사실을 아는 까닭이었다. 어쩌다 어머니가 생선을 사오시는 날이면 아버지는 썩은 생선을 사왔다고 핀잔을 주기 일쑤였다.

아버지는 내가 초등학교 6학년이 되는 해 한남동 순천향대학병원 개원과 함께 직장을 옮기셨고 이때 우리 집에 자가용과 기사가 생겨 좀 부유한 느낌이 들었다. 나의 사춘기 시절에 아버지와 야구장을 자주 갔던 기억이 있는데, 야구가 끝나고는 NMC 스칸디나비아 클럽에 들려 아버님은 술을 한잔하셨고 나는 음료수를 마시고 집에 왔던 기억이 난다. NMC는 언제 가도 내게는 친숙하고, 어린 시절 내 집 마당 같은 느낌이었다.

엄마로서의 삶 –
어머니와 나

결혼하신 해(1960년)에 어머니는 임신을 하셨다. 그러나 입덧이 너무 심해 고생하시다가 결국 유산을 하셨다고 한다. 그리고 코펜하겐 유학에서 귀국한 직후(1962년)에 어머니는 나를 가지셨다. 당시에 포항으로 근무지를 옮겨 군복무를 하던 아버님과 계속 편지를 주고받으셨는데, 7월 말 소식에는 '임신 24주 차 몸무게가 48kg에서 55kg 되었다'거나 '이놈이 꾸물꾸물 움직인다. 배가 당겨서 이번 주부터 복대를 하였다'는 소식을 전하셨다. 당장이라도 병원을 그만두고 당신 따라다니고 싶기도 한다거나, 예쁘지 않은 여자가 배가 나와 창피해서 아버지를 만나러 포항에 가고 싶지 않다고도 변덕을 부리셨다. 아마도 임신 기간 동안 남편을 군대에 보내고 홀로 외로이 견뎌내야 했던 어머니의 얇은 투정이지 않았나 싶다. 홀로 산부인과 정기 검진을 받으며, 뱃속 아기가 두 돌 되면 받게 되는 적금을 들었다. 군복무로 함께 할 수 없었던 아버지에게 "오늘은 공무원 교육을 받았고 집에서 낮에 배운 (재건) 체조를 복습하고 있다"는 등의 임신 동안의 신체적·감정적인 변화를 계속 전하셨다. 하루는 밥상을 엎고 넘어져서 너무 놀라 가슴이 두근두근했다거나 마침 배속에 내가 움직여서 "엄

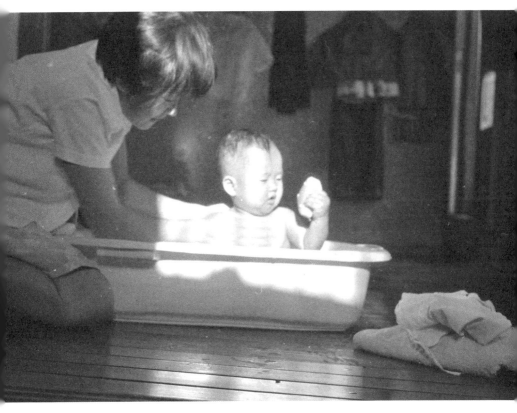

1962년 장만했던 목욕통

마 나 괜찮아"하는 듯하여 안도하였다고 편지로 전하기도 하셨다. 1962년 9월 편지에는 이달 월급을 타면 기저귀와 목욕통을 사고 다음 달은 이불과 옷을 준비한다고 출산 준비 소식도 전하셨다.

　　나는 어느 일요일, 어머니가 혼자 집에 계실 때 태어났다. 아버지는 분만예정일이 3주 정도 여유가 있어 그 주말 서울에 올라오지 않았다고 두고두고 변명하셨다. 내가 태어났을 당시, 후배이신 산부인과 주갑순 교수님, 안과 이옥희 원장님이 같은 해에 출산을 하셨다고 들었다. 어머니는 과장이셨는데 병원에서 어머니와 다른 선생님들과 차별을 하였다고 시기 아닌 시기를 받으셨고, 어머니는 자연 분만을 하셨으나 노산이었고 내 배꼽이 떨어질 때까지 입원한다고 고집을 하셔서 오래 입원하셨다고 들었다.

어머니는 나를 정성들여 키우셨다. 당시 어머니는 마취전문의의 부족으로 출산 직후에도 당직을 서시곤 했는데 병원 당직실에 가서 모유를 먹이곤 했다. 당시 NMC의 선생님들 사이에 나는 애리라는 이름보다는 '메주'라는 태명으로 불리곤 했다. 이비인후과의 주양자 선생님도 나를 메주라고 불렀고 서병태 선생님도 메주로 알고 계셨으며 산부인과 박인서, 주갑순 선생님도, 후에 병리를 하면서 뵙게 된 지정희 선생님도 나를 메주라고 부르셨다.

내가 돌이 되었을 때 당시 고급 중식당인 '동보성'에서 요리사를 집에 불러 NMC의 동료 선생님들을 초대하여 크게 돌잔치를 했다고 산부인과 박인서 선생님이 기억하셨다.

1964년 여름 나는 고집을 피워 삼복더위에 할머니를 졸라 돌 때 입은 공단 빨간색 치마에 색동저고리를 입히라 떼를 써서 입고 외출을 하였는데 눈 깜짝할 사이에 사라져 집을 잃어버리는 일이 있었다. 그 길에 난 삼선교 집을 나가 아랫집에서 문방구를 하던 경림이 집에 갔다는데 마침 경림이는 없었고 난 그 집에서 어린 마음에 경림이를 찾아 나섰다고 한다. 아이 걸음으로 집을 나가 돈암동까지 길 따라 걸어 올라갔다고 하는데, 다행히 돈암동 파출소에서 보호하고 있던 나를 집안 식구들이 찾았다고 한다. 당시 성북동 살던 사촌오빠들, 아줌마, 동네 사람, 모두 찾아다니고 난리도 아니었다고 하는데, 할머니 말씀이 날 찾자마자 "그 어린 것이 지도 애가 탔는지 물 한 사

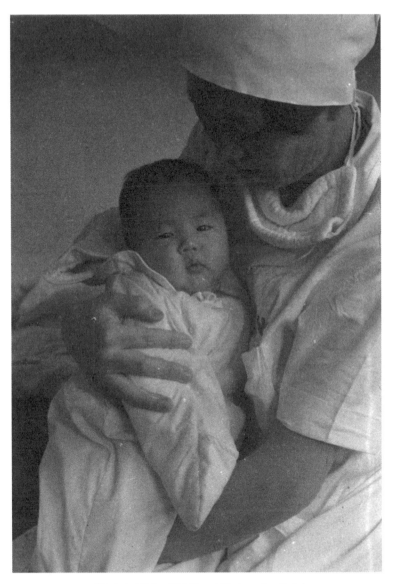

마취과 당직실에 모유를 먹으러 간 나, 그리고 어머니

발을 벌컥벌컥 들이켰다"고 두고두고 말씀하셨다. 어머니는 심심하면 그때 날 못 찾았으면 고아원에 갔을까 미국에 입양되었을까 생각만 해도 끔찍하다고 하셨다. 한번은 어깨가 탈골되어 할머니께서 놀라서 "애기 본 공도 없다"시며 애를 태우고 있는데 어머니가 퇴근하셔서 탈골된 관절은 교정시키고 팔을 잡아매니 "그만 아이가 조용해지더라"라고 말씀하시곤 하셨다.

그리고 정말 아무에게도 이야기하기 싫은 사건이지만, 어머니는 변소 오물에 빠진 나를 건져서 살리셨다. 1960년대는 기생충 감염이 만연하여 정기적으로 구충제를 먹였다. 마침 나는 기저귀를 뗄 무렵이어서 변소를 드나들다가 그만 빠지고 말았다. 어머니가 퇴근해서 집안에 들어오는데 항상 대문 안에서 나던 아이 우는 소리가 문밖에서 나서 이상하게 생각했는데 내가 없어 당황하셨고, 당시 나를 봐주던 명자 아주머니에게 "애리 우는 소리가 집 밖에서 들렸는데 애리 어디있냐?"고 찾다가 불현듯 갑자기 화장실 문 열고 밑에서 날 번쩍 들어 건져 올려서 살 수 있었다.

다행히도 며칠 전 오물을 치웠기에 내가 살아날 수 있었다. 어머니는 새로 만들어 입힌 원피스를 과감히 가위로 잘라 옷을 벗기셨다. 위쪽으로 벗기면 얼굴에 오물이 묻어 오염되어서 병이라도 걸릴 것을 우려했던 까닭이었다. 그리고 내 머리카락을 거의 빡빡 자르셨다. 그 후 며칠 동안 뭔지는 모르지만 약을 처방해 먹이셨다. 다행히도 난 별 탈 없이 건강하게 자랐다.

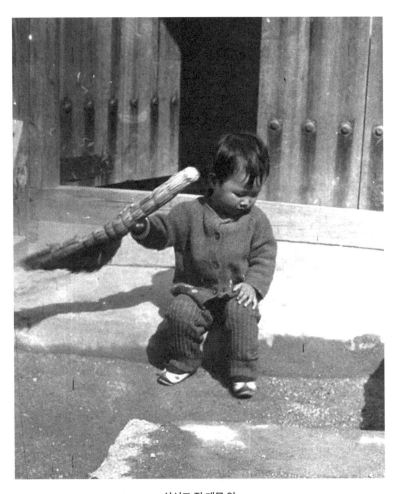

삼선교 집 대문 앞
대문으로 들어가면 왼쪽에 바로 화장실이 있었다.

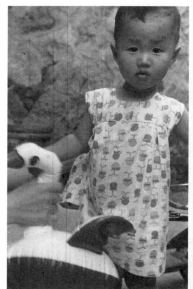 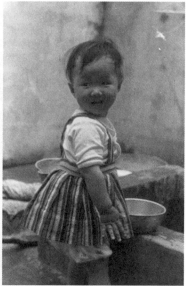

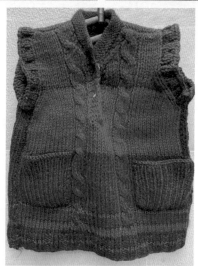

어머니는 복잡한 옷은 아니더라도 간단한 원피스와 멜빵 치마를 해 입히거나 스웨터, 바지 등은 손수 떠서 입히셨다.

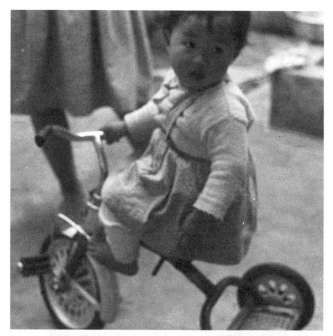

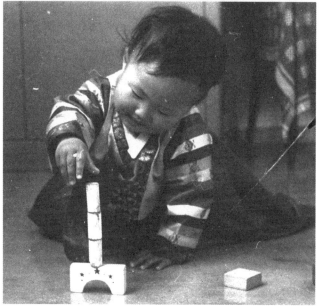

어릴 때는 남들이 갖지 못하는 당시의 고급 장난감을 가지고 놀 수 있었다.

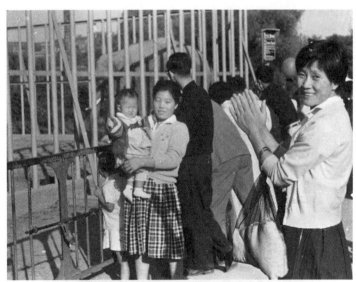

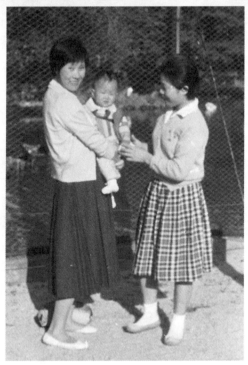

삼선교에 사는 동안 주일이면 가까운 창경궁에 온 가족 나들이를 자주 갔다.

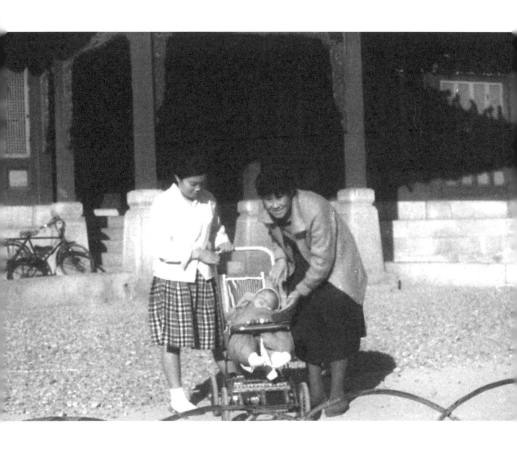

그 후 우리 부모님은 화장실이 좀 더 나은 집으로 이사하기로 결심하셨고 이전보다 넓은 하월곡동 집으로 이사를 하셨다. 두 분이 의사셨지만 국립의료원에 봉직하고 있는 터라 경제적인 여유가 많지 않아 집은 조금 넓어졌지만 서울 변두리로 이사하셨던 것이다. 하월곡동에 이사한 후 집에서 가장 가까운 영훈유치원에 입학했는데, 엄마가 유치원에 데리러 오는 친구들이 부러웠다. 그 보상심리였을까 어머니에게 옷을 만들어달라고 떼를 쓰기도 했다. 겉옷을 만들 자신이 없는 어머니는 인견으로 속치마를 만들어 입히곤 하셨는데 속치

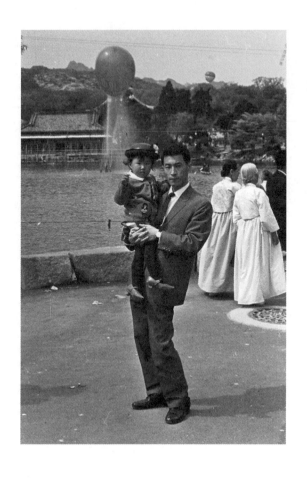

마를 입고 유치원 가는 날이면 그것을 자랑하고 싶어 유치원에서 늘
치마를 들추고 앉아 있었다고 한다. 또 수업 참관일에 어쩌다 어머니
가 오시는 날이면 나는 아예 뒤를 돌아보고 앉아서 어머니가 매우 민
망해 하셨고 한편으론 마음이 아팠다고 하셨다.

유치원(1968년)에 다니던 여름, 어머니는 코펜하겐 마취학 교육
센터 재교육 과정(refresher course)에 참여하셨다. 당시를 회상하면 그
해 여름에 큰 홍수가 나서 하월곡동 집 마당에 물이 들어와 찼고, 또

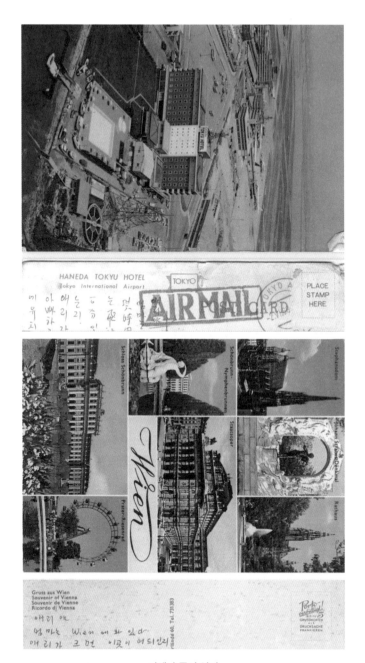

비엔나 풍경 엽서

그해에는 암스트롱이 달을 밟은 해이기도 하다. 어머니 없는 동안에 아버지는 나를 돌보셨는데 노란 장화와 비옷을 손수 사 입혀 주셨다. 당시 창경궁에서 개최한 사생대회에서 상을 받기도 했고, 어머니 편지를 받고 "어머니로부터 항공표가 왔으니 김포 비행장으로 간다"고 떼를 쓰기도 하거나 미국 가서 살자고 이야기했다고 한다. 어머니는 1961년 덴마크 유학 때에는 내가 없었기 때문에 아버지에게 편지를 하셨지만, 1968년 짧은 덴마크 연수 때는 늘 내 앞으로 편지를 하셨다. 당시 유치원생이라 글을 못 읽어 아버지에게 쓰신 것이었겠지만 지금 읽어보아도 그곳 소식을 엄마로부터 직접 전달받는 것 같아 따스한 느낌이 든다. 편지에는 내가 대학생이 되면 아버지와 함께 외국 여행도 다녀보자고 하셨다.

어머니께서 안 계신 동안 우석대학 간호학과에 막 입학한 이모가 나를 돌보아주었다. 아침에는 아카데미 빵집 빵에 잼을 바르고 달걀, 소시지를 나에게 먹였는데 많이 먹지 않아 이모가 속을 끓였다고 한다. 어릴 때부터 나는 잘 먹지 않아 어머니의 걱정을 많이 샀다. 어머니는 단기 연수라 6월에 출국하셨다가 8월에 돌아오셨다. 그리고 오실 때 레고(lego) 전동 기차와 기차 레일을 선물로 사오셨다(아마 나는 우리나라에서 제일 먼저 레고 장난감을 가진 어린이가 아니었을까!). 어머니는 덴마크에서 돌아오실 때 비엔나에서 환승하셨는데, 공항에서 엽서를 사서 짧은 소식을 보내셨다. 떠나실 때도 동경 공항에서 엽서를 사서 보내주셨다. 어머니는 어디 새로운 곳에 가실 때마다 그곳 풍광이 있는 엽서에 짧은 손편지를 써서 보내셨는데 지금 생각하면 그런 엽서들이 부모님으로 인한 자부심과 나에 대한 자존감을 높여준 것 같다.

초등학교 진학 당시, 아버지는 내가 동네 이웃 친구들이 다니는

내가 아버지께 쓴 편지

어머니는 아버지에게 편지를 쓸 때면, 내게 서툴고 비뚤어진 글씨로 직접 편지를 쓰게 하셨다. 아마도 딸의 그리워하는 마음과 안부를 아버지가 느끼길 바라는 마음이셨을 것이다.

숭인국민학교나 숭곡국민학교에 입학하여 어려운 친구들과도 함께 생활하며 자라기를 바라셨지만, 나는 은행알 22번을 뽑아 사립학교였던 영훈초등학교에 입학하였다. 내 운으로 사립을 가게 된 이상 어머니께 다른 강요는 하지 않으셨다고 한다.

초등학교 1학년 말(1970년)에 아버지가 스웨덴으로 유학을 가시게 되면서 1961년도에 아버지께서 하셨던 것처럼 어머니는 한국의 가족들 소식을 아버지께 서신으로 전하셨다. 그때마다 어머니는 내 손으로 아버지께 몇 자라도 쓰도록 하셨다.

이후 나는 편지 쓰는 것에 재미를 붙인 것 같다. 나는 그때 스웨

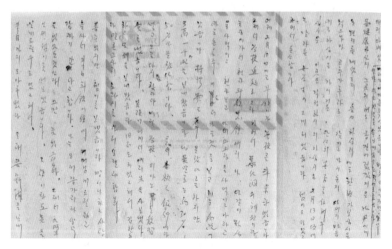
어머니는 아버지께 우리 가족 소식뿐 아니라 한국의 어머님, 조카들 소식까지 소상하게 전달하였다.

덴의 어린이들이 어떻게 지내는지 궁금해하기도 하고 아버지로부터 선물을 받고 싶으면 스웨덴의 어린이는 어떤 학용품을 쓰고 있는지 알고 싶다고도 했다. 그러면 아버지는 연필과 지우개 등 학용품도 사서 보내 주셨다.

어머니는 편지마다 나의 기분이나 생활, 예를 들면 "애리가 좀 기가 죽어 있습니다. 연필이나 지우개라도 사서 보내 주세요"하고 아버지의 역할을 알렸다. 그러고 나면 아버지는 내게 보내려고 크레용을 두 개 사셨다는 소식을 보내시곤 하셨다. 아버지가 보내 주신 크레용은 다른 친구들이 쓰는 크레파스와 달라서 매우 부드러웠고 잘 부러지지 않았던 기억이 지금도 난다. 어머니는 내가 소풍을 갔던 소식을 전하시면서 본인이 함께하지 못하고 언니랑 보냈다며, 함께 소풍을 가지 못하는 것을 매우 안타까워하셨다. 학교가 두 시에 끝나면 세 시에 집에 도착하고, 언니는 내 공부를 봐주지 못하니 공부를 봐

주는 것은 어머니께서 할 수 있는 즐거운 일이라 하시면서 그때 내가 해 놓은 숙제며 준비물을 확인하여 주셨고, 연필도 깎아 필통에 챙겨 주시곤 했다. 준비물을 챙겨 주시는 것은 내가 전임의, 조교수로 임용받고 늦게 퇴근할 때마다 나의 아이들을 위해서도 계속하셨다. 할머니가 되셔서도 집 앞 문구점의 단골이셨다.

나는 내 앞으로 편지가 오지 않는다고 울고불고했는데, 어머니는 집에 편지할 때 '김애리 앞'으로 해서 보내라고 부탁하셨다. 그 후로 아버지에게서 오는 편지에는 짧게라도 '김애리 앞' 또는 '김애리 보세요'하며 내게 보내는 편지를 쓰셨고, 때로는 칭찬을, 어떨 때는 의젓 하라는 당부의 말씀이 담겨 있었다. 그곳의 어린이들은 의젓하고 어른스러운데, 나는 아기 같다고 하시면서 아버지가 어리광을 받아 주어 그리된 것 같다며 돌아가면 좀 더 의젓하게 키우자고 어머니께 다짐하셨다. 그러면서도 비가 오면 너무 위험하니 날 학교에 보내지 말라고 하셨다. 생각해 보면 내가 중학교 3학년 때도 눈이 많이 와서 학교에 등교를 시키지 않으셨는데 내 부모님은 나의 안전을 과도하게 신경 쓰셨던 것 같다. 1970년까지도 내 부모님은 미국에 이주할 생각을 하셨던 것으로 안다. 그러나 주고받으신 편지에 내가 "미국에 갔는데 내 머리 색이 노랗게 바뀌지 않으면 난 가지 않겠다"고 하였다는 내용이 있는데, 후에 부모님은 그 당시, 내가 차별받을 것과 여러 가지를 고려하여 한국에서 살기로 하셨다고 말씀하셨다.

아버지도 스웨덴에서 어린이날 선물로 레고(lego) 장난감과 머리핀, 연필, 수영복을 보내주셨다. 며칠 밤늦게까지 상자 겉면에 소개된 모든 집을 어머니와 함께 지었다. 그때부터 나는 집을 디자인하는 사람이 될 것을 꿈꾸었다.

애리 보세요. 애리가 보낸 편지 정말 반가히 받아
보았다. 공부는 평균 97점이면 잘했는데 이제 이 학년
언니가 데면 좀 더 잘해야 하겠구나. 이곳은 눈도 많이
오고 어름도 많이 어러서 애기들 논은 것은 스케-트 타는
것과 썰매 타는 것이란다. 그리고 집에서 공부도 많이 하고
얌도 잘 듣고 또 바라- 와 지수도 많이 먹고 하는데 우리 애리
도 그렇게 할 수 있을란지. 애기들 스케-트 는 모다 우리 애리

것과 같이 톱날이 없는 것이드라 아버지는 애리가 좋아하는 것을
사으면 하는데 무엇을 사으면 하고 생각하고 있다. 애리가 필요
한 것 있으면 편지하여라. 애리 저금통에 돈은 잘 모아 놓았다
가 아버지가 그곳에 가면 삼천포 할머니께와 부안 할머니께 선
물 사 가지고 가자. 어머니 공부할 때나 또 어머니는 하루 종일
병원에서 환자 보다가 오기 때문에 힘드니 귀찮게 하지 마세요.
또 차도 조심하세요. 크레파스 연필 필통 지우개 다 받았는지. 이제
피아노도 잘 치겠구나. 안녕 2월 26일 아버지로부터.

아버지는 내 시험 결과에 대해 칭찬하시며, 스웨덴에서 무슨 선물을 사면 좋을지 궁리하신다며 늘 나를
기대하게 하셨다.

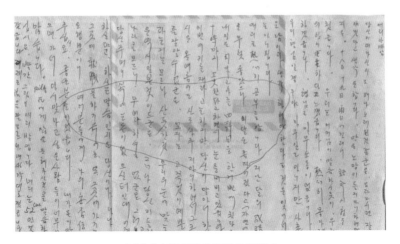
편지에 빨간색으로 발 사이즈를 표시하셨다.

스웨덴 유학에서 귀국하시기 전 아버지는 내 발, 머리, 키 등의 크기를 알려달라고 어머니께 부탁하셨다. 귀국 때 내 선물을 사시겠다고…… 아직도 어머니가 편지지 위에 서 있으라 하시고 내 발 둘레를 그리던 모나미 볼펜의 촉감이 생생하다. 아버지는 귀국하실 때 가방 하나에 내 옷, 구두 등 내 선물로만 채워 오셨다. 가죽 냄새가 나는 빨간색과 흰색의 이태리 구두를 사오셨다.

내가 중학생이 되었을 때에는 뽑기 운이 없어서인지 서울 최북단의 도봉중학교에 입학하게 되었다. 어려운 환경의 친구들이 많이 다니는 학교였고 어머니는 나 몰래 가정형편이 어려운 학생들의 등록금을 내주시곤 했는데, 이것은 어머니가 돌아가시고 유품을 정리하다 나온 친구들의 감사편지를 보고 알게 되었다. 이후에도 어머니는 이화여고에 어머니 이름의 장학금과 의과대학 학생들의 생활비(차비·용돈) 명목으로 지원을 계속하셨다. 훗날 병석에 누우실 당시까지 매달 연금 통장에서 몇십만 원의 기부금을 이체하셨던 사실을 알게 되었다. 어머니는 항상 본인이 고등학교와 대학시절에 등록금 때문에 어려움을 겪으신 것을 상기하시며 누구든 학비로 어려움이 있으면 돕기를 마다하지 않으셨다. 고등학교 시절에 가사도우미 언니도 야간 고등학교에 보내 졸업을 시키셨다.

고등학교 배정 당시 학교를 배정받기 전날 밤 어머니께서 본인의 큰아버님 꿈을 꾸셨는데 "학교는 좋은데 선생님이 이사가신다"는 말씀을 전해주셨다고 한다. 마치 예지몽처럼 우리 학교는 내가 입학한 지 1년 후인 2학년 때 잠실로 이사를 갔다. 나는 고등학교만은 미아리 고개 넘어 4대문 안에 위치한 학교에 배정받기를 원했기 때문에 부모님은 고민 끝에 당시 허허벌판인 압구정동의 아파트에서 2년간 전세살이를 하기로 결정하셨다. 내가 살던 개인주택은 난방을 위해 기름보일러와 연탄보일러를 나누어 쓰던 집이었다. 1970년대 초반 오일쇼크로 유가가 오르면서 석유파동을 겪은 어머니는 기름보일러로 난방 공사를 할 때 방의 일부는 연탄을 사용하기로 하셔서 주택에 살 때는 잠을 설치며 시간 맞춰 연탄불을 꺼뜨리지 않도록 연탄을 갈거나, 월동 준비를 위해 기름을 채우는 수고를 하셨는데, '아파트'라는 곳에서 살면서 이를 면하시게 되었다.

내가 고등학교 3학년이 되면서 입시 준비를 할 때(1980년), 어머니는 마취과학회 회장이 되셨다. 이와 함께 어머니는 아시아·오세아니아 마취과학회 대회장을 맡으시게 되었다. 어머니는 학회에 대비하여 영어공부를 하셨는데, 영어공부를 핑계로 새벽 5시면 청량리 SDA에 영어회화를 공부하러 집을 나가셨다. 고3인 내게 "엄마 다녀올게"라고 말씀하시고 나가셨기 때문에 새벽에 일어날 수밖에 없었다. 당시 어머니는 영어회화를 배우면서 예과 1학년이던 신경과 박건우 교수님을 처음 봤는데 후에 의과대학 교수로 어머니를 마주한 박건우 교수님은 같은 반 '동창 아줌마'를 학교에서 만나 적잖이 놀랐다고 하셨다. 어머니는 내게 공부에 관련해서 한마디도 강요하신 적이 없다. 오히려 돈을 절약하지 않거나 음식을 남기면 나무라셨고 울면 어김없이 혼났다.

내가 의사를 직업으로 택하게 된 것은 전적으로 어머니의 영향과 지원 때문이었다. 어머님의 선구자적인 의사생활이 자랑스럽고 존경스러웠지만 나는 주부로서 의사의 길이 쉽지 않음을 알았고, 웬만큼 잘하지 않으면 부모님께서 쌓아온 명성에 누를 끼칠 것 같아 두려웠다. 또한 부부가 '한 바닥'에서 일을 하면 각자의 사생활도 없다는 것을 일찍 깨달았다. 이 길을 걷지 않으려고 큰 반항을 하였고 그럴 때마다 어머니의 설득과 지원, 어머니의 생활 태도와 가치관은 결국 내가 의사가 되어 진료지원과인 병리과를 택하고, 지금 의과대학 교수로서 살아가는 것에 결정적인 영향을 미쳤다. 내가 우리 부모님께 큰 반항을 한 것은 대학 입학원서를 낼 때와 전공의 지원을 하지 않고 결혼을 결심했을 때이다. 나는 1981년도 대학 입학시험을 치뤘는데, 1980년 7월 31일에 전격적으로 입시정책이 변경되어 과외 금지 및 본고사가 폐지되는 등 대학 입학에 여러 가지 변수가 발생했다. 그중 내게 가장 영향을 미친 것은 세 개의 학교에 입학 지원을 할 수 있었던 것이었다. 나는 어릴 때부터 건축디자인이나 의상디자인에 관심이 있었던 터라 공대에 가기를 고집하였다. 그러나 어머님께서 건축이나 의상디자인은 의대를 졸업하고 그때까지 마음이 변하지 않으면 조금 더 공부하라고 하셨다. 두 번째 반항은 인턴 지원할 무렵이다. 나는 인턴을 하지 않고 결혼을 하기로 결심했다. 어머니는 인턴이라도 해 두면 나중에 마음이 바뀌어 다시 레지던트를 시작하더라도 경력단절에 어려움이 없을 거라 인턴이라도 꼭 마치라고 나를 설득하셨다. 결국 나는 인턴 수련을 마치고 전공의 수련을 받지 않고 결혼을 하였다. 그리고 결혼한 남편을 따라 미국 유학 길에 올랐다.

미국에서 출산을 하고 어머니께서 매주 보내 주신 편지로 미국 생활 일 년 반을 버틴 것 같다. 여름방학에 귀국하여 대학원 논문을 제출하고, 미국 집으로 돌아오는 금요일 밤 어머니는 나와 함께 뉴욕행 비행기를 타셨다. 나 혼자 효나(첫째 아이)를 돌보면서 할 장거리 비행이 걱정되셨기 때문이다. 나와 함께 필라델피아 집에 오셨지만 하룻밤만 주무신 다음 날, 토요일에 다시 뉴욕에서 김포행 비행기를 타고 귀국하셨다. 그래야 일요일 도착하여 월요일 출근하실 수 있다는 생각 때문이었다. 그때 어머니 나이는 지금 내 나이보다 많으실 때였는데, 지금 나는 그런 무리한 비행은 감히 상상도 못한다. 그러나 당시에는 어머니로부터의 편지에 의존하며 미국 생활을 버텼다. 어머니 편지만 보면 울었기 때문에 남편이 어머니께 "편지 보내시지 말라"고 한다고 으름장을 놓곤 했다. 결국 남편은 내게 더 늦기 전에 돌아가 뭐라도 하는 것이 좋을 것 같다고 이야기하였고, 1990년 11월 말 귀국하여 전공의 시험을 보게 되었다. 나는 다행히 인턴 수련을 마쳤기에 어렵지 않게 전공의를 지원할 수 있었다.

내가 병리전문의가 되고 전임의가 되었을 때, 둘째 아이가 태어났지만 만삭에 1.65kg의 아주 작은 아이를 출산하였고, 병원에서 한 달간 아기를 키우는 동안에 아기가 많이 아팠다. 어머니는 아기는 당

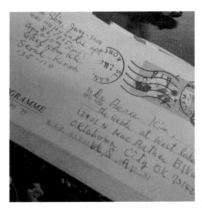

내가 2002년 미국 연수를 떠났을 때, 제 딸들을 살피시고 아이들의 생활을 편지에 자세히 전하며 혼자 타국에서 공부하는 딸을 안심시키셨다.

신이 키워 줄 것이니 걱정말라고 날 안심시키셨지만 아기는 끝내 집에 돌아오지 못했다. 크게 상심하여 우울감에 빠진 나는 병원을 그만 두기를 결심했다. 그때 어머니는 혼자 있기 힘들어하는 나를 살피시느라 날마다 집에 오셔서 큰딸을 돌봐 주시고 나를 지극정성 지켜봐 주셨다. 어떤 날은 "이런 일로 네가 좌절하는 것을 볼 수 없다"면서 내가 마음을 잡기를 눈물로 호소하시기도 하셨다.

여러 우여곡절이 있었지만 고려대학교 전임교수로 임용이 되었다. 당시 국책연구비라는 것을 생각도 못하는 시절, 어머니는 내게 '월 급여 중 연구비 명목으로 나오는 돈은 연구를 위해 쓸 각오를 해야 앞으로는 네가 제대로 교수 노릇을 할 수 있을 것'이라고 받아들이기 어려운 주문을 하기도 하셨다.

2002년 홀로 연수를 갔을 때도 틈틈이 아이들이 생활하는 이야기나 성장한 모습을 편지에 담아 보내주시곤 하셨다. 잊을 수 없는 것은 중학교에 입학한 큰딸이 하교하는 모습을 전하셨는데 머리 묶은 모습과 걸음걸이가 단정하고 말소리가 조용하니, 아이들은 잘 자라니 걱정말라 안심시키는 내용이었는데, 성인이 된 딸의 모습과 똑같아서 그때 이미 내 아이의 미래를 예견하고 계신 듯했다.

내가 없는 2년 동안 어머니는 하루도 빠지지 않고 작은 아이 유치원 등·하원을 시키셨는데, 유치원 통학버스에서 내리고 타는 유치원생들의 승·하차를 일일이 도와 작은딸의 유치원 친구들은 어머니를 유치원 선생님으로 착각할 정도였다. 어머니는 딸아이 유치원 졸업식 때 유치원으로부터 공로상을 받으셨다. 그리고 며칠 뒤, 내가 미국 유학을 마치고 귀국하여 복직하기 직전인 2004년 2월 28일 뇌출혈로 쓰러지셨다. 내가 귀국할 때까지 안간힘을 쓰며 마지막 순간까지 내 아이들을 돌보신 것이었다.

어머니의 나를 향한 사랑과 현명한 지원이 없었다면 지금의 나는 있을 수 없었을 것이다.

한 집안의 며느리로서의
어머니

    나는 무남독녀로 자랐지만, 우리 가족의 장손이신 삼천포 본가의 큰아버지(아버지는 1971년 성북구 장위동으로 이사한 후 분가하셨다)께서는 6남 1녀의 자녀를 두셨다. 모두 사촌 언니, 오빠들이었다(물론 고종사촌은 열여섯이나 더 있고 나는 모든 사촌들 중 막내이다). 아버지는 조카들이 부산과 서울에서 유학생활을 할 때마다 보호자 역할을 하셨다. 오빠들은 저녁 시간이면 골목 끝에서 걸어오는 아버지의 구두 발걸음 소리를 기억한다고 하셨다. 결혼 후에 어머니도 나의 사촌들의 보호자 역할을 아버지와 함께 하셨다. 대가족제도에서 우리 모두는 한 형제이고 할머니를 모시는 큰아버지 내외와 우리 부모님은 우리 집안의 한 어른이셨다. 내가 국민학교(초등학교)에 다닐 때에는 의례 사촌 오빠들의 자취 집이나 사촌 언니 집에 가서 숙제하고 놀았고 저녁 시간에 오빠들이 집까지 데려다주거나 부모님 중 한 분이 퇴근길에 데려오시곤 했다. 어머니는 오빠, 언니들이 혼인할 때 마치 친자식을 결혼시키는 것처럼, 살림 장만도 해 주셨고 또 마음을 쓰셨다. 때로는 부모처럼 결혼식 혼주 자리에 앉아 계시는 경우도 있었다.

    어머니가 코펜하겐으로 유학을 떠나셨을 당시 특히 내 사촌 언니들은 당시 경남·부산여고 등에 다니고 있었는데, 사촌 언니가 덴마크로 보낸 편지에 "숙모님처럼은 못되어도 훌륭한 사람이 되기 위해 노력하고 있습니다"라고 써 보낸 것을 보면, 새댁인 작은 어머니의 유학으로 우리 집안 딸들에게 학업에 대한 많은 동기부여를 했던 것 같다. 이후 당시 중·고등학교 재학 중이던 사촌 언니들은 모두 서울에 올라와 대학을 마쳤다. 또 어머니는 아버지가 스웨덴으로 유학 가셨

나의 사촌언니는 어머니가 전문직여성으로 열심히 공부하고 생활하시는 것을 보고 "숙모님처럼은 못돼도 훌륭한 사람이 되기 위해 노력하고 있습니다"라고 편지에 보낸 것을 보면 어머니는 여자 조카들에게도 전문직여성으로 본보기가 되었던 것 같다.

서울에서 공부하는 조카들의 보호자 역할을 하시던 아버지가 스웨덴 유학을 떠나자 어머니는 그것을 대신했고 조카들의 소식을 소상히 아버지께 전했다.

을 때 어린 나이에 부모와 떨어져서 서울에서 공부하는 시조카들에게 관심을 가지고 성장하는 모습을 지켜보시고 지원하셨다.

앞서 잠깐 언급했지만 어머니는 결혼한 후 가졌던 첫 아기를 유산을 하셨다. 아버지는 혼인 후 당연하게 아기가 태어나기를 간절히 바랐을 것이다. 어머니께서 유학 떠나기 몇 달 전, 아버지와 동갑인 나의 사촌 언니는 내 조카뻘인 막내 딸(이경)을 낳았다. 사실 지금도 그 조카를 만나면 "내 위로 세 언니, 오빠들이 있어 엄마가 날 낳지 않으려고 했는데, 할머니가 잉태된 새 생명에 죄를 짓는 것이라며 극구 만류하셔서 자기가 태어났다"고 말하거나 어떨 때는 "꼬마 이모 땜에 태어난 거야!"라고 하기도 한다. 그만큼 내가 태어나기 전에 아버지와 어머니는 아기를 기다리고 또 예뻐하기도 하신 것 같다. 그래서인지 아버지는 어머니께 보내는 편지에 태어난 아이가 자라는 모습을 상세하게 전했다. 예를 들면 "이경이는 요즘, 제법 오래 앉아 있고", "엎디어(기어) 다니고"와 같은 내용이다. 이경이의 돌에 아버지는 아침 일찍 초대받아 아침도 먹고, 떡을 먹고 왔다는 소식을 어머니께 전하셨다. 그때 내 사촌 언니는 "이경이에게는 숙모(어머니)가 제일인데 내년에 숙모 귀국하면 이경이 돌잔치 한 번 더 할 거다"라고 말했다고 한다. 어머니는 시집 식구들에게도 신뢰와 인기를 얻었음을 알 수 있는 대목이다.

1962년 덴마크에서 귀국하여 군입대 한 남편 없이 홀로 서울 살림을 하실 때엔, 시골의 시집 식구들이 오셔서 머물고 갈 때마다 넉넉지 못하여 잘 못해 먹여 보내는 것을 어머니는 매우 안타까워하셨는데, 이는 전문직 여성이라기보다 한 집안의 며느리의 모습 그 자체였다. 어머니께서는 내가 결혼하고 나서도 또 손녀딸들에게도 항상 어제는아침 일찍이 경치집에 드리고 떠나로 나서 갓드니 이경이 돎아와 지어서 아침 잘먹 그 밧읍니다 당신목까지 다 먼온 것 갓애애 이경이 에게는 당신 곧 -로 알고 왓이예 곧애도에 잇엇으니 明 中에 한번더 따리로 핵임니다 당신 이 시겄깐 뜻으로 쎄 원앗 에게 이애기 됏노래 그 분오 十 月달에 가기때문 비 다시 닶고 가게 모 -들는 두번 가 두번애 만나지 못 먼여 감니다 그동앗애 들어서 돈 바는 대로 모 연락 하겠임 니다 우리와 네 둘잇드니 숙덕갑새 가? ~ 週 !! 선 부이 勤務 를 한다 고 저어서 그분을 맛는애 잇이는 애 退勤후애서 맛나 방라 집으 웃러 저어서 이아가 回路 버었임니다 분위 가가 뿆뿆 써버서 심정이 나 더니 이

한번 만나서 이애기 하기로 핵엿임니다 후 (真願所願) 보년 이 X-R 되 DR, 강애개 소개 히여 강선생 이 直接히 해듰 에게 이애기 지애서 더엿 나를 햇임니다 아지 상쎄 한 깃은 못 받앗임니다 이경 쎄따애서 다 閔係도, Key staff 關서 로 부처 니께러링겄안임니다 -해들이해 . ㅇ-ㄷ 욱윽 Key staff 들로 되 도 모 엇되이 K엉 staff 앗 엇이면 S(朕) 의 補助 쑬 가 엇으며 이미 이달 부터 낯 挑 하 고 앗 엇 다 여 리 해여 에서 !! 분호 이 에 여앗 으며 모 그 반 듯 하 는 분 호 밤 쎄 깃 갓 애 이 며 , 또 S(賑) 라 Korea side 에서 보통 !! 분 호 이 되 고 잘 ~ 觀 버 먼 지 쎄 때 분 이 相 잡 히 하 覆 難 한 건 갓 애 이 며 나 게 문 호 는 노 다 틀 잘 데 엇 애 하 리 고 앗 임 이 며 . 回論 바 고 엇 는 겄 앗 데 뿆 는 오 웃 애 마 흠 능 묘 두 가 게 애 아 김 는 겄 도 갓 임 이 며 . 그 들 로 바 드 동 쯤 심 디 하 션 는 들 지 마 섬 시 요 . ㅇ-ㅏ 十 ㅡ 日 . 기 룸 .

어머니는 아기들을 무척 예뻐하셔서 이경(시가 5촌 질녀)도 무척 아끼고 사랑하셨는데, 그것을 잘 아시는 아버지는 이경이의 자라는 소식도 상세히 전하였다.

집안 어르신들에게 인사를 잘하라고 가르치셨는데, 시집 본가에 가면 시할머님께, 손녀들에게는 노할머니 방에 가서 절하라고 신신당부하시며 가족의 소중함과 웃어른에게 공경하는 마음을 가르치셨다.

내 할머니는 어머니께서 시집오신 지 1년도 채 안 되는 새색시일 때, 며느리가 덴마크로 1년간 유학 가는 것을 담대하게 허락하신 분이시다. 자손들에 대한 교육열이 매우 높으신 분이셨는데 참으로 명민하고 강단이 있으신 한편, 단아하며 좋은 옷을 입는 것을 좋아하시는 멋쟁이셨는데 그래서인지 할머니 별명이 '삼천포 이대생'이셨다. 어머니는 할머니 기분이 좋지 않을 때 좋은 옷감으로 옷 한 벌 해드리고, 소고기 한 근 사다 곰국을 끓여드리면 마음이 풀린다는 것도 알고 계셨다. 크게 원하는 것이 있으실 때는 며칠 곡기를 끊으시는 적도 있었는데 그럴 때면 어머니는 병원에서 링거를 가져다가 주사를 놔드리곤 하셨다. 사촌오빠가 의사가 된 이후에는 마치 폴리클 학생에게 교육하듯이 정신과를 수련 중인 오빠가 할머니에게 정맥주사를 놓아드리도록 하셨다. 할머니께서는 오빠가 주사를 놓아줄 때 더욱 기분이 좋아지셨다.

할머니는 어머니에게 늘 "니는 내 딸 같고, 즈그 아비는 사위 같다"는 말씀을 입버릇처럼 하셨다. 어느 날 할머니는 어머니께 "내는 돈 백만 원만 있으면 원이 없겠다"고 하셨다. 1970~1980년대 할머니의 돈 가치에 대한 감각은 손자들의 중·고등학교 수업료, 대학등록금 등이 기준이셨다. 어머니께서는 당연하게 "어머니, 백만 원 제가 드릴게요"하셨고 다음 날, 할머니 이름으로 백만 원이 입금된 계좌를 개설하여 할머니 손에 통장을 쥐어드렸다. 어머니는 아침이면 할머니에게 장 볼 돈을 드리면서 "애비 좋아하는 거 해 주이소"하시고 출

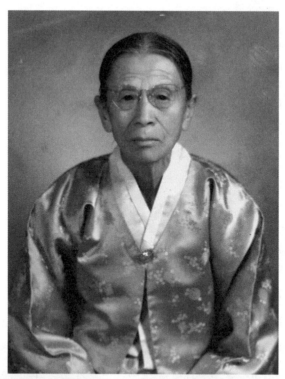

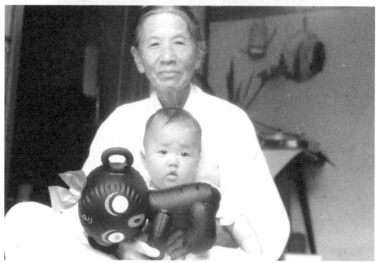

할머니와 함께

근을 하셨다. 나는 엄마가 시어머니한테 일을 시킨다고 생각했었는데 그게 아니었다. "90대 중반인 할머니께서 건강하시려면 할머니께서 살아야 하는 강한 동기가 있어야 하고, 그것이 '살림 못하는 며느리를 도와 아들 좋아하는 음식 해주고, 아들 집 살림에 도움이 되어야겠다'는 생각을 갖게 해드리는 것"이라고 나를 학교에 데려다 주면서 말씀하셨다.

할머니께서는 내가 태어날 당시 이미 75세로 연로하셨는데, 내돌 사진을 찍을 때 영정 사진을 함께 찍으셨다고 한다.

내가 태어났을 때 돌 되는 것 보고 죽으면 좋겠다. 다음에 서울 오실 때는 내가 걷는 것 보고 죽으면 좋겠다. 학교 들어가는 거 보고 죽으면 좋겠다. 내가 대학 들어가는 것을 보고 죽었으면 좋겠다고 말씀하셨다. 서울 올라오셨다가 삼천포로 내려갈 때마다 이번 서울 길이 마지막이라는 말을 25년 동안 하실 때까지 어머니는 할머니를 성심껏 모셨다. 할머니가 돌아가시기 전 1년 전쯤, 할머니는 고관절 골절로 거동이 불편해지셨다. 99세로 고령이신 할머니는 당시에 핀을 박는 정도 이상은 치료를 할 수 없었다. 어머니는 집의 방 하나에 병원 침대를 사다 놓고 병실처럼 만들어 퇴근 후에 손수 간병을 하셨다. 퇴근하여 돌아오시면 관장을 시키시고, 깨끗하게 손수 씻겨드리기를 하루도 거르지 않았고 할머니 곁에서 주무시던 모습이 아직도 생생하다. 할머니께서는 1986년 내가 본과 4학년일 때, 만 100세를 일기로 돌아가셨다.

어머니의
유지(遺志)

어머니는 병원에서 귀가하는 순간부터 우리나라의 전형적인 딸, 아내, 어머니의 역할로 돌아왔다. 한국의 새로운 분야인 마취과 전문의로, 또 여성 의사로서 새로운 영역을 개척했지만 살아가는 일생 동안 주어진 많은 역할을 마다하지 않으셨다. 항상 자신이 감당해야 하는 전혀 화려하지도 또 찬사를 받지도 못하는 역할에 대한 명확한 관점을 갖고 계셨다. 장녀이자 가장 역할을 한 딸이자 맏이로서 가족들의 기대도 늘 잊지 않고 있었다.

아내로서는 아버지가 종종 "느그 엄마는 나의 아내, 언니, 엄마, 친구 그리고 동료이다"라고 말할 정도로 아버지를 외조하셨다. 며느리로서는 시어머니가 돌아가실 때까지 딸처럼 때로는 의사로서 헌신을 다하며 사랑하고 돌보았다. 마지막으로 어머니로서는 나(딸)의 의견과 결정이 자신과 다를 때에도 항상 존중했고, 딸이 자신의 꿈을 추구하고 자신의 삶을 결정하고 개척하도록 격려해 주었다.

결국, 어머니는 항상 그녀의 성공이 오로지 그녀의 가족과 친구들로부터 받은 사랑과 지지에 의해서만 가능했으며, 가족들의 안녕이나 평안 없이는 의미가 없다는 것을 생각하고 필요 없는 부와 명예를 좇지 않으셨다. 따라서 어머니는 그가 받은 사랑과 격려를 그의 환자와 그가 가르친 많은 의사들을 포함한 주변의 다른 사람들에게 돌려주는 것이 가장 빛난다고 강하게 믿고 실천하셨다. 어머니께서는 죽는 날까지 이 믿음을 유지했고, 딸과 손녀들은 오늘날까지 어머니와 할머니의 깊은 뜻을 따르고 존중하며 살아가고 있다.

EPILOGUE

나의 백부(伯父) 이야기

- 세종대학교 명예교수 김문현 박사(신정순 박사 시조카)

나 어릴 때, 제사나 명절 차례상에 백부 영정도 같이 진설(陳設)하고 제사를 지내는 것을 보고 좀 의아하게 생각했다. 결혼하지 않고 미성(未成)으로 돌아가신 분들은 제사를 지내지 않는 것으로 알고 있었기 때문이다. 한복 두루마기 차림의 영정 사진 속에 백부는 반듯한 미남으로 이마, 눈, 콧날에서 매우 지적이며 신념이 뚜렷하게 보였다.

나의 할머님, 아버님에게서 간간이 들은 이야기는 이러하다. 어려서부터 매우 총명하여 일제강점기에 우리 고향에서 경성제일고보(지금의 경기고등학교, 이하 '일고')에 합격했다고 한다. 마침 이때 할머님 친정 조카도 함께 합격하여 동네잔치를 크게 열기도 했다. 그런데 일고 학생회장 신분으로 부민관(지금 서울시의회 건물)에서 연설한 것이 문제가 되어 장기결석을 명분으로 결국 퇴학당했고 경신고로 편입하였지만, 1929년 광주학생운동 서울지역 책임자 중 한 명으로 수배되어 고향인 삼천포

에서 검거되자 경신고에서도 퇴학당했다고 한다. 내가 중학교 때 '부민
관 연설문'이 수록된 일고 교지를 사랑채 서가에서 본 기억이 있다. 결
국 민족주의자로 반일운동을 펼쳤던 백부는 중간중간 옥고(獄苦)를 치
르면서 얻은 병으로 젊은 나이에 타계하셨다.

내가 아버님에게 "그럼 제사는 왜 지내나요?"라고 물으니, 결혼생활을
하지는 않았으나 혼인을 했기 때문이라고 답해주셨다. 자세한 내막은
이렇다. 할아버지께서 서울에서 활동 중인 장남을 혼인시키기 위해 우
리 고향 인근의 명문 집안 규수(閨秀)를 점지하여, 혼인 날짜를 잡아 서
울의 아들에게 통보하였다. 결혼식 당일 서부 경남 인근의 수많은 하객
들이 자리를 잡고 있는데, 막상 신랑이 나타나지 않은 것이다. 식은 제
대로 진행되지 못했으나 피로연도 성대히 하고, 신부는 큰 며느리로 우
리 집에서 거의 2년간 시집살이를 한 것이다. 그동안 한 번도 신랑은
나타나지 않았다고 한다. 2년 후 할아버지는 처녀나 다름없는 며느리
에게 재산을 내어주고 재혼을 시켰다고 한다.

그런데 백부가 집안에서 정한 정혼자와의 결혼식에 나타나지 않았던
이유가 있었다. 한번은 내가 대학교 시절 혜화동 로터리 부근에 있던
서울집에서 아버지와 함께 삼선교 가는 야트막한 언덕을 넘고 있었는
데, 아버님께서 "아마 저 집이 그 집일 것이다"라고 말씀하시며 축대 위
에 큰 저택을 가리키셨다. 그 당시 대법원장 관사로 알려져 있었고, 한
때는 서울시장 공관으로 사용된 집으로 지금의 혜화파출소 뒤편이다.
일제강점기에는 조선에 세워진 최초의 일본백화점인 미츠코시(三越; 현
재 신세계 백화점 본관 자리) 사장 집이었다고 한다. 나의 백부는 그 사장

딸과 연인이었고, 그 인연으로 아버지도 이 집에 한번 가본 적이 있다고 했다.

"그럼 왜 결혼이 성사되지 않았나요?"하고 물으니, 민족주의자로 반일운동을 하고 있었기 때문에 짐작하건대 반대가 많았을 거라고 했다. 그리고 이어진 아버지 말씀이 그 일본 처녀의 남동생이 꼽추에 걷지 못하는 '앉은뱅이'여서 강화도에 별장에 격리되어 생활했다고 한다. 그래서 유전적인 측면도 고려해서 많이 망설이다가, 끝내 옥중에서 얻은 병고로 타계했다고 한다.

나는 지금도 제사 때마다 영정을 보면 일제강점기를 배경으로 하는 한 편의 드라마 같은 짧은 삶을 살다 간 백부가 생각나 안타까움을 감출 수 없다. 백부의 함자는 기(基)자 만(滿)자 이시다.

김기만(金基滿) 연보

1911년 7월 11일 출생
1927년 3월 24일 삼천포보통학교 졸업
1927년 4월 5일 경성제일고등보통학교 입학(現 경기고등학교)
1928년 6월 25일 퇴학-퇴학 사유: 제52조 장결(長缺)
1929년 경신학교 2학년 갑조(甲組)
1929년 6월 4일 동맹휴학
1929년 6월 15일 동맹휴학 관련 무기정학
1929년 12월 광주학생운동 서울시위
1930년 3월 경신학교 퇴학(출처:《매일신보(每日新報)》 1930년 3월 29일)
1930년 5월 19일 경남 사천군 삼천포읍에서 검거
　　　　　부기순(夫己順) 검거 관련(출처:《중외일보(中外日報)》 1930년 5월 13일자)
1939년 11월 13일 오후 9시경 삼천포읍 동금리 507번지에서 사망

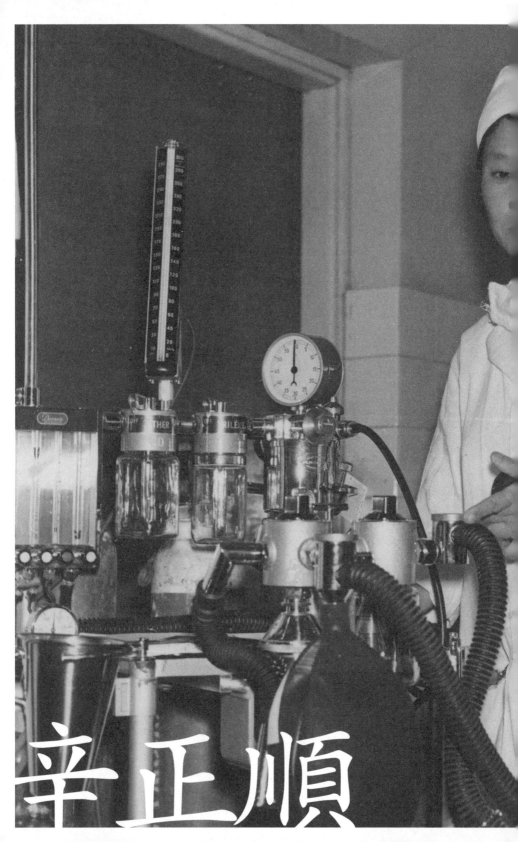

辛正順

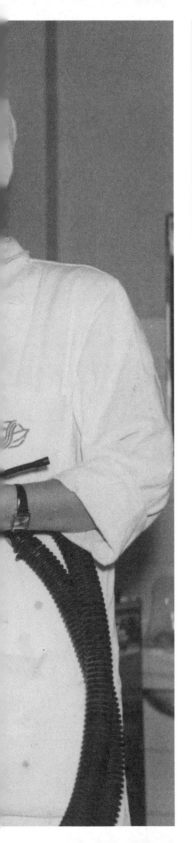

국립의료원 수련의
커리큘럼 팸플릿

評傳

여기서는 여성 의사로 우리나라 마취과의 선구자이자 국립의료원(NMC) 개원 멤버로 NMC 초기 운영과 밀접한 관련이 있는 신정순이 NMC 설립 당시부터 근무하면서 개인적으로 소장하고 있던 자료들(국립의료원 관련자료 및 WHO 지원 유학 관련 자료, 개인 서신 등) 중에서, 의학교육 프로그램(수련의 양성과정)을 상세히 파악할 수 있는 다수의 자료를 확보하여, 이를 바탕으로 1950~1960년대 국립의료원에서 실시되었던 수련의 교육프로그램의 세부내용을 검토해보고자 한다.

아래에 살펴볼 문서들은 국립의료원에서 근무하는 모든 인턴·레지던트 수련의 정의 및 업무지침을 규정하고 있는 것으로, '국립의료원 교육위원회'에서 작성한 것이다. 여기서는 주로 수련과정 프로그램 팸플릿을 제작하게 된 배경, 팸플릿의 총론에 해당하는 파트 1, 그리고 소장하고 있는 몇몇 전문 임상과의 수련프로그램의 원본 내용을 간략하게 살펴보겠다.

국립의료원 교육위원회(Medical teaching committee[이하 교육위원회])에서는 의료원 전체의 인턴·레지던트 정의 및 업무지침을 문서화하여 명확하게 규정하고 있었다. 해당 문서(수련과정 프로그램 팸플릿)에는 문서를 제작하게 된 배경 및 총론에 해당하는 내용이 담겨 있고, 각각 별도의 문서로 전문 임상과의 수련프로그램 지침이 존재한다.

총론('THE MEDICAL TEACHING COMMITTEE[1964.06.09]')에서는 국립의료원 전체의 인턴·레지던트에 대한 정의 및 업무지침을 규정하고 있는데, 교육위원회에서 수련과정 프로그램 지침을 제작하게 된 배경 및 인턴·레지던트를 수련할 스태프(staff)들의 유의사항, 그리고 이론교육의 체계화와 관련된 제안사항이 명시되어 있다.

국립의료원 개원 후 몇 년이 지나면서 경험이 축적된 스칸디나비아 측 의료진과 한국 의료진들은 인턴과 레지던트 교육을 위한 NMC의 원칙과 프로그램을 서면으로 작성할 필요성을 절실히 느끼고 있었다. 이는 국립의료원에서 다양한 임상과들을 순환근무 하는 과정에 수련프로그램의 조화와 연속성을 보장해야 할 필요가 있을 뿐만 아니라, 졸업 후 수련과정임을 고려하여, 의과대학생의 실습 교육프로그램을 위한 지침에도 영향을 줄 수 있다고 판단했기 때문이다. 또한 공식화된 수련프로그램의 존재가 NMC뿐 아니라 한국 내 다른 수련병원의 수련과정 운영에도 추가적인 개선을 유도할 뿐만 아니라 전문의 자격요건 제정에 관한 당국의 지침에 영향을 줄 수 있기를 희망했기 때문이었다.

이에 따라 교육위원회는 NMC 내 의사들을 위하여 수련과정 프로그램을 수록한 지침(팸플릿)을 준비하기로 했다. 해당 지침은 두 개의 파트로 구성되었는데 파트 1은 모든 전문임상과에 적용되는 인턴과 전공의 수련에 대한 일반 원칙과 방침이 요약되어 있고, 파트 2는 NMC의 각 전문임상과의 인턴 및 레지던트 훈련 일정, 즉 해당과의 수련에 따른 일상 업무와 실무에 있어서의 인턴, 레지던트의 업무 권한, 의무 책임을 모두 포함하고 있다.

수련의 커리큘럼 팸플릿의
제작 배경과 내용

우선 교육위원회의 수련프로그램에 전체 개요에 해당하는 'THE MEDICAL TEACHING COMMITTEE(1964.06.09)'의 세부 내용을 검토해보자. 지침을 작성할 때 파트 1은 교육위원회가, 파트 2는 각 임상과에서 작성하는 것을 원칙으로 하되 각 전문임상과 순환근무를 통해 이루어지는 인턴 수련 일정은 인턴의 경력 기록부를 참조하는 것으로 제한할 수 있지만, 인턴이 임상 각과에 머무는 동안 어떤 권리와 의무를 가질 수 있는지 좀 더 폭넓고 구체적으로 나열하도록 규정하였다. 특히 레지던트 교육 일정은 일반적으로 레지던트의 지위 및 수련과 관련하여 준수해야 할 일상 업무와 실무 절차를 더 상세히 기술하고 있다.

이외에도 파트 2에서는 각 전문임상과의 수련프로그램에 다음의 내용을 포함하도록 규정하고 있는데 구체적인 사항은 다음과 같다.

1. 레지던트는 정규 컨퍼런스(regular conference), 그랜드라운드(grand round), 세미나(seminar) 등의 과 내 혹은 과 간 컨퍼런스(intra- and inter-department conference)에 참여해야 한다.

2. 각 년 차별로 레지던트가 참가해야 하는 학회 및 미팅과 여기에서 발표해야 하는 과제 수. 예를 들면 3년 차는 한 해에 적어도 정기 세미나에서 전공 관련 최신 지견에 관한 2회의 발표를 해야 한다.

3. 책임을 지고 맡는 야간 당직 업무를 수행해야 한다.

4. 각 년 차별로 숙지해야 하는 입원/외래 환자 진료에 필요한 구체적인 술기, 처방, 수술의 종류를 명시하여야 한다.

5. 4년 차 교육과정 중 다른 임상과 파견을 의무적으로 포함하는지 여부(파견은 4년 중 어느 시점에 시행하는지 여부)를 명시해야 한다.

6. 다른 임상과 파견이 포함된다면 몇 년 차 때, 무슨 과에 얼마나 오래 파견하는지를 명시해야 한다.

7. 몇 년 차에 실습 의과대학생, 실습 간호학생, 인턴, 저년차 교육생에 참여하는지를 명시해야 한다.

Dr. Shim, Jung Soon (Ames.)

THE MEDICAL TEACHING COMMITTEE

June 9, 1964

To all Heads of Departments

Over the years the need for a written formulation of the Medical
Center's principles and program for the training of interns and
residents has become apparent. This should serve not only to
ensure a certain continuity in and coordination of the training
activities of the various departments - which is essential in
the Medical Center, due to the frequent personnel-shifts - but
an established training program will also be valuable as a guide
for medical graduates, when considering whether to apply for
postgraduate training in Medical Center. It may also be hoped
that the existence of a formulated training program will induce
further improvement of the training at the Medical Center and
even at other Korean training hospitals, as well as be a guide
for the authorities with respect to the formulation of the re-
quirements for certification as a specialist.

The Medical Teaching Committee therefore has decided to make an
attempt to prepare a small pamphlet, containing the program for
the regular postgraduate training courses for doctors in the
Medical Center. It is the Committee's intention that the pam-
phlet should contain two parts, Part I, outlining the general
principles and policy for the postgraduate training of doctors
in NMC, mutual for all departments, and Part II, containing for
each department the interns' and residents' training schedule,
i.e. a description of the routines and practices, which are
normally followed in the department's daily life with respect
to interns' and residents' training, including their rights,
duties and responsibilities.

Part I of the pamphlet must necessarily be prepared by the
Medical Teaching Committee, while Part II should initially be
prepared by the respective departments, even if it may be desi-
rable for the Committee - in consultation with the department
concerned - to review and coordinate the various departments'
contributions to this part, before it is put into its final shape.

./. A draft for Part I has been prepared by the Committee and is
enclosed herewith. The Committee would appreciate to receive
the Heads of Departments' comments and suggestions to the draft.

With reference to the above, the Committee would further appre-
ciate to receive from each department a draft for the depart-
ment's contribution to Part II. Such drafts have already been
tentatively prepared for M-I, M-C and M-P departments by the
./. respective senior doctors. These drafts are enclosed herewith
and may serve as examples. The training schedule for intern's
training in the department may be limited to a reference to the
interns' Experience Record Book, but should preferably list a
little more extensively what rights and duties the intern may
expect to have during his stay in the department. The training
schedule for residents' in the department should be somewhat
more detailed in describing the routines, which are normally
followed with respect to residents' status and training.

Preferably the following points should be covered:

1. A listing of the regular conferences, "grand rounds", seminars etc. inside the department as well as interdepartmental ones, which the residents are expected to attend.

2. The extent to which the residents on each level are expected to participate actively (contribute) in the meetings etc. Example: "3. year residents are required to make at least two presentations a year at the departments regular seminars concerning recent developments in the speciality".

3. At which level the residents will be assigned to ward-night-duty with full responsibility.

4. Which particular responsibilities will be given to the residents at the various levels concerning examinations and treatment of in-patients/out-patients. In this connection it will be natural to mention, at which level the resident will normally be authorized to issue prescriptions, and - as far as possible - to list the kinds of examinations, operations etc. which the resident is supposed to master at the end of each one year training period.

5. Whether the four year training course comprises compulsory training in other departments, with indication of the length of time which must be spent in each of the other departments and at which point during the four years.

6. Whether the department is willing to arrange for - or at least not object to - the resident's training in other departments for certain periods during the four years. Which other departments ? How long periods ?

7. At which level will the resident be put in charge of the training of:

   1) Medical students
   2) Student nurses
   3) Interns
   4) Younger residents

   Correspondingly, which other staff members will be the immediate training supervisor for the residents at each of the 4 levels.

It would be appreciated, if the departments' answer to the above could be in the hands of the Teaching Committee before Tuesday June 16, 1964.

Sincerely yours

Einar Blegen

Einar Blegen
Chairman

파트 1 :
총론 및 부록

THE MEDICAL TEACHING COMMITTEE—

Postgraduate teaching of doctors in NMC

이 내용은 인턴과 레지던트를 수련할 스태프들이 유의해야 할 사항에 해당하며 세부 내용은 다음과 같다.

1. 인턴 : 임상 업무를 통해 입원환자 관리(bed-side medicine)를 가르치는데, 환자가 입원하면 병력청취, 이학적 검사, 환자의 의무 기록을 하며 이런 업무들은 레지던트나 전문의가 감독하도록 한다. 환자가 입원한 다음날 인턴은 자신이 맡은 환자들에 대해 선배 의사들에게 요약 보고하며 상급년차나 전문의의 관리·감독 하에 입원환자 진료에 대한 경험을 쌓게 한다. 때로는 외래나 응급실 업무도 한다. 그러나 시범이나 관리·감독 없이 척수천자(spinal tapping)나 늑막천자(pleural tapping) 또는 복수천자(ascitinc tapping)는 금한다고 명시하고 있다.

2. 레지던트 : 각 임상전문과목의 전문가(전문의)가 되기 위한 과정으로, 레지던트 수련의 기간은 4년이며, 임상과에 따라 그 과정은 다

를 수 있다. 병원 내 입원환자를 긴밀하게 돌보기 위해 방과 침대를 배정한다. 스태프와 함께 회진 돌거나 스태프 미팅에 참여하여 맡은 환자에 대해 상세히 발표해야 하며 매일 아침 영상의학과와의 미팅에서도 환자에 대해 자세한 발표도 레지던트의 의무이다.

– 사망 요약, 퇴원 요약, 추정 진단을 의무 기록에 기록해야 하며(환자의 최종 진단은 과장과 한국인 전문의가 참가하는 스태프 미팅에서 정해진다), 때로는 외래환자에 대해서도 같은 업무를 해야 한다. 전공의는 인턴 교육에 참여하며 또 어떤 술기는 상급 레지던트의 관리·감독을 받는다.

– 전공의의 스케줄은 시니어 스태프에 의해 짜인 수련프로그램을 따르며 때로는 수련프로그램에 따라 외래나 응급실 근무도 한다.

– 스태프 미팅에서 일정한 수의 증례 발표를 하고 증례 토론에 참여하거나 연구 발표 및 출판을 해야 한다.

THE MEDICAL TEACHING COMMITTEE

Postgraduate teaching of doctors in NMC

Part 1.

As postgraduate hospital the main object is the teaching and training of interns and residents. This presents two entirely different types of training.

1. Interns: They stay only a short time in each department, and according to Scandinavian educational ideas far too short. All that can be accomplished during a few weeks is to give them an idea about the fundamentals of our special field and teach them the most elementary principles of bedside medicine. As the Korean interns as a rule are well prepared theoretically, but completely lacking in practical training, it is of special importance to teach them bedside medicine. It cannot be stressed enough that this is and should always be the basis of interns training. This training should first of all consist in clinical work. The most important type of work for interns is to receive the new patients at admittance, take the case history, do the physical examination and write a complete record. Findings should be controlled by an older doctor, resident or staff doctor. The intern should the next morning present this record by reading it to the whole staff at morning rounds. After necessary corrections and additions, the record should then be typed. It is in a way somewhat unsatisfactory for the department that the least experienced doctors do this fundamentally most important work. But to let the interns do a history taking and physical examination only for their own keeping, and letting older doctors do the real thing for the department will take the greater part of the interest away from the interns work. The fact that his work is important should make the intern do it more carefully and with greater interest. But it should be quite clear for all concerned that he can only be allowed to do this, if he is supervised and controlled. It is necessary that all staff doctors and residents always have this in mind.

The interns should follow the work of the department in all details, follow rounds regularly according to a written plan and instructions accepted by the Medical Teaching Committee. The same schedule should direct the interns work in OPD and in the Emergency Room. In both these places the interns work should always be supervised by a more experienced resident or a staff doctor.

It is of the greatest importance to point out to
interns and the older doctors that the interns'
presence in OPD and Emergency Room is a part of his
training and must not be regarded as routine work.
The same applies to the interns partaking in special
examinations in the wards. He should not do spinal
tappings, pleural and ascites tappings and so on
without proper demonstrations on beforehand, and
always in the presence of resident and staff doctor.

Interns should as far as possible follow all staff-
meetings in their own department and also other
meetings and lectures, but care should be taken to
explain that this more theoretical form of teaching
must not be a hindrance to the practical clinical
work nor a substitute.

2. Residents: The residents on the other hand are in NMC with the
intention of being trained as specialists in a
limited field of medicine. The main principles for
this training should also consist in practical work
with increasing responsibilities during the three-
four years spent in the hospital. There must natu-
rally be a great difference between the different
departments in regard to the type of training. In
general it, however, may be said, that the main and
most important work for the residents should be
allocated certain rooms or beds and have as their
responsibility to keep track of these patients,
keep for themselves written notes about the main
features of the cases, studies, progress, etc.
They should always be able to give a comprehensive
presentation of their cases at rounds or at staff-
meetings. They should be able to do this also at
the regular meetings with the X-ray department every
morning. This should also apply to the OPD cases.
The residents should also, write discharge summaries
and death summaries and end this up with a tentative
diagnosis. (The final diagnosis of the department
should be decided at staffmeetings by the HoD and
Korean staffdoctors.)

The residents should supervise the interns in their
work and they should also train themselves in special
procedures of examinations or treatment under the
direction of older residents or staffdoctors. They
should according to a schedule prepared by senior
staffdoctor take part in the work in OPD and Emer-
gency Room, the younger residents being controlled
by older residents or staffdoctors. They should
take part in all staffmeetings in department, and
also go to other meetings and lectures when possible.

At staffmeetings they should regularly present
either cases with discussions, or they should disc-
uss papers from the medical literature, preferably
related to diseases under study in the department.
They should also at least once a year present cases
or studies at the Saturday morning meetings as well
as take part in some sort of scientific studies
with the idea of having them published in the local
medical press. Reference is make to the attached
annex, containing a suggestion for a systematic plan
for residents' theoretical training.

But on the whole special stress should be put on
their practical clinical training. Here it is very
important that they concentrate on a close following
of cases allocated to them so that they learn the
case histories and the result of examinations and
studies by heart, and that their reading of text-
books and periodicals is directed at widening their
knowledge about these cases and the actual diseases.
This is the time-honoured way of learning Medicine,
and is the main method in all leading medical centers
also today.

If the teaching is not related to actual cases it
becomes sterile and of no real value.

THE MEDICAL TEACHING COMMITTEE—
(ANNEX) A Suggestion for a Systematic Plan for Residents'
Theoretical training

해당 지침에는 인턴과 레지던트의 정의, 수련과정의 목적, 진료의 책임과 의무, 기본 업무 및 역할에 대해 규정해 놓았다. 또한 병원 당국의 교육위원회에서는 각 임상과의 수련프로그램 계획 수립에 대한 가이드라인, 인턴과 전공의의 책임과 의무, 업무, 스태프 의사들에 의한 관리·감독, 과 내 및 과 간 집담회 등에 대해 구체적인 제안을 하고 있다. 한 예로 '책을 통한 불완전한 의학적 지식을 실제 임상 진료과정 중에 완전하게 습득시킨다'는 목표를 적극적으로 달성하기 위해 전공의 수련 중에 그 임상과에서 경험하는 적어도 3개의 증례를 쓰고 원내 집담회에서 발표하도록 했으며, 외과의 경우 갑상선종 (struma), 위궤양, 대장 혹은 직장암에 관한 증례를 든 것으로 보아 꼭 논문 게재를 목적으로 한 것이 아니고 젊은 의사들에게 우리나라에서 흔한 질병을 습득시키기 위한 것으로 추측된다. 특히 전공의 과정 중에 환자 증례와 질환 중심으로 교과서 및 저널을 통해 지식을 넓히도록 권장하고 있는데 이 방법이 예로부터 의학을 공부하는 전통적인 방법임을 소개하고 있다.

그리고 부록에서는 이론교육의 체계화를 위한 제안이 추가적으로 제시되어 있다.

A Suggestion for a Systematic Plan
for Residents' Theoretical training.

For the resident the aim of training is qualification as a
specialist. In order to get this qualification he must be
able to document a certain amount of practical and theoret-
ical training. The practical training has been very well
taken care of in the daily work at NMC and the results which
have been acquired in this field are most encouraging. The
theoretical training, however, has been less successful.
The cause of the failure to establish a systematic theoret-
ical training seems mostly due to frequent change of teachers,
This changing has made it difficult to follow a consequent
course. Lectures have been given in a haphazard way and seem
not to have been popular. Education through lectures is more-
over a passive way of learning and is, therefore, more suited
for students, for whom the topic is a new one, than for doctors
who are fairly well acquainted with the basic facts of their
speciality. What the young doctors need is a consolidation
of their knowledge and a filling in of gaps which are the
result of imperfect reading.

In order to attain this goal under the given circumstances
an active, instead of a passive method of education is pre-
pared. Let each resident in the course of one year write
3 papers on current diseases, which are commonly treated in
his department, in case of surgery for instance: 1)struma,
2)gastric ulcer, 3)tumor of colon and rectum. The paper
should follow the usual pattern of etiology, pathology, pa-
thogenesis, diagnosis, treatment and prognosis. The diff-
erent diagnostic methods should be described in principle
and appraised and new methods proposed. The paper should
be written with the support of handbooks and journals and
the literature used for this purpose should be referred to.
The statements should be exemplified by records from cases
which have been treated during the residents practice in
the hospital. Finally, the resident might propose new meth-
ods of treatment, based on perusal of pertinent literature.

When the paper is finished in the appointed time the resident
will read it before the staff of his department, possibly
also with attendance of other specialists. There will be a
short discussion and criticism. If the topic is too large
the lecture will be divided in two or more sittings. Atte-
ndance of these meetings will be obligatory for all residents.
If a resident fails to attend he must subject himself to an
examination concerning the missed topic.

If a department has 4 residents there will appear 12 papers
in one year and in a 4 years residency each resident will
have gone through a major part of his speciality.

The method in question will also bring about that the depart-
ment from time to time revises its methods of diagnosis and
treatment.

The manuscript of the papers will be kept in file in the
office of the Head of Department as a documentation of the
training of the resident in question.

파트 2 :
전문임상과목 별 수련프로그램

　'파트 2'에 해당하는 전문임상과목 별 수련프로그램은 당시 NMC 모든 과의 자료가 남아있지 않다. 하지만 내과·호흡기내과·소아과의 프로그램이 원본으로 남아있고, 마취과의 경우 『國立醫療院三十年史』(350~351쪽)와 신정순이 보관하였던 자료가 있어서 이를 중심으로 살펴보겠다.

　세부 수련프로그램은 각과 별로 수립·작성하였기 때문에 형식이나 내용이 조금씩 다르다.

내과 레지던트 연차별 의무와 책임 공지

내과 레지던트 연차별 의무와 책임 공지(Internal Medicine Department Duty and Responsibilities of Medical Residents)에 따르면, 우선 내과에서는 레지던트 연차별 의무와 책임을 1년 차는 신환을, 2년 차는 병동환자를 담당하고, 3년 차는 1, 2년 차가 환자를 돌보는 것을 보조(assist)하며, 4년 차는 인턴을 포함한 하급 연차가 환자를 보는 것을 보조하도록 명시했는데, 입원 및 외래환자에 대한 책임은 하급 레지던트보다 크다고 기술하고 있다.

각 연차별로 환자에 대한 책임과 의무를 명시하고 있으며, 연차별 환자에게 실시할 수 있는 술기를 나열하고 있는데, 1년 차 때는 환자들의 병력 청취 및 이학적 검사 및 검사실 결과를 기록하고, 입원경과 기록지(progress note) 및 타과 자문(consultation) 결과 등 의무기록 업무를 책임지도록 하였으며, 외래 신환을 봐야 하며, 정맥주사, 골수생검, 복수 및 흉수 천자를 시행하도록 규정하였다. 신장 및 간 생검, 위내시경, 직장경 검사, 심도자 검사를 참관하고, 이 검사들은 3년 차 때는 반드시 시행하도록 명시하였다.

매주 과 내 컨퍼런스에서 한 케이스 이상의 증례를 발표하도록 요청하면 전공의들은 발표해야 하며(전공의의 의무규정), 최소 1년에 1회 주제(topic) 발표를 하도록 정해 놓았다. 각 연차별로 매년 학술연구논문(scientific paper)을 작성하여 출간하도록 정하고 있다. 3년 차에 호흡기 내과와 신장내과 순환근무를 적어도 2개월씩 하도록 권장하고 있다.

INTERNAL MEDICINE DEPARTMENT
DUTY AND RESPONSIBILITIES OF MEDICAL RESIDENTS:

A. First year residents.
1. Share gate duty with residents of other departments.
2. Share ward patients with other medical residents.
3. Responsible for the care of the patients assigned by remembering detailed history of patients, doing physical examination, ordering necessary laboratory tests, and writing progress note as needed and filling out requisition sheet for various examinations and consultation.
4. Should perform intravenous injection, bone marrow aspiration, spinal, pleural and abdominal tapping and intraarticular puncture.
5. Should attend procedures for liver and kidney biopsy, gastroscopic examination, proctoscopy and cardiac catheterization.
6. Present cases at the M-I Dept. meeting, whenever requested.
7. Should see the new patients at O.P.D.
8. Should present at least one subject to Saturday staff meeting a year.
9. Should write one scientific paper with or without co-worker by staff doctors which can be published in local medical journals or N.M.C. bulletin until the completion of the first year residency.

B. Second year residents.
1. Share ward duty during the night.
2. Share ward patients with other residents.
3. Responsibilities and duties are the same as the first year residents as indicate above.
4. Give bed-side instructions to the younger colleagues on ward patients.
5. Give ward lectures for student nurses.
6. See the return cases or help interns work at O.P.D.
7. Should present at least 2 subjects to Saturday staff meeting a year.
8. Should write more than one scientific paper which can be published in local medical periodicals or N.M.C. bulletin.

C. Third year residents.
1. Assist first and second year residents in taking care of patients.
2. See return patients and help intern's work at out patient department.
3. Perform liver and kedney biopsy, proctoscopy and other special examinations.
4. Learn how to read electrocardiograms and bone marrow smears under the direction of staff doctors.
5. Can rotate to the M-C and M-N department for some months for completion of medical training.
6. Can be authorized for writing prescriptions.

- 2 -

D. Fourth year residents.

1. Assist interns and residents as in earlier years, but get a higher degree of responsibility both in the ward and in O.P.D.
2. If not done before he should rotate to M-C or M-N department for at least two months in each department.
3. Be in charge of interns and younger residents training.
4. Present papers and write scientific articles as in earlier years.

호흡기내과 연차별 수련 계획

호흡기내과(Chest Medicine Department)에서는 각 연차별 업무 및 책임과 의무에 대해, 호흡기 내과를 도는 인턴은 호흡기질환, 특히 결핵의 일반적인 개념을 파악하는 것임을 명시하고 수석 전공의과 스태프의 관리·감독 하에 문진, 이학적 검사, 기타 검사 및 치료를 시행하도록 하고 있다.

호흡기 내과 프로그램을 검토하면, 연차별로 다루어야 하는 술기나 질병(예를 들면 1년차 때 늑막천자(pleural tapping), 기관지 내시경(brochoscopy)에 필요한 마취, 우리나라에 흔한 결핵 치료를 하고, 2년차 때는 스태프(staff)의 관리·감독 하에 기관지경 검사를 시작한다는 등)을 구체적으로 명시하고 있다. 이후에 NMC의 호흡기내과는 결핵과의 모태가 되어 일찍부터 전문임상 과목으로 자리 잡았으며 자칫 수련이 세부 전문 분야에 치우치지 않도록 프로그램에 일반 내과 순환근무를 명시하고 있다.

CHEST MEDICINE DEPARTMENT

Training Scheme for Intern and Resident
Doctor & Responsibility of Staff Doctors

INTERNS: To get general idea of chest diseases, especialy on
tuberculosis History taking, physical examination,
routine order, routine examination and treatment should
be done under the supervision of chief resident or staff
doctor who is responsible for this training. Special
examination or treatment should not be made by intern
but be acquainted by assisting the procedure.

RESIDENT: Main stress should be put on tuberculosis. Ward duty
1st Year) will be started, also take responsibility of a part
of ward under the supervision of staff physician who
is responsible for resident training or chief resident.
Should be able to manage pleural tapping, anesthesia
for bronchoscopy and bronchospirometry. During the
first year, 3 months of tuberculosis control training
should be done.

2nd Year) Non-tuberculosis chest disease should be studied as
well as tuberculosis. Pleural biopsy and bronchoscopy
procedure should be practiced. During the second year,
6 months of general medicine course should be undertaken.
Bronchospirometric examination also be started under the
supervision of staff physician or chief resident.

3rd Year) Non-tbc chest diseases should be stressed on. In addi-
tion to all previous procedures, bronchospirometry
should be managed fully. And other laboratory examina-
tion for respiratory physiology will be studied. During
the third year, another 6 months of general medicine
course will be taken.

4th Year) Should be in full responsibility and right heart cathe-
terization may be studied. Neurology training also
may be made for 3 months during the year. Also should
contribute to the training of junior residents under
the instruction of head of department and senior staff
doctor.

Each resident is asked to write a summary of the study during the
year in the form of scientific paper or summary of routine study
in co-operation with staff doctor.

소아과 레지던트 연차별 의무 공지

소아과에서는 소아과 레지던트 연차별 의무 공지(Pediatrics Department—Training of Residents in M-P Department)에서 연차별 업무와 책임 및 의무 외에 3년 차는 1년 차의 수련을, 4년 차는 2년 차의 수련을 맡도록 명시함으로써 전공의에게 트레이너(trainner)의 역할을 부여하고 있다. 3년 차는 전문의가 4년 차는 시니어(senior) 전문의가 수련을 책임지도록 하여 각 연차별 수련 책임자가 정해져 있었다. 또 주중에 시행되는 여러과가 참여하는 증례 토의(joint grand round), 전문의 회의(staff meeting), 논문 초독회(journal review) 등의 시간표를 명시하고 있다.

PEDIATRICS DEPARTMENT

TRAINING OF RESIDENTS IN M-P DEPARTMENT

General:

All residents will attend the following regular meetings and conferences.

Tuesday	13:30	:	Weekly joint grand round
Thursday	16:00	:	Weekly pediatric meeting
Friday	15:30	:	Weekly meeting for current Journal review.
Saturday	8:00	:	General Staff Meeting.

All residcñt will be required followings as minimum in a year.

One case presentation at the joint grand found.
4 times of current journal review.
One lecture or one case presentation to the general staff-meeting.
One paper to be submitted to the Annual Pediatric Meeting.

1st Year Residents: 3rd year resident will be in charge of 1st year residents training.

1) They will be assigned certain in-patients and will be responsible of their treatment under supervision of a staff doctor.

2) They will check the new patients record prepared by the interns before it is presented to the Head of Dept or to the Senior Staff Doctor at the regular morning meeting.

3) They will check the laboratory and X-ray requested prepared by the interns before forwarding them to the laboratory/X-ray department.

4) They shall follow duty schedule but will not be responsible for the patients treatment. They shall only be allowed to perform after discussion with Head of Dept or Senior doctor except in emergency situations.

5) They will be in charge of Friday bed side teaching for student nurses. They should also take care of the medical students giving them regular orientation on patients in their section.

6) They will attend the gate duty according to the duty schedule and will observe the special regulations concerning gate duty.

2nd Year Residents: 4 years resident will be in charge of the 2 year resident's training under supervision of the senior staff doctor.

1) They will be responsible for some in-patients under control of 4 years resident.

2) They will be placed for O.P.D. work according to a rotating schedule. However requests and treatment should always be discussed with Head of Dept or Senior doctor before decisions (except emergency situations).

3) They will write the discharge summary of their own in-patients and submit it to the senior staff doctor before registration.

4) They should write 2 treatises on current diseases in the course of one year.

5) They will follow a duty schedule and will be responsible for the patients in their section.

6) They will be authorized by Head of Dept to prescribe drugs and will observe the special regulation concerning prescription.

3rd Year Residents: Staff doctor will be appointed in charge of 3 year residents training.

1) They should supervise the training of 1 year residents.

2) They will be in full charge of in-patients according to working schedule.

3) They will participate in OPD work according to a working schedule: principally they will be responsible for the patients examination and treatment.

4) They should write 3 treatises on current disease in the course of one year.

5) They will write the discharge summary of their own patient and submit it to the Senior staff doctor.

6) They will attend the ward duty according to duty schedule and will be responsible forthe patients treatment.

4 Year Residents: Senior staff doctor will be appointed in charge of 4 year residents training.

1) They will supervise of the 2 year resident's training.

2) They should take part in some research work and plan publishing reports in the local medical press.

3) They are expected to become pediatric board-man after passing Pediatric board examination during the year.

4) They will be allocated certain sections in the ward according to a schedule and will be fully responsible forpatients.

마취과 전공의 훈련지침 &

CHECKLIST FOR ANESTHESIOLOGIST(1963.03.29)

마취과 수련의 훈련지침 및 'CHECKLIST FOR ANESTHESI-OLOGIST(1963.03.29, 『國立醫療院 三十年史』, 350~351쪽)'에서는 인턴의 경우 마취과에서 1개월간 근무하는 동안 마취, 삽관 등의 실습을하고 심폐소생술에 대한 이론 및 실습을 해야 하며, 보통 2년 차에는일반외과 또는 흉부외과에서 2개월을 보내야 한다는 파견수련 계획이 포함되었다. 레지던트는 2개월 차부터 야간 당직 업무를 맡으며,익일에 수술이 예정된 환자들의 병동회진 후 수술환자들에 대한 브리핑과 마취 방법을 논의하는 과 내 컨퍼런스에 참석한다. 그리고 회복실에서의 환자를 감독한다. 매주 토요일 집담회에 참여해야 한다고 명시하고 있다.

또 마취과의 업무 특징으로 같은 마취방법을 사용하더라도 수술을 받게 되는 환자의 상태에 따라 마취과정들은 매우 다양하므로 각마취 환자마다 각각 다른 마취과정이 수행되므로 각 증례마다 교육이 완벽하게 이루어질 수 있도록 당부하고 있다.

마취의사를 위한 체크리스트(checklist)에는 마취 시마다 미리 준비해야 할 기구, 약, 인력(간호사 및 외과의사), 마취 방법 계획 등에 대해 상세히 명시하고 있다.

Anesthesia department in NMC can offer a complete education-in accordance to the rulles of speciality laid down by the Korean Anesthesia Society. The Requirements at present are-beside passing the examination at the board of Korean Anesthesia Society-4 years of anesthesia as a resident.

The anesthesia resident is trained in NMC for 4 years. To broaden the clinical view the resident in NMC has to spend 2 months in general or thoracic surgery department, usually during the seond year. Unfortunately there is no department of clinical physiology ; the training offered by such a department would be of utmost importance for every anesthetist.

The ways of anesthesia in the department are varied as much as possible allowed by the condition of the patients so that the education of different kinds of anesthesia would be as complete as possible. The daily routine work is very burdensome and encroaches too much on the time the resident should devote to theoretical studies.

1) Intern

The intern attends the work in anesthesia department for 1month : anesthesia, artificial ventilation and intubation are shown and taught practically to the intern. Theoretical and practical(in doll) demonstrations of cardiac-and respiratory resuscitation are given in a special lecture. The intern also attends demonstrations, lectures and patient discussion.

2) Resident

The resident continues the eduction he received as intern. He is introduced as soon as possible in the work. In point of principle there is no special time when the young resident is allowed to ty more and moe advanced ways of anesthesiathis is determined from case to case in accordance with the aquired theoretical and practical sikll of the resident. He is also allowed with increased knowledge to work more and more independently.

After about 2 months the resident joins night duty(he never takes part in "gate duty-system") with a staff doctor or 3rd year resident as backduty. The resident does ward rounds and reports to Head of department at the afternoon meeting, when the ways of anesthesia for next days operations are discussed. The resident supervises and suggests treatment of the patient in the recovery room ; he also participates in the care of patients in respirators and those with airway obstructions, shock, electrolyte imbalance etc in the different wards.

Every saturday morning lectures and demonstrations are given by the residents and cases of interest during the past week are discussed. If time permits another short lecture or case discussion is given by a resident during one of the weekdays.

Once a week one of the residents gives a lecture for the nurses of the department.

The older residents give lectures to student nurses at nursing school. The reisent attends-if work so permits-the meetings of interest(death-, cardiovascular-, autopsies, ect.) given by other departments.

The older residents must give a lecture at general staff meeting and at the meetings of the Korean Anesthesia Society, Elaborations of articles for some journal are encouraged.

CHECKLIST FOR ANESTHESIOLOGIST

I. The Patient and his Chart
1. Premedication - dosage and time given
2. Hemogram - Hb, Ht, Bl & Bt time, electrolytes
3. Urinanalysis
4. Name of the patient and chart
5. Operation to be performed
6. Blood pressure-cuff and stethoscope in place
7. Intravenous infusion ready
8. Mouth-loose teeths, dentures, chewing gum
9. Right position on the table

II. Airway Equipment
11. Airways - oral and nasal
12. Tubes - proper size and connectors
13. Scope - right blades and functioning light

III. Auxiliary Equipment
14. Cardioscope, elect. thermometer, ventilators, hypothermia unit,etc.

IV. Essential Drugs
15. muscle relaxants-curacit, curare etc.
16. vasopressors-norexadrin, aramin, vasopressin
17. atropin
18. i.v. barbiturat-narkotal, pentothal
19. petidin

V. Anesthetic Technique to bused
20. Agents-explosiv or nonexplosiv
21. Technique - i.v. circle abs. to and fro. Ruben, Stephen valve

VI. Anesthetic Machine
22. Oxygen-tank, regulator, flow meter
23. Nitrous oxide-tank, regulator, flow meter
24. Suction details - vacuum, proper size catheter
25. Ether or other liquid drug in vaporizer. Vaporizer off.
26. Circuit checked for leaks, function of valves, proper mask and connectors
27. Carbondioxid absorber-in or out of circle condition of absorbent
28. Extra absorbers available

VII?. Personnel Check
29. Nurse, student nurse etc.
30. Surgeon

Anesthetic Department
National Medical Center
March 29th 1963

이상에서 초기 NMC 내부에서 시행되었던 수련의 교육과정 커리큘럼을 당시 작성된 문서(지침)를 통해서 확인하였다. 의과대학 교육과 달리 해당 졸업 후 수련교육을 특징짓는 중요한 점은 '단계적 책임의 부여'에 있다고 보여진다. 즉 인턴과 레지던트 수련과정을 통해 진료의 독립성을 갖는 전문가를 양성하는 것이 주목적인데 인턴 및 레지던트 각 연차별로 한정된 진료 권한을 명확히 부여하고 임무를 수행하도록 하고, 이들에 대한 피드백을 받을 수 있는 상급년차 및 시니어 전문의들과의 토론과 관리·감독에 대한 내용이 수련의(인턴·레지던트) 커리큘럼 지침에 포함되도록 규정함과 동시에 실제 적용하고 있다는 점이다.

당시의 NMC 수련프로그램은 현재의 교육프로그램과 비교해 보아도 손색이 없을 정도로 구체적인 내용을 제시하고 있다는 점에서 매우 놀라운 측면이 있다. 특히 각 과에 전공의 수련프로그램을 수립할 때 프로그램이 포함해야 할 최소 가이드라인을 제시하고 있는 총론 부분(파트 1)을 명시하고 있다는 것은 당시뿐 아니라 현재에도 드문 경우고, 아직까지 이러한 체계가 갖추어지지 않은 교육병원이 많다는 점에서 주목할 만하다.

더불어 전공의 실습을 나온 의과대학생, 간호대학생들의 교육자로 레지던트를 명시(resident as a teacher)한 부분, 환자의 진단을 과장을 포함한 스태프 미팅에서 증례 토의를 통해 결정하는 부분(증례 토의를 통한 교육과정), 전공의의 의무기록에 대한 책무를 구체적으로 명시한 부분, 의학교육은 '졸업 후 의학교육(medical graduate education)'이며 인턴·레지던트 교육은 '졸업 후 교육(postgraduate education)'이라고 구분한 부분 등에서 일본식 의국 중심의 도제식 수련에서 탈피하여 서구식 수련의 교육과정을 체계화했다는 놀라운 성과를 보여주고 있다. 이는 의학회에서 체계적으로 전공의 수련과정을 정비한 것이 2000년대 이후 임을 감안하면 당시로서는 상당히 선구적인 내용이었다는 사실도 확인할 수 있다.

SUPPLEMENT

국립의료원(NMC)의 초기 10년간 성장과 발전

1963년 무렵 국립의료원에서는 한국 측 의사들과 간호사들의 훈련이 어느 정도 성과를 보이기 시작했고, NMC의 몇몇 하위직급은 한국인들에게 이양되었다. 이처럼 한국 측 의료인력의 수준이 꾸준히 향상되자, 이를 지속적으로 유지·관리할 필요에 의해 '교육위원회'가 설립되었다. NMC의 연수생들은 곧 지방으로 돌아가서 그들이 습득한 지식을 활용할 수 있을 것이라고 기대될 만큼 성장하고 있었다. 스칸디나비아 운영진 측은 연장계획기간 이내라도 한국 측에게 지도적 위치를 인계할 수 있을 것이라 판단했고, 1963년 한국인 치과 과장 임명을 시작으로 1964년에 신경과에서 한국인 의사를 과장에 임명하였다.

1965년에는 의료부와 간호과의 몇몇 주요 위치에 한국인이 임명되었다. 1965에는 국립의료원에서 5년간 전문의 교육을 마친 25명의 전문의가 최초로 배출되어 전국의 병원과 군병원에 배치되어 활약을 시작하게 되었다. 결국 1968년 9월 3일에 10년간의 스칸디나비아 측 지원이 최종 종료되어 국립의료원의 운영권이 공식적으로 대한민국 보건사회

부에 이양되었다.[1]

그리고 1970년을 전후하여 우리나라에 많은 수의 의과대학이 신설되면서 국립의료원 출신의 의사들이 상당수 교수 요원으로 진출하였다. 신설 의과대학에서는 경험이 풍부하고 고도의 서구식 선진의학을 습득한 의사들이 필요하였는데, 때문에 1960년대 북유럽의 선진의학을 접하고 많은 임상경험을 가졌던 국립의료원 재직 의사들에 대한 스카우트 열풍이 대단하였다. 특히 1971년 한양대학교 의과대학 부속병원 개원 시에는 많은 수의 국립의료원 과장들과 선임의사들이 이직하였다. 다른 의료직 과장 및 스태프도 이 시기를 전후해서 대형 의료기관 또는 교육병원으로 진출하였는데, 여러 대학에서 학장, 병원장 또는 주임교수로 중심적인 활동을 하였으며 많은 업적을 쌓았다.[2]

이러한 인력 유출은 국립의료원 자체의 약화를 초래하여 이후 발전에 있어서 부정적인 요소로 작용하였다. 하지만 그들이 신설 병원이나 신설 대학에서 중요한 역할을 맡으면서 해당 기관의 직제나 운영에 국립의료원 모델을 전파·투영했으며 현재도 그 영향을 확인할 수 있는 부분이 있다는 점에 주목할 필요가 있다.[3] 즉 1960년대 국립의료원의 수련 시스템을 통해 성장한 의료인력들이 1970년대 주요한 직책을 맡아 한국 의료계 전반에 퍼져나가면서 병원 운영방식 및 의학교육 시스템에 많은 영향을 미치게 된 것이다. 이점은 우리가 대한민국의 현대 의학시스템에 중요한 영향을 미친 계기로 미네소타 프로젝트를 살펴보면서 동시에, 국립의료원을 통한 의학교육 시스템에도 주목해야만 하는 이유기도 하다.

이상에서 살펴본 바와 같이 초기 10년간의 국립의료원은 일반적인 병원에서 찾아볼 수 없는 특수성을 가지고 있다. 첫째로 의료원은 스칸디나비아 3개국과 대한민국과의 공동사업으로 운영되면서 스칸디나비아 측의 우수한 의료인력 파견과 기술원조 및 막대한 자금 지원을 받았다는 점이다. 둘째로 의료원은 한국의 의료사업 개선을 위한 의료인력 훈련기관으로 기능하면서 의학의 현대화에 앞장섰다는 점이다. 직접적인 의료진 파견으로 인턴·레지던트들의 수련과정을 제공하였고, 해외에 유학생을 파견하여 서구식 선진의학의 교육기회를 다양하게 제공했다. 셋째로 의료원은 당시 국내 최대 규모 의료사업기관으로 전국의 모든 환자를 대상으로 했고, 그중 70% 이상을 극빈층 무상환자에게 제공했으며, 결핵환자 사업까지 공공의료사업의 근간이 되었다는 점이다.[4]

국립의료원은 개원 당시부터 재정적으로 어려워 의료 사각지대에 놓여 있었던 국민들을 위해 무료진료를 실시한다는 사실과 함께 수련병원임을 홍보하였고, 무료진료의 조건 중 하나로 "훈련 목적에 적합한 자 즉, 이 병원설립 목적에 따라 의사 간호사 등 의료요원을 훈련하는데 적합한 환자"를 필수 조건으로 제시하고 있었다. 당시 국립의료원 진료안내의 신문광고 내용을 살펴보면, 다음과 같다.

무상진료 환자의 자격요건을 알려주면서 동시에 '훈련 목적에 적합한 자' 즉 '이 병원 설립 목적에 따라 의사 간호사 등 의료요원을 훈련하는데 적합한 환자'가 그 진료 대상임을 명확히 밝히고 있다.[5]

한국인 의사들의 수련은 서구식 선진의학기술의 전수와 함께 현대식 병원시스템에 적응하는 것에 목표를 두었다. '수련병원'임을 중요하게

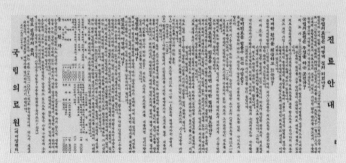

국립의료원 진료안내 신문기사(《경향신문》1962년 12월 15일자)

내세웠던 것은 병원의 운영방침과 목적성 나아가 그 정체성을 명확히 보여주는 것이기도 했다. 당시 국립의료원에서 활발히 진행되었던 수련의 양성 교육프로그램은, 시설이나 장비·임상실습 여건(부속병원) 등이 턱없이 부족했던 많은 의과대학들에 도움이 되었다. 서울대 의과대학을 비롯하여 여러 대학에서 뛰어난 인재들이 임상실습[6]뿐만 아니라 인턴·레지던트 과정을 지원하여 스칸디나비아 출신 의사들의 교육을 받았다. 그들은 진료·수술보조 등의 업무를 담당하며 수련의 생활을 하면서 서구식 의학기술을 습득할 수 있는 기회를 얻었다.

출처:
1 「國立醫療院 三十年史」 23~36쪽 ; F. Schjander and J. Bjørnsson, p.35.
2 「國立醫療院 三十年史」 36쪽.
3 "국립의료원에서 과장 또는 선임의사로 재직 중 다른 의과대학으로 이적되어 간 의료직은 김기홍 (임상병리, 한양의대), 구본술 (안과, 중앙의대), 신규식 (이비인후과, 이화의대), 권순옥 (산부인과, 한림의대), 허원 (피부과, 카톨릭의대), 김상민 (안과, 경희의대), 신정순 (마취과, 고려의대), 채범석 (생화학, 서울의대), 김건열 (내과, 서울의대), 김종설 (내과, 한양의대), 강석린 (방사선과, 한양의대), 유광희 (치과, 한양의대), 이정희 (내과, 한양의대), 박경남 (내과, 한양의대), 이정균 (내과, 한양의대), 이근수 (소아과, 한양의대), 박충서 (신경내과, 영남

의대), 김기정 (방사선과, 순천향의대), 문영희 (생화학, 원광의대), 김창세 (생화확, 순천향의대), 백봉수 (성형외과, 경북의대), 유영선 (흉곽외과, 계명의대), 서병태 (마취과, 고려의대), 김중식 (소아과, 경희의대), 라수균 (정형외과, 순천향의대), 김현찬 (산부인과, 인제의대), 이홍균 (산부인과, 순천향의대) 등을 들 수 있으며 그밖에 국립 의료원에서 수련의 과정을 마친 다수가 여러 의과대학에서 근무하였다." 「國立醫療院 三十年史」 36~37쪽.

4 李宗珍, 「國立中央醫療院 設置意義」 1958. 황상익, 위의 보고서, 15쪽에서 재인용.

5 《경향신문》 1962년 12월 15일자. '진료안내', 황상익, 「국립의료원(NMC) 개원 초기 10년 (1958~1968년) 역사에 관한 조사 연구 : 최종결과보고서」 288~290쪽에서 재인용.

6 F. Schjander and J. Bjørnsson, *The National Medical Center in Korea: A Scandinavian Contribution to Medical Training and Health Development*, 1958-1968, Scandinavian University Books (Oslo: Universitetsforlaget), 1971, p.58.

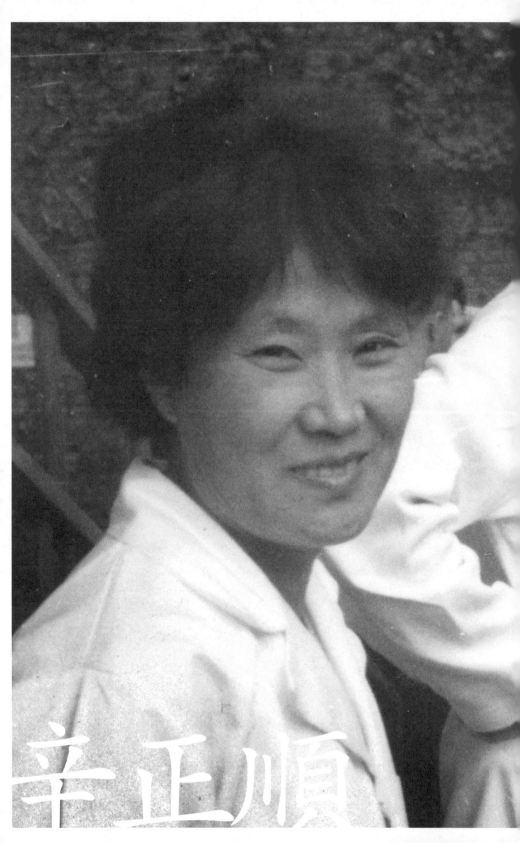

辛正順

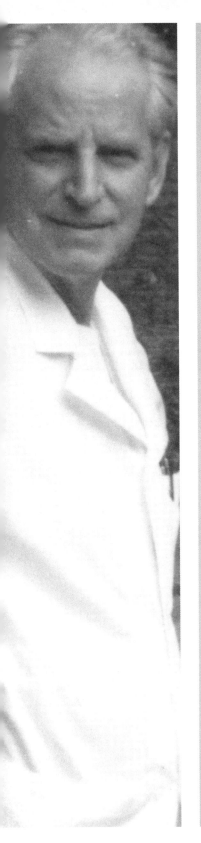

부록2

· 지난 날을 回顧하며
· Copenhagen의 Anesthesia Institution

評傳

지난 날을 回顧하며

— 신정순 박사 정년퇴임 논문집에 수록된 회고록

(출처: 『辛正順 敎授 停年退任論文集』 고려대학교 의과대학 마취과학교실, 1993.)

42年전 나는 自意가 아닌 他意에 의해서 醫師가 되었다. 그것은 무엇보다도 伯父님의 뜻이었다. 나를 무척 사랑하셨고 明倫洞에 사셨으며 내가 열 살 남짓할 때 "우리 정순이 女醫專에 보내겠다"라고 말씀하셨다. 아마도 惠化洞 전차종점 옆에 세워진 京城女子醫學專門學校를 오가며 보셨을 것이다. 그 어른은 育英 욕심이 대단하신 분이었다. 나는 꼭 여의전에 보내주시리라 믿었다. 당시 第一高普(現 京畿高等學校)에 다니던 從兄의 뜻에 따라 梨花女高에 進學할 目的으로 서울 東大門女子小學校에 다녔으며 이 해에 入學이 허락되었다. 이때 女醫專이 어떠한 學校임을 알았다. 그러나 伯母님은 내가 醫師가 되는 것을 보지 못하시고 別世하셨다. 나는 착한 여학생이 되고자 마음을 다지고 熱心히 따랐다.

1946年 京城女子醫學專門學校에 入學하였으나 解放후의 우리 社會는 여러 가지로 變化하였다. 土地改革, 6·25 등 나의 주위는 經濟的으로 變動이 甚하였다. 남은 農地를 바꾸어 學費를 대주신 父親, 母親의 恩惠는 크다.

1951년 卒業學年인 나는 釜山時節聯合大學에 就學중 친구 扈基

瑛의 도움으로 醫師가 되었다.

　女子醫學徒들의 進路開拓에 힘이 되셨던, 宣敎師이며 醫師인 "Dr. 모라니" 역시 잊어서는 안 될 恩人이시다. 거제도에 있던 駐韓 美病院으로 推薦書를 써 주셨는데 당시 우리 女醫專 卒業生들은 어느 곳을 가나 歡迎받던 時代였다. 이는 우리 先輩님들의 誠實한 功이었다고 나중에 와서 깨달았다.

　駐韓美病院의 전체적인 施設은 最上級이었는데 나는 肝病患配病棟에 配屬되었으며 肝炎患者를 많이 보았다.

　이 病院이 閉塞되고 政府收復前 서울 원남洞에 서울 女子醫科大學附屬産院이 未收復 서울市民을 위하여 세워졌는데 黃正鉉(産婦人科) 敎授님이 院長으로 계셨으며 9回 卒業生으로 당시 新卒인 우리 몇사람이 內科(尹吉瑛, 白文愛)와 産婦人科(高昌均, 辛正順)에서 奉仕하였다. 助産員과 醫師가 팀을 이루어 밤에는 出産往診도 가야했었다.

　아주 危篤한 産母들이 심지어 의정부에서 리어카를 타고 내원하였으며 尿蛋白 정도만을 검사하고 입원가료 또는 수술을 시행하기도 하였다.

　外科醫가 되고 싶어서 産婦人科를 가까운 분야의 科로 생각하며 참고 노력하면 되리라 생각하였으나 1年을 채 견디지 못하였다. 산모와 태아의 二世代 生命을 맡아야 하고 産母死亡後의 고비를 지켜보아야 하는 어려움이 있었다. 7個月 된 임산부가 세 쌍둥이를 무産한 후 다음날부터 하나씩 하나씩 모두다 잃고나니 그 허무함을 醫師가 당해야 하나 하는 회의에 고통스러웠으며 그 産母는 血壓이 높은 채 무사히(?) 퇴원은 하였으나 이것을 醫師가 보고만 있어야 하나! 하는 안타까움에 사로잡혔다. 7~8個月 동안의 그 젊은이의 고통과 그 환

자는 어쩌되었을까 하는 생각에 醫師직을 포기하고 고아사업을 하고
자 釜山所生 이사벨고아원을 찾았다.

그 고아원에서의 5~6개월 동안의 경험으로 영아 死亡의 무서움
을 깨달았다. 그야말로 피도 마르지 아니한 신생아와 5~6개월된 고
아들이 기아로 영아사망의 主된 年齡層을 차지하는 것을 보고서 母
親 없이는 애기는 生育되지 못함을 느껴 한숨으로 또 이것도 포기하
여 다시 醫師가 되었다.

주한 스웨덴 赤十字 病院에서의 부탁이 고아원 院長을 통해 전해
져서 그 곳에 근무하게 되었다. 政府 收復으로 醫師 구하기가 어려울
때라 나에게 幸運이 왔다. 外來醫師 자격으로 내과와 외과 진료를 다
보았다. 많은 結核患者가 있었는데 肺결핵과 脊椎결핵이 주로 차지
하였다. 많은 환자들이 수술을 받고자 하였다.

韓格富 敎授와 徐光倫 敎授를 돕던 나는 痲醉科醫가 되라는 권
유를 받았다. 外科部長인 Dr. Lief Buer까지 세 분이 권유하셨다. 아
무리 생각하여도 外來만 보는 것보다 外科수술도 배우고 싶었던 나
는 승낙을 하였다. 他意에 의해 나의 專攻까지 定하여 痲醉醫가 되
었다. 스웨덴의 젊은 女子 痲醉科 醫師인 Ingrid Norden과 일을 시
작하였다. 사용하였던 痲醉藥劑는 ethylchloride, ether, pentothal,
succinylcholine chloride 등이 主이었다. 이 때가 1954年이었다.

당시의 환자는 交通사고 부상자가 가장 많았으며 안전사고중 총
기사고, 만성골수염, 자궁외 임신, 만성 부인과 질환과 당시 무섭게
생각했던 肺結核 환자가 많았다.

한 대 시설을 비관하고 고아사업을 하고자 했던 나는 天國에 온
것 같았다. 10명 정도의 스웨덴 醫師와 그와 동수의 한인의사가 있었

는데 정세우, 박길용, 고인이 되신 정병화 그리고 나는 외과 팀을 이루어 화목과 정성으로 이 병원이 閉塞될 때까지 많은 일들을 하였다. 상상도 못하는 의료사고, 교통사고 환자들과 많은 젊은 환자들을 희생시켰다. 이때의 경험이 오늘까지의 나의 힘이 되었다.

당시 스웨덴 醫師들은 이러한 상상치 못한 의료사고를 한탄하고 국립의료원 設立의 뜻을 가졌던 것 같다. 덴마크, 노르웨이, 스웨덴 3個國이 뜻을 합하여 한국정부와 함께 4個國 협력사업으로 進展되어 나는 꿈을 가지게 되었다. 그러나 그때까지는 나를 必要로 하는 국립부산대에 奉仕하겠다고 승낙하였고, 一年間 근무시 괴로웠던 것은 麻醉費請求를 하는 것이었다. 또한 그곳에서 내가 外科醫를 즐겁게 한 것은 筋弛緩劑를 사용한 것이다.

국가사업으로 추진된 국립의료원 개원은 대단한 관심을 불러 일으켰으며 전국의 醫師들은 들떴었다. 많은 경쟁률을 거쳐 진료진이 구성되었고 1958年부터 시작된 사업의 내용은 無科診療라는 것이다. 진료에만 정성을 다한다는 것, 시설은 한국 최신, 최고라는 것, 天國과 같았다. 국립의료원은 한국에서 처음으로 마취과가 전문 과목현판을 단 곳이고 나 자신은 한·스칸디나비안 4個國 덕분에 처음으로 마취과 전문의로서 일하였던 곳이다. 주로 사용하였던 약품은 cyclopropane, N20, vinylether, Trilene, Halothane, Gallamine, Curare 이었다.

歷代 과장으로 덴마크의 Ole Secker 교수, 노르웨이의 Bjorn Heger, Otto Mollestad, 스웨덴의 Ingrid Norden, 덴마크의 Helger Peterson, 스웨덴의 Thurulf, Ohndahl 선생들은 각 나라의 수준높은 마취전문의였다. 이들 진료진은 3개국에서 전직 교수를 지낸 분들이

었다. 우리 나라가 그 분들을 모셔다 주었고 나는 앉아서 배운 幸運
兒라 생각한다. 참 좋은 시절이었다. 이때 4·19를 겪었고 그 당시 국
립의료원 직원의 순발력과 질서있는 진료체계, 어느 곳에서 찾아볼
수 있을까? 다시 한번 회상할 정도다.

1961年에는 世界保健機構主觀 국비장학생으로 덴마크국에서 시
행되던 麻醉科전문의 양성研究所에 가는 公文을 받았다. 결혼한지
두달된 나로서 시모님의 허락을 받아야 하던 때이다. 말이 끝이 나기
前에 "왜 못갈 것이고? 나라에서 가라하면 가거라"라는 대답이었다.
자식이 잘되는 것에 욕심이 많은 분으로는 알고 있었으나 며느리에
게까지의 혜택은 정말 고마웠다. 시모님이야말로 他意에 의해 나를
專門職에 껑충 뛰어 오르게 하신 분이다.

Copenhagen에서 대학병원 中心으로 6個 病院을 순환근무하고
오후에는 강의를 하고 終末시험에서 合格한 뒤에야 修了證을 발부받
았다. 이곳에서 공부하는 동안 덴마크가 '요람에서 무덤까지'의 말이
나온, 사회보장제도가 성숙한 나라인 것을 알았다. 地球上의 理想鄕
이라 여기며 공부하였다. 이때의 1年 공부는 참교육이었다. 그때부터
나는 참 당당한 기분으로 이 날까지 버틴 것이다.

국립의료원의 開院은 韓國의료계에 刺戟을 주었으며 오늘날의
의료發展의 밑거름이 되었다고 생각한다. 세브란스와 가톨릭이 제일
먼저 반응하였다.

가톨릭醫大에서의 1年간의 근무는 나를 새 사람으로 만들어 주
었다. 절약하는 것, 時間에 인색하지 않고 奉仕하는 것, 철저한 환자
관리 등을 修女님들을 통해 배웠다. 鄭雲赫 授님께 감사한다.

이때 友石大의 이수종 病院長님의 권유로 母校에 돌아왔고 선배

이신 최덕경, 이현금, 최평화, 나복영 교수님의 격려없이는 그 뒤 母校에서의 근무를 지탱하지 못하였을 것이다. 참으로 힘들고 쓰라린 시기였다. 以後 나는 不平을 하지 않기로 결심하고 견디지 못하면 조용히 떠나리라는 각오로 이날까지 버티었다.

그 사이에 大韓麻醉科學會는 비약적인 發展을 하였으며 우리 敎室도 그에 따라 많이 成長하였다. 많은 후배교수와 제자들이 인내하며 따라주었고 나는 이에 힘을 얻고 자리를 떠나지 않았으며 이 점 항상 고맙게 생각하고 있다.

무심히 歲月을 보내며 患者診療에 專念하는 어느날 院長 金箕洪 敎授로부터 엄한 命令이 있었으니 博士학위를 취득하지 않고는 學校에 있을 수 없다는 말씀이었다. 몇 번 다짐하고 母校에 온 以上 따르겠다고 순응하였다. 지금도 한가한 시간에는 고마우신 어른이라고 고개숙여 감사하고 있다.

우리 마취과 교실이 한 사람으로 시작하여 4個 附屬病院 수술실을 현재와 같이 크게 發展시킨 것, 學會에서의 당당한 위치, 또 敎授들의 努力하는 모습을 볼 때 흐뭇한 심정은 비할데 없고 그 무엇을 준다해도 바꿀 수 없이 소중하다.

他意로 시작했다 했으나 다시금 伯父, 伯母님, 從兄께 감사드리며 그간 나를 이끌어 주시고 격려해 주신 많은 선배님들 그리고 교수님들, 오늘까지 버티게 해주신 학교당국, 그리고 믿고 따라준 후배들과 끝으로 부모님과 형제들에게 감사드린다.

1993. 8
辛正順

Copenhagen의 Anesthesia Institution

— 귀국 후 유학 성과를 국내에 소개한 글

(출처: 신정순, 'Copenhagen의 Anesthesia Institution', 《中央醫學》 Vol.7, No.2, 1964, 257쪽.)

Denmark를 다녀온지도 2年이 넘는다. 생각나는 것은 비가 많이 오고 바람이 甚하게 많이분다할가. 잔디밭은 一年中푸르다. 이 무더운 伏中에 그시원하였든 나라에 對해서 쓰라하니 잠시나마 氣分도 시원한것만 같다. 이곳을 떠났을적에는 一月中旬이었다. 東京에서 밤 10時쯤 떠나서 北極을 지났는데 約16時間을 밤旅行만 한 셈이 된다. 지금 생각만 해도 창피한 것은 視野에 붉은 불이 보이기에 探險家가 곰잡이 하는 불인줄 생각하고 있었다. Copenhagen 가까이 가서 보니 보름달 이였든 것이다. 새벽 어두운 五時인데 自轉車타는 모습이 보인다.

WHO 主催인 Anesthesia Institution은 未開發國麻醉醫를 開拓하는데 그 의의가 있다.

이 Institution은 1961年에 11回 卒業生을 냈다. 이는 外科敎授인 Husfelt 氏와 몇 麻醉醫들이 創立했었으며 初期의 敎授陣은 英國, 美國에서 招請하였었다 하지만 우리들이 가있을 적에는 Macintosh 先生님과 美國에서 두분이 오셨을뿐이다. 그 訓練生은 Denmark를 中心으로한 歐羅巴各國이었다 한다. 그리하다 中亞細亞 極東의 우리들까지 그惠澤을 입었든 것이다. 이 同期生은 各色이다. 白黑黃等 자그만히 19個國 이었으니까 우리들은 Denmark 言語를 몰라도 講義에는 支障이 없다. 그러나 麻醉醫로서의 苦痛은 어린애들을 잘다루고 못다루는 데에도 있는데 그나라 애기들과 말이 通하지 않기 때문에 진땀을 뺀 적도 몇 번 있었다. 大體로 이나라 醫療員들은 英語를 잘하는 편이다.

이 Institution이 덴막醫師들에게 주는 利點은 이 訓練을 마치고 最終試驗에 通過해야지 麻醉專門醫가 될수 있는 것은 勿論이거니와 科長이 된다는 年限이 빠른 것이다. 더욱이나 新學科임으로 地方病院에서 이 科가 新設되어가는 傾向이 많기 때문에 젊은 醫師들의 科長자리를 꿈꾸는 科이기도 하다.

우리 外國人訓練醫師들은 6個病院을 交替한다. Copenhagen Rigs Hospital, Copenhagen Country Hospital, Orth Opedic Hospital, Bispebjork Hospital, Kommune Hospital, Binsen Institute 等이다. 本人은 Copenhagen 大學病院의 麻醉科敎授가 Dr Secher 氏가 1958年에 國立醫療院科長이어서 그랬는지 大學病院에 6個月間 配置 當했었다. 이곳은 心外循還法小이며, 小兒外科가 獨立하여 있기 때문에 小兒麻醉이며 産母가 많은 關係로 産母麻醉, Cardiac Laboratory 等 우리나라에서 보기 드문곳을 구경잘했다. 每日 느꼈든 것은 施設이 좋았든 것, 名科와 Cooperation이 잘되어가든 것 들이다. 이런것들이 우리나라에서 缺如 되어있는 點이다.

이 course에 東洋女子는 本人이 처음 이어서 대우를 참 잘 받았다. 反面에 女子이기에 젊은男子들을 뒤따르기가 어려웠던 것은 나의 記憶力이 그들을 따르지 못하였든 것이다. 每3個月만에 닥치는 試驗 때문에 골치를 알았다. 特히 最終試驗때에는 女子인 나보다 덴막

醫師들의 不安해하는 모습은 보기가 민망하였다. 亦是 自己들 將來
와 直接關係가 있으니 그렇겠지만—

1年間 訓鍊機에도 또 재미있는 院外에서 하는 일이 많다. 工場
特히 우리 麻醉界에 關係되는 酸素工場, 亞酸化窒素工場, 그나라의
자랑인 麥酒工場, 原子力院Tranfusion Set을 만드는 工場等等을 다니
면서 구경을 잘 시켜준다.

여름철이니 麥酒工場에 갔었을 때 이야기를 한마디 하면 工場求
景을 샅샅히끝내고, 큰 Hall에 우리를 案內하는데 麥酒병이 잘 차려
있고 옆에는 몇打인지 모르는 Packing이 잘된 箱子들이 있다. 나중에
알고보니 마실수 있는데까지 얼마던지 마시고 가라는 指示라 할가
通告라 할가를 받았다. 이 會社가 아무리 財園이 크다 할지만 人心도
좋다.

Study trip이라는 말을갖인 地方病院 巡廻旅行도 있다. 約 10日間
인데 每日 2個病院을 돈다. 이 旅行費用은 自費이지만 아주 싸게치었
다. 額數는 記憶 못하지만 혼자서 旅行할려면 2日도 못한다. 地方病院
들은 增設하거나 아주 新式建物로 바꾸고 있다. 이들 모두가 麻醉科,
그리고 恢復室이 雄壯히 設計되었든 것이다. 지금쯤은 멋있게 運營되
고 있을 것을 생각하니 남의나라일이지만 대견하다. 이 旅行은 우리
가 求景 나가는것인지 우리가 求景거리가 되어 주는것인지는 몰라도
病院運營이 어찌어렵고 改築이 얼마나 어려운것인가를 보고 왔다.

또 한가지 우리 分野와 關係가 있었든것의 하나는 救急車運營方
法이었다. 이는 FALK라는 個人會社에서 運營하는 것인데 이 車의
運轉士는 Resuscitation의 Principle을 배운다. Closed cardiac massage,
Mouth to mouth respiration, Ambu resuscitator의 使用方法等을 배워

야 한다. 또 車內에는 酸素와 Suction이 常備 되어있어 이들이 또 使用할수 있게끔 되어있다 한다. 드물게 이 救急車에는 醫師가 따른다 한다.

이나라에서 또한가지 배울點은 血液院 運營方法이다. 給血者가 모자라서 애쓰는 法이라곤 없다. 國民全體가 給血者이다. 더구나 無償이다. 一種의 豫置血液의 原理를 따르는가 생각된다. 그 例로, 本人이 下宿하고 있었든집 할머니가 採血하러간다하면서 自己가 늙어서 어느때 輸血받을지 모른다 한다. 이나라의 大學制度를 잠간 紹介한다. 高等學校를 卒業하면 直接 醫科大學에 入學하여 3年間의 基礎를한다한다. 이는 우리나라의 豫科制이면서 다른 것은 解剖學 生理學이 끼어있다 한다. 그 다음에 4年制의 臨床科目을 講義室習받는다하는데 첫해부터 外來實習을 나간다 한다. 放學은 1年에 1個月間이라하며 大部分의 後半期學生들은 病며 醫師의 月給의 院에서 일하며 손 모자라는 이나라의 醫師들의 도움이되 半額을 받는다 한다. 그다음 Intern 制度는 있기는하지만 外科와 內科만을하고 그 後의 專門科目을 擇한다한다. 女性의 醫科大學進學率은 10乃至15%이며 이들의 大部分은 基礎로 進出한다한다. X光線科麻醉科를 큰數가 찾이하고 있다한다.

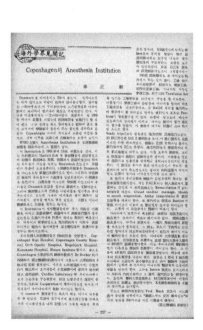

끝으로 神經外科敎授인 Prof. Bush 先生이 어느 講義가 끝난後 내 귀에대고 "韓國人에게 安否 傳해달라"하시든 말씀을 3年이 지난 이 번 이機會에 傳한다.

國立醫療院 麻醉科
辛正順

辛正順　評傳

정순이를 그리며

신정순 박사에 대한 책을 만든다니 한편으로 그 시절을 잘 모르는 젊은이들에게 오해가 될까 걱정이 되기도 한다.

내 친구 정순이는 참 거짓말도 못하고 정도 많고 너무 고지식해서 문제인 친구였다. 융통성은 하나도 없고 학교 강의만 성실하게 참여했다. 그 시절에는 모두 힘들게 살았지만, 정순이도 고향 부안에서 서울에 와 학교 친구 몇 명하고 자취하며 착실하고 열심히 지냈다.

6·25전쟁이 터지자마자 정말 비참했다. 현찰이 있는 사람은 쌀이 금값이어도 사 먹을 수 있었지만 현찰이 없으면 집안에 귀한 물건을 내다가 쌀 한 줌과 바꿔 죽이라도 끓여 먹을 수밖에 없었다. 나의 어머니는 납치당하시고 내가 살던 집에 빨간 딱지가 붙어 쫓겨나 남동생과 공습을 피해가며 힘들게 지낼 때, 학교에 찾아가 친구들과 같이 인민군 부상 환자 치료를 도우면서 나의 숙박은 해결할 수 있었다. 그때 정순이는 학교에서 식사 관리책임을 맡고 있어 나에게 도시락을 넉넉히 싸주어 동생과 나눠 먹을 수 있었다.

9·28 수복으로 인민군이 후퇴하면서 학교에 있던 교수와 학생들은 대부분 납치되어 북으로 끌려가다 정순이와 함께 탈출에 성공했

지만, 이러한 사실은 이후 오랜 시간 동안 감출 수밖에 없었다. 잘못하면 빨갱이라고 오해도 받고 심지어는 경찰서에 붙잡혀 갈 수도 있는 혼란의 시대 속에서 살았기 때문이다. 참 가슴 아픈 역사 속에 정순이와 나도 있었다.

서울로 돌아온 후 부산에 전시연합대학이 개설되었고 의대생은 포로수용소에서 먹고 자고 봉사하는 길이 있었으니 정순이에게는 정말 다행이었다. 그러다 정순이는 미국인 내외가 경영하는 이사벨 고아원으로 옮겨 거제도에서 부산으로 옮겨왔다. 참으로 우리는 힘든 세상에서 젊은 시절을 버티며 그래도 잘 보냈다.

정순이가 "호기영의 도움으로 의과대학을 졸업했다"고 했던 말은 나하고 정순이 하고는 그 당시 내것 네것 없이 같이 지냈으니 '정신적으로 도움을 받았다는 말을 한 것이겠지'라고 생각한다. 하긴 정신적으로 내가 더 많이 의지하지 않았나싶다.

내가 뒤늦게 미국에 와 마취과를 새로 전공하여 살게 되어 어쩌다 재교육 과정(refresher course)에 같이 참가할 때도 미국 구경은 관심도 없고 공부만 하고 한국에 돌아가서도 마취 관련 책이나 보내 달라고 하고, 내게는 일본어로 된 마취과 잡지를 보내 주곤 하던 참 재미없는 친구이기도 하다.

"너의 어머니가 지금 살아 있다면, 나하고 할 이야기가 참 많은데, 참으로 그립다. 보고 싶다. 정말 좋은 친구였어. 너무 보고 싶다"

금년에는 봄이 빨리 온다던데…

그 시절에는 모두 힘들게 살았고, 정순이도 객지에 나와 많이 힘들었지.

모두 다 그리 살았다. 이 시대에 사는 사람들은 참 너무 편히 살고 있다.

미국에서 서울여의전 동창
호기영

신정순 교수님을 기리며

신정순 교수님을 기념하는 평전을 따님이신 김애리 교수님께서 발간해 주시는 것에 대해 신정순 교수님의 제자 중 한 사람으로서 감사함과 송구스러운 마음을 동시에 느낍니다. 신 교수님의 공로가 빠뜨림 없이 알려지고, 우리 후세대에게 귀감이 되어, 신 교수님의 수고가 헛되지 않고 자랑스러운 유산으로 고대의대를 넘어, 우리나라 의료계에 간직되길 바랍니다.

제가 마취통증의학과에 전공의로 1993년에 첫발을 디뎠으니 이제 마취통증의학 의사로는 30년이 되었습니다. 신정순 교수님은 저의 전공의 첫해 8월에 정년퇴직을 하셨습니다. 그래서 실질적으로 교수님을 접한 것은 6개월 남짓입니다. 그럼에도 불구하고, 신정순 교수님은 어떤 교수님보다 저의 기억에 많이 남는 분이십니다. 교수님이 하신 말씀, 보여주신 모습이 저를 늘 돌아보게 합니다.

신 교수님은 안암병원 수술실 5번 방, 성형외과 방에서 퇴직을 앞둔 해에도 환자를 마취하셨는데, 성형외과 수술 중에 미세 손 수술이 많이 있었습니다. 신 교수님은 성형외과 전공의가 환자의 수술받을 팔을 차가운 스텐레스 보조수술대에 그냥 올려놓으면 크게 야단

치셨습니다. 환자의 팔이 차갑지 않겠냐고 하시면서, 천을 보조수술대 위에 깔도록 하셨습니다. 그것은 너무 당연한, 환자에 대한 배려인데도 지금도 그렇게 하지 못할 때가 많습니다. 신 교수님은 수술이 끝나서 환자를 깨울 때도 우악스럽게 큰 소리로 환자를 깨우지 않고, 환자 귀에 소근소근 환자를 다정하게 부르며 깨우셨습니다. 지금 생각해 보아도 그렇게 해서 마취에서 깬 환자는 잘 각성되었다고 받아들일 수 있고, 그렇게 환자를 깨우는 것도 환자에 대한 존중이고 배려라고 여겨집니다. 저는 수술실에서 환자를 반갑게 맞이하고, 마취 시작 전에 따뜻한 담요(warm blanket)를 환자에게 덮어드려서 환자가 추운 수술실에서 조금이라도 따뜻함을 느끼고 안심할 수 있길 바라는 마음을 가지고 있는데, 이것은 신정순 교수님께서 몸소 보여주신 가르침이라고 여깁니다.

저에게는 수면에 대한 강박적인 철칙이 있는데, 그것은 아마도 신 교수님 덕분이라고 생각합니다. 전공의 1년차 때 제가 많이 피곤하게 보였는지 교수님은 저에게 당직 아니어도 집에 가서 다른 일 하지 말고, 병원에 있으면서 잠을 충분히 자라고 하셨습니다. 저도 정말 잠을 충분히 자지 않으면 환자를 마취할 때 집중력이 떨어진다는 것을 느꼈고, 교수님의 오더는 확실히 효과가 있었습니다. 한 달 정도 지나니 병원에 있는 것이 답답해서 출퇴근을 하였지만 교수님의 의도는 충분히 저에게 이해가 되었고 지금도 충분한 수면시간을 확보하는 것은 저의 삶의 철칙이 되었습니다.

신 교수님은 정년퇴직을 하신 이후에도 학회에 참석하셨습니다. 김애리 교수님을 통해서 신 교수님이 덴마크에서 1년 동안 마취전문의 양성을 위한 수련을 받으실 때 공부하신 노트를 본적이 있었습니다. 산·염기에 대한 내용이었는데, 지금 공부하는 학생이 써놓은 것이라고 여겨도 될 정도로 열심히 공부하시고 적어놓으신 것이었습니다. 친구분이신 호기영 선생님의 회고에서도 신 교수님이 미국 마취과학회에 참여하실 때도 열심히 강의를 들으시고, 미국 구경은 안 하시고 귀국하면서 책을 구해달라고 요청하셨다는 이야기를 보았습니다. 신 교수님이 학자로서 보여주신 태도는 교수인 저에게도 여전히 귀감이 됩니다.

신 교수님이 많은 어려움 가운데서도 33년 동안 고려대학교 의과대학 마취통증의학과의 토대를 세우고 발전시키는 기반을 만드셨고, 또 과의 발전을 위해 기부를 하셨고, 이것은 지금도 후학을 양성하는데 귀하게 사용되고 있습니다. 고대의대 마취통증의학교실은 다른 대학, 교실에 비해서 여교수님들이 많은데, 저는 이것도 신 교수님의 덕분이라고 믿습니다. 교실의 초대 주임교수이셨던 신 교수님 이후로, 제가 올 3월부터 13대 주임교수직을 맡습니다. 우리의 스승이신 신 교수님을 뛰어넘는 교수들, 의국원들이 나오는 것이 신 교수님의 헌신에 보답하는 길일 것입니다. 주임교수로서 최선을 다해서 이를 감당해야겠다는 다짐을 해봅니다.

정년퇴직 때 뵈었던 신 교수님은 예쁜 산호색 투피스 정장을 입으셨습니다. 주인공이어야 할 때, 멋지게 존재감을 보여주신 신 교수님은 전공의 1년 차의 눈에도 인상적이었습니다. 신 교수님은 그렇게 지금도 저에게 멋진 스승이십니다!

고려대학교 마취과학교실 주임교수
임춘학

신정순(辛正順) 연표

1928. 05. 02 전라북도 부안군 부안읍 서외리에서 신영상의 4남 4녀 중 장녀
로 출생. 부(신영상), 모(곽성녀), 자(김애리)

1942. 04. 01~1946. 06. 18 이화여자고등학교 졸업

1946. 09. 01~1951. 10. 30 서울여자의과대학(현 고려대학교 의과대학) 전문부 제
382호 졸업, 한국전쟁으로 인한 전시통합과정 졸업

1951. 12. 01~1953. 06. 30 주한 미군 제64야전병원 내과 근무

1953. 07. 06~1954. 03. 25 서울여자의과대학 부속 구호병원 산부인과 근무

1953. 12. 31 의사면허증 교부—대한민국 의사면허증 발급

1954. 06. 06~1957. 03 주한 스웨덴 적십자병원 내과(1954년 9월 10일부터 마취과
근무)

1957 해당 병원 철수로 해임

1957. 04. 01~1958. 08. 30 국립 부산대학교 의과대학병원(마취과) 강사

1958. 09. 25~1966. 08. 10 국립의료원 부임—의무사 임명(4급 5호봉)

국립의료원 마취과장(의무부기감)(첫 한국인 과장)

1961. 01~1961. 12 덴마크 유학(WHO 장학생)—The Anesthesiology Center
Copenhagen 유학

1963. 07 마취과 전문의 표방허가(전문의 번호4)—여성 최초의 마취과 전문의

1967. 03. 01~1968. 02. 27 가톨릭 의과대학 조교수 대우(마취과)

1968. 02. 29 우석대학교(현 고려대학교) 의과대학 조교수(마취과)로 부임

1968. 05~1968. 06 덴마크 유학—The Anesthesiology Center Copenhagen
유학(재교육)

1971. 02. 27 우석대학교 대학원 의학박사 학위 취득

1971. 04. 10 우석대학교 의과대학 부교수(마취과)

1972. 05 '이화를 빛낸 상' 수상

1974. 08~1993. 08 고려대학교 의과대학 교수(마취과)

1980. 10~1981. 09 대한마취과학회 회장

1980~1981 고려대학교 의과대학 교우회 감사

1982 한국 여자의사회 감사

1984 한국 여자의사회 이사

1986. 11~1988. 10 고려대학교 의과대학 동창회 학내지부장

1990 한국 여자의사회 이사

1993 한국 여자의사회 이사

1993. 08 고려대학교 의과대학 교수(마취과) 정년퇴임, 명예교수 임명

1993. 08 문교부장관 표창

1998. 09~2002. 08 고려대학교 의과대학 여자교우회 회장

2010. 08. 04 영면

신정순 평전

지 은 이 김애리·윤정환

펴 낸 날 1판 1쇄 2022년 11월 30일

대표이사 양경철
편집주간 박재영
진   행 배혜주
편   집 유은경
표지디자인 박은정
본문디자인 박찬희

발 행 처 ㈜청년의사
발 행 인 이왕준
출판신고 제313-2003-305(1999년 9월 13일)
주   소 (04074) 서울시 마포구 독막로 76-1(상수동, 한주빌딩 4층)
전   화 02-3141-9326
팩   스 02-703-3916
전자우편 books@docdocdoc.co.kr
홈페이지 www.docbooks.co.kr

ISBN 979-11-979108-7-6(03510)

• 책값은 뒤표지에 있습니다.
• 잘못 만들어진 책은 서점에서 바꿔드립니다.